经典名方传承与现代制剂开发

主　编　李春花　姜建明

副主编　郭秋红　关胜江　张清清　忻晓东

编　委　王舒琪　张秀芳　程　媛　郑　鹏

　　　　顿佳颖　彭安堂　段绪红　李佳佳

　　　　魏艳婷　唐　贺　贾玉倩

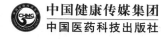

中国健康传媒集团

中国医药科技出版社

内容提要

本书共分为两大部分：第一部分经典名方物质基准研究，包括经典名方概述、经典名方与汉方比较、经典名方单方论述和物质基准研制；第二部分现代技术在经典名方制剂开发中的应用，包括现代技术在中药前处理中的应用、新技术和新型给药系统在经典名方制剂开发中的应用，以及经典名方制剂工艺实验设计及数理统计方法、质量标准及专利保护等。本书主要特点是遵循国家中医药发展政策，传承与创新并重，实现新技术、新方法与经典名方制剂开发的有机结合，具有较强的针对性与实用性，适合开展经典名方基础研究、制剂开发等相关科研人员使用，同时可作为中医中药专业本科生、研究生阅读参考。

图书在版编目（CIP）数据

经典名方传承与现代制剂开发 / 李春花，姜建明主编 . — 北京：中国医药科技出版社，2020.8

ISBN 978-7-5214-2023-4

Ⅰ.①经… Ⅱ.①李…②姜… Ⅲ.①中药制剂学 Ⅳ.① R283

中国版本图书馆CIP数据核字(2020)第179999号

美术编辑 陈君杞
版式设计 友全图文

出版 **中国健康传媒集团** | 中国医药科技出版社
地址 北京市海淀区文慧园北路甲 22 号
邮编 100082
电话 发行：010-62227427 邮购：010-62236938
网址 www.cmstp.com
规格 710×1000 mm $^1/_{16}$
印张 16
字数 257 千字
版次 2020 年 8 月第 1 版
印次 2020 年 8 月第 1 次印刷
印刷 三河市万龙印装有限公司
经销 全国各地新华书店
书号 ISBN 978-7-5214-2023-4
定价 72.00 元

获取新书信息、投稿、为图书纠错，请扫码联系我们。

经典名方作为中药方剂的杰出代表，承载着数千年来中医药灿烂文明的深厚积淀，是中医药理论经过几千年的锤炼而形成的中医药伟大宝库中最精华的部分。对经典名方进行深入挖掘与开发，是对传统中医药宝库继承与创新的一把金钥匙，但长期以来，对古代经典名方的标准化、系统化研究不够，许多经典名方尚待研究开发。

2018 年 4 月 16 日，国家中医药管理局公布了《古代经典名方目录（第一批）》。该目录的公布，不仅是贯彻落实《中华人民共和国中医药法》的具体举措，更是促进中医药继承创新和提高临床服务水平的有力支撑。随后不久，2018 年 5 月 29 日，国家药品监督管理局公布了《古代经典名方中药复方制剂简化注册审批管理规定》（以下简称《规定》）。《规定》提出，符合要求的经典名方制剂申报生产，可仅提供药学及非临床安全性研究资料，免报药效研究及临床试验资料，此举进一步激发了中药生产企业研究古代经典方剂、开发经典名方制剂的热情。然而，虽有利好的政策环境，但经典名方的研发仍存在较多困难，如药材基原的确定、药味的剂量考证、经典名方物质基准的研制等。在遵循古法研制物质基准的同时，如何运用现代科学技术对其进行制剂开发，一些关键问题还未能形成统一的共识和标准，许多工作尚处于探索阶段。这些问题需进一步研讨，以期为经典名方的开发和政策制定提供参考，也是本书编写的初衷。

《规定》明确了古代经典名方研制的两个阶段，经典名方物质基准研制与制剂开发。经典名方物质基准是指以古代医籍中记载的古代经典名方制备方法为依据制得的中药药用物质标准，除成型工艺外，其余制备方法应当与古代医籍记载基本一致。物质基准作为制剂工艺筛选及制剂标准制订的依据和准绳，有助于实现产品质量和临床疗效的一致性。本书参考大量文献，结合课题组前期积累的经验，在充分酝酿、集思广益的基础上编写，从处方考证、历史沿革研究、药味收集、饮片炮制及物质基准的制备和质量研究四个方面汇总构建经典名方物质基准研发轮廓，明确传统制备工艺，为物质基准的研制提供研究思路和方向。

现代技术在经典名方制剂开发中的应用，主要阐述现代科学技术在中药前处理工艺、制剂开发、剂型拓展及质量控制中的应用。随着科学的进步，中药学理论和技术亦迅速得到发展，新技术、新工艺、新设备对提高中药生产效率、简化工艺流程、提高产品质量、降低药品成本等均有积极的作用，中药新剂型、新制剂可以提高制剂的安全性、稳定性、有效性，减少刺激性、毒副作用。同时借鉴现代科学技术和高端的检测仪器，有助于突破经典名方物质基准及制剂的质量控制技术，全面准确阐明药材－饮片－物质基准－制剂的成分群量值传递规律，助力经典名方开发。

本书编写过程中，得到了许多专家学者的指导和帮助，同时也参考了很多相关文献，在此表示真诚感谢。由于水平所限，书中难免会有疏漏与不足，垦请广大读者指正。

编　者

2020 年 4 月

目 录

第一部分　经典名方物质基准研究

第一部分

经典名方物质基准研究

第一章 经典名方

第一节 中医药发展渊源

中医药学，是包括汉族和少数民族医药在内的我国各民族医药的统称，反映了中华民族对生命、健康和疾病的认识，具有悠久历史传统、独特理论及技术方法的医药学体系。中医药伴随着人类活动而产生，在中国已有将近5000年历史。早在远古时代，人们通过咀、尝、嚼等方式食用了某些动、植物后，发现有些具有减轻或消除病痛的功效，从此就有了中药的雏形。随着人类的进步，开始有目的地寻找防治疾病的药物和方法，所谓"神农尝百草"就是当时识药和试药的真实写照。春秋战国时期，中医鼻祖扁鹊在总结前人"用药行医"经验的基础上，高度总结出"望、闻、问、切"四诊方法，应用于内、外、妇、儿、五官等科，奠定了中医临床诊断和治疗的理论基础。秦汉时期我国现存最早的中医典籍《黄帝内经》问世，到秦汉后期，出现了我国最早的药物学专著《神农本草经》，创造性地提出了"治未病、养生"的观念，更是总结了汉代以前人们了解的药物知识，载药365种，按照药物的性味分为上、中、下三等及有毒、无毒之分，说明最早人们已经注意到药物的毒性了。东汉时期，张仲景著有《伤寒杂病论》，后世又将此书分为《伤寒论》和《金匮要略》，两书实收药方269首，基本上概括了临床各科的常用方剂，被誉为"方书之祖"。东汉末年，"外科鼻祖"华佗发明了麻醉剂"麻沸散"，开创了将麻醉药用于外科手术的先河，较西医的麻醉药早了1600多年，据考证"麻沸散"中含有中药洋金花。唐代孙思邈著有《备急千金要方》《千金翼方》，其中《备急千金要方》合方论5300首、《千金翼方》载方2571首。金元时期著名的金元四大家刘完素、张从正、李东垣、朱震亨分别具有各自鲜明的中医药思想特色。宋朝官方有计划地对历代重要医籍进行了搜集、整理、考证和校勘，完成《太平惠民和剂局方》。明代医家李时珍历时27年写成《本草纲目》，收载药物1892种，附方10000多首，还有张景岳著有《景岳全书》等。清代医家王清任所著《医林改错》修正了古代医书在人体解剖方面的一些错误，强调了解剖知识对医者的重要性，并发展了瘀血致病理论与治疗方法。

民国时期是中医学发展历史进程中独具特点的时期。民国之前的 2000 多年，中医药学在中国传统的文化和社会环境中逐渐而缓慢的嬗变。这种与中医学术相适应的文化与社会环境在民国时期发生了剧烈的变化。首先是逐步传入中国的西方医学得到了快速发展，以教会医院为主体的西医医院呈点状布及大半个中国。自 1905 年废除科举，兴办新式学堂以来，留学生的回归使越来越多的人接受了近现代科学和文化理念，与中医药学术相适应的传统文化土壤开始发生质变，学术界有人开始怀疑中医药学的科学性，甚至指斥中医的不科学，国民政府大有废止中医的倾向。中医药学承受着来自政府方面的压力，遭受着前所未有的内忧外患。可以说，民国时期是中国医学史上特殊的困难时期。尽管民国时期的中医药学术遭逢了异常的困难，但中医药著作的撰著和刊行进入了一个繁盛的时期。民国时期出现的大量中医药著作，是中医药学界在内忧外患时期欲求进步变革的真实写照。民国时期涌现出一批著名的医家和颇具特色的医著。民国时期的医家历经晚清和民国两个不同的时代，阅历丰富、他们在清代考据学风气的影响下，重视对古典医籍的考证、校勘和诠释，辑复整理出一大批考据精详、论理准确的古医籍文献，体现了当时中医学术的潮流，对传播和发展中医学术起到了积极的推动作用。另外，西方医学强烈地影响、渗透、冲击着传统医学，许多人对中医的科学性产生了怀疑。就是在这种特定的历史条件下，中医界人士坚持与疾病作斗争，致力于中西学术的融会与汇通，使传统学术得以继承和发扬，学术研究达到了20 世纪较高的水平。医家们的宝贵经验，成为中国医药学宝库中的重要组成部分，至今对于中医临床、教学、科研具有较高的参考价值和指导意义，影响了整整一个世纪的几代中医药学者。尽管民国接近当今年代，但不少医籍自问世以来，一直未得重印，更因为历史的原因，许多医著无法在较大范围内流传。

自清朝末年，中国受西方列强侵略，国运衰弱，同时西医学大量涌入，严重冲击了中医发展。中国出现许多人士主张医学现代化，中医学受到巨大的挑战。人们开始使用西方医学体系的思维模式对中医加以检视，中医学陷入存与废的争论之中。同属中国医学体系的日本汉方医学、韩国的韩医学亦是如此。2003 年"非典"以来，经方中医开始有复苏迹象。

2008 年，原国家食品药品监督管理总局发布了《关于印发中药注册管理补充规定的通知》，通知要求"来源于古代经典名方的中药复方制剂，可仅提供非临床安全性研究资料，并直接申报生产"，2016 年此项通知的内容以法律形式被纳入《中华人民共和国中医药法》。2015 年 5 月，首个中医药健康服务领域的专项发展规划《中医药健康服务发展规划（2015 — 2020 年）》出台；2015 年，屠呦呦因发现青蒿素治疗疟疾的新疗法获诺贝尔奖，为中药的发展提供了启示性思维。2016 年 2 月，《中医药发展战略规划纲要（2016 — 2030 年）》出台，明确了未来 15 年我国中医药发展方向和工作重点，把中医药发展上升为国家战略。

第二节　方剂的发展情况

方剂中"方"指医方，剂，古作"齐"，指调剂，方剂就是治病的药方。中国古代很早已使用单味药物治疗疾病。经过长期的医疗实践，又学会将几种药物配合起来，经过煎煮制成汤液，即是最早的方剂。方剂一般由君药、臣药、佐药、使药四部分组成。现代科学技术为方剂的临床应用、实验研究和剂型研制等提供了有利条件。在临床应用方面，根据中医辨证论治的特点，针对现代临床的多发病、常见病，广泛使用古今方剂。对消化系统、呼吸系统、心血管系统、泌尿生殖系统、运动系统、神经系统等疾病以及传染病、肿瘤等都有较显著的疗效。

方剂学是研究中医方剂的组成、变化和临床运用规律的一门学科，是中医学的主要基础学科之一，方剂学的内容包括方剂的组成原则、药物的配伍规律、方剂的组成变化、剂型及方剂的用法等。

方剂按照一定结构组成后，在临床运用过程中还必须根据病证的不同阶段，病情的轻重缓急，患者的不同年龄、性别、职业，以及气候和地理环境作相应的加减化裁，方能达到切合病情、提高疗效的目的。方剂的加减变化包括药味加减、药量加减和剂型更换。药味加减变化是指方剂在君药、主证不变的情况下，随着兼证或次要症状的增减变化而相应地加减臣药和佐药，若因药味加减而引起君药和主证改变时，则属另行组方。药量加减变化是指由相同药物组成的方剂，由于加减其中某些药物的剂量而使方剂的功效和治疗范围有所扩大或缩小，若因药量的增减而使方剂的君药和主证完全改变时，也属重新组方。剂型更换变化是指同一方剂，由于选用不同剂型而使治疗作用发生相应变化。

中药方剂是中医药防病治病的主要载体，而中药经典名方作为中药方剂的杰出代表，承载着数千年来中医药灿烂文明的深厚积淀，是中医药理论经过几千年的锤炼中医药伟大宝库中较精华的部分。对中药经典名方进行深入的研究与开发，是挖掘传统中医药宝库的一把金钥匙。

第三节　经典名方简介

一、定义

官方最早对经典名方注册管理和定义的相关内容是于 2008 年原国家食品药品监督管理局发布的《中药注册管理补充规定》。该规定中第七条明确"来源于古代经典名方的中药复方制剂，是指目前仍广泛应用、疗效确切、具有明显特色与优势的清代及清代以前医籍所记载的方剂"。四个限定语中最可操作的是其中断代的内容，明确为清代及清代以前医籍，从汉代到近现代中医典籍汗牛充栋，《中药注册管理补充规定》将民国时期和新中国成立后的方剂排除在外。其他三个限定略显模糊，"广泛应用"可以理解为某些期刊发表或中医方剂学记载的病患者应用多例或几百例甚至上千例的，但没有医院处方来源的大数据支持难以判定其广泛应用；"疗效确切、具有明显特色与优势"，如果没有在《药物临床试验质量管理规范》（GLP）指导下开展的临床试验，其疗效好坏、特色和优势也难以判定和明确。有些复方制剂即使在 GLP 下开展了临床试验，其疗效、特色和优势都较难定义。

二、条件

目前仍广泛应用、疗效确切、具有明显特色及优势；围绕中医优势病种选择方剂，主治要兼顾已上市中成药涉及较少的病证；得到中医临床进一步凝练、权威专家广泛认可；各类中医药教材中广为收录；处方中不含有《中华人民共和国药典》（2020 年版）收载的大毒药材；处方中不涉及国家重点保护的野生动物药材品种目录的一级保护品种；处方中不含有十八反和十九畏等配伍禁忌；原则上适用范围不包括急症、危重症、传染病，不涉及孕妇、婴幼儿等特殊用药人群；国内未上市品种。

三、特点和优势

目前仍广泛应用、疗效确切、具有明显特色及优势；与汤剂物质基础基本保持一致，同时能克服汤剂煎煮费时、携带不便、不宜储存等缺点；采用现代工艺技术和富集纯化技术进行提取、浓缩、干燥、制粒，制成颗粒剂型，质量可控，用药安全；经典名方可仅提供非临床安全性研究资料，并直接申报生产。

四、技术难点

（一）药材炮制规范的统一

目前各医院部分药材的处方名称和市场药材流通名称混乱，经典名方生产所用饮片需统一规范炮制工艺，一般由生产企业自行炮制，制成与古代医籍原方记载一致且符合现代应用标准的饮片。

（二）现代制备工艺的评价

经典名方采用现代制备工艺，制成符合现代应用的制剂，已与古代医籍记载原方煎煮方法有所不同，均需要建立特征图谱与指纹图谱标准，从而最大程度地保证经典名方与原方的疗效和质量一致性。

（三）个体化制备工艺的开发

经典名方品种多，需要针对不同品种，根据各自的药味及功能主治设计合理的制备工艺。

（四）特殊药物的处理

热敏性成分受热时间长易破坏，挥发性成分易损失，含挥发油药材的提取工艺及制剂工艺研究技术非常关键。

（五）剂型的选择

为方便患者的服用，研究时需采用适宜的制剂方式，加入最少的辅料制备成稳定的成品。

五、经典名方制剂的质量一致性

（一）质量一致性的定义

按照研究制定的生产工艺，使用企业固定的生产设备，能够生产出与"经典名方物质基准"质量一致的制剂产品。

（二）企业间与企业内质量一致性

企业内质量一致性是指企业制定的"经典名方物质基准"被国家药监部门采用后，产品质量需与自己申报的"经典名方物质基准"质量一致。企业间质量一致性是指没有被国家药监部门采用"经典名方物质基准"的企业或没申报"经典名方物质基准"的企业，申报生产的经典名方复方制剂，其产品质量也必须满足国家公布的"经典名方物质基准"的质量标准。

六、经典名方制剂的工艺验证

试验时的工艺验证，是指每个工艺环节对出膏率、成分转移率等的影响。中试工艺研究或验证，是指对实验室工艺参数是否可行进行验证，根据结果和各因素的重要性对实验工艺路线进行调整。大生产工艺验证，是指通过对中试工艺的验证或调整确定最终的生产工艺。

七、经典名方创新开发关键环节

经典名方制剂成功开发的关键环节是经典名方"物质基准"的创新开发，"物质基准"创新开发的关键是药材（饮片）资源的稳定供给和质量稳定，复方制剂工艺和质量研究的关键是如何达到与经典名方"物质基准"一致性，复方制剂工业化生产的关键是如何保证工艺可行和稳定。

第四节　物质基准

2018 年 5 月 29 日，国家药品监督管理局发布了《古代经典名方中药复方制剂简化注册审批管理规定》（以下简称《规定》）。第一批《古代经典名方目录》的公布，不仅是贯彻落实《中医药法》的具体举措，更是促进中医药继承创新和提高临床服务水平的有力支撑。

《规定》明确了古代经典名方制剂研制的两阶段，经典名方物质基准研制与制剂研制。经典名方物质基准需按《古代经典名方目录（第一批）》公布的古代经典名方的处方、制法进行研制，以期为第二阶段的制剂研制提供参照标准，说明经典名方物质基准的成功研制是经典名方制剂申报的前提。本书就第一批经典名方的剂型、经方来源、处方组成、煎煮程度、有毒药使用及炮制方法六个方面进行阐述，以期为经典名方的深入开发提供思路与参考。同时，从现代前沿科学技术及中医药现代研究的趋势出发，结合经典名方物质基准研发阶段可能存在的问题，提出适用于解决中药经典名方物质基准研制所遇问题的关键技术，以期为其研制提供切实可行的思路与方法。

一、经典名方物质基准的定义

传统中药煎煮存在药材来源多样、家庭个体操做、煎煮过程粗放等弊端。因此，国家针对中药经典名方开发提出了"经典名方物质基准"（简称"物质基准"）。"物质基准"是能充分体现收集药材样本或其加工饮片质量特征的物质基准，最早称为"标准煎液"。

"物质基准"必须具备代表性，具有代表性的含义是研究过程中必须有 15 批次"物质基准"的质量研究数据的平均值，这一平均值也是作为经典名方生产工艺研究和质量标准制定的标准参照数据。

二、物质基准研究制备

经典名方"物质基准"的研究，原则上以古籍中记载的制备方法为依据，古籍中无记载的则以医疗机构中药煎药室管理规则中的煎煮要求制备。同时，要固定制备方法，保证批间质量基本一致；然后以 15 批次以上药材饮片制备的"物质基准"的平均值作为基准，制定质量标准；确定"物质基准"出膏率、有效成分或活性成分的转移率；明确"物质基准"的基本形态是浓缩浸膏还是冻干品；明确浓缩、干燥等对物料关键属性有较大影响的工序。

三、经典名方"物质基准"创新开发的常见问题

经典名方"物质基准"创新开发的常见问题如下：①对国家药监部门公布的"物质基准"理解不到位；②制备工艺存在问题；③物质基准自身存在问题；④物质基准的替代方案准备不足。

四、经典名方"物质基准"的申报

经典名方的申报分为"物质基准"的申报和"复方制剂"的申报两个部分。"物质基准"申报过程包括"物质基准"申报、"物质基准"公示（6 个月）、"物质基准"审核及公示、"物质基准"发布、会议及沟通环节。

第五节 经典名方剖析

一、剂型分析

千百年来，中医传统制剂在历代医家的医疗实践中，积累了丰富的经验，形成了独特的制剂技术，是我国传统医学宝库中的重要组成部分。早在南北朝时期，医家即认识到不同剂型对疾病有不同的治疗效果，即"疾有宜服丸者，宜服散者，宜服汤者，宜服酒者，宜服膏煎者，亦兼参用，察病之源，以为其制耳"。除了最常用的汤剂外，耳熟能详的传统剂型还有丸、散、膏、丹等。本次经典名方所涉及的传统剂型包括汤剂73首，散剂3首，煮散23首，外用膏剂1首。

汤剂是我国传统中医最常用的剂型，历来被认为有起效迅速的优点，宋人即有"大体欲达五脏、四肢者莫如汤""汤剂气势完壮，力与丸、散倍蓰"的看法。

散剂是中药经粉碎、均匀混合制成的粉末状制剂，其起效较汤剂稍缓，多用于久病或含小毒药的制剂，即"若四肢病久，风冷发动，次当用散，散能逐邪，风气湿痹，表里移走，居无常处，散当平之"。

煮散是把药物制成粗末的散剂加水煮汤服用，是介于汤剂和散剂之间的一种剂型，在宋金时期最为盛行，具有剂量小、疗效高的优点。煮散始见于唐代孙思邈的《备急千金要方》，及至宋代，沈括撰的《梦溪笔谈》言"古方用汤最多，用丸者散者殊少。近世用汤者殊少，应汤皆用煮散"。充分说明煮散的盛行可见一斑。该时期散剂的盛行，一方面是由于唐末至宋代，政权动荡，战争频繁，药材流通受阻且资源紧缺；另一方面则是由于宋代政府重视医药发展，修订方书，积极推广煮散的临床应用。膏剂是用水或植物油将药物煎熬浓缩而成的膏状制剂，又称膏方。早在《内经》中已有关于制作和应用膏剂的论述，晋代《肘后方》中出现了将膏剂由皮肤外敷发展到五官科外塞和内服治病的记载。汉唐清三代入选的方剂绝大部分为汤剂，明代入选大部分为汤剂，宋金时期入选方剂则绝大部分为煮散，这一规律符合煮散兴盛于北宋，衰落于南宋的历史背景。经典名方中唯一的外用制剂为清代的黄连膏，这和清代对外治法理论的不断完善和实践密切相关。经典名方目录来源及统计贯彻落实了《中华人民共和国中医药法》，推动了古代经典名方的中药复方制剂的开发。

二、经方引用古籍分布情况

国家中医药管理局会同原国家食品药品监督管理总局制定了《古代经典名方（第一批）》目录，并于 2018 年 4 月 12 日公开发布，首批总计 100 首经典名方。从目录分析可知，引用的古籍名著有《伤寒论》《金匮要略》《千金翼方》《备急千金要方》《普济本事方》《严氏济生方》《妇人大全良方》《小儿药证直诀》《太平惠民和剂局方》《兰室秘藏》《内外伤辨惑论》《黄帝素问宣明论方》《素问病机气宜保命集》《医学统旨》《景岳全书》《外科正宗》《寿世保元》《万病回春》《证治准绳》《普济方》《简明医彀》《温疫论》《医学衷中参西录》等 37 种，其中汉代 2 种，唐代 2 种，宋代 5 种，金代 5 种，明代 9 种，清代 14 种；引用药方个数分别为，汉代 28 个占 28%，唐代 5 个占 5%，宋代 11 个占 11%，金代 11 个占 11%，明代 17 个占 17%，清代 28 个占 28%；涉及剂型有汤剂（73个）、散剂（3 个）、煮散（23 个）、膏剂（1 个）4 种。

三、经方中药味量及每服剂量分析

观古今之方，有药味繁多者，亦有药味精简者，对现代研究而言，方剂组成越简单，相关药理药效研究越多，对其机制作用的认识也更深入。

根据药味使用量可以将方剂分为精方和围方，所论精方，以药少而精，药专力宏为特点，精简精巧之意，药味不超过 5 味；所论围方，以药多而繁，药广力缓为特点，围攻包围之意，多用 10 味以上中药。一般来说，急病、单病用精方，慢病、合病用围方。《素问·至真要大论》中有这样的记载："君一臣二，制之小也。君二臣三佐五，制之中也。君一臣三佐九使，制之大也。"有 50% 的经典名方所用药味数为 6~10 味，属于中等处方。本批经典名方既有精方也有围方，选取合理，有一定代表性，从朝代角度分析，汉代平均使用药味量为 5.2 味，唐代 6.6 味，宋代 8.5 味，金代 8 味，明代 8.5 味，清代 7.7味，也符合经方药少力宏、宋金煮散剂药味繁多的规律。据统计，100 首经典名方中方剂的中药味数如图 1–1 所示。

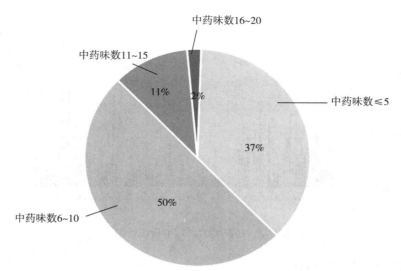

图 1-1 经典名方中药味数统计图

在了解经典名方的药味使用量后，对其用药的每服剂量进行分析。古今度量衡换算如下：汉唐 1 斤约 220g，1 两约 13.8g；宋代 1 两约 40g，1 铢分约 10g，1 钱约 4g；金元时期 1 两约 40g，1 钱约 4g，1 分约 0.4g；明清时期 1 两约 37g，1 钱约 3.7g，1 分约 0.37g。药物特殊计量法转换如下：桃仁 1 个 0.3g，杏仁 1 个 0.4g，大枣 1 枚 8g，白果 1 个 3g，附子 1 枚 30g，枳实 1 枚 1.5g，枳壳 1 枚 20g，竹叶 1 把 10g，瓜蒌 1 枚 130g，半夏 1 升 90g，麦冬 1 升 120g，吴茱萸 1 升 80g，粳米 1 升 176g，1 方寸匕约 4.5g，仍有部分方剂无法准确计算其计量，不参与统计。

汉唐时期方剂每服剂量多在 40~100g，平均每服用药量为 64~86g；宋金时期则减少至 20g 左右，平均每服用药为 20~29g；明清时期用药量再次提升，除去极值后每服剂量接近汉唐时期，平均每服用药量为 35~81g。宋金时期用药剂量的下降和剂型有直接关系：散剂平均用药量为 6.8g，汤剂 76.3g，宋金时期广泛使用的煮散平均用药量为 22.1g。其中，经典名方中方剂每服剂量统计如图 1-2 所示。

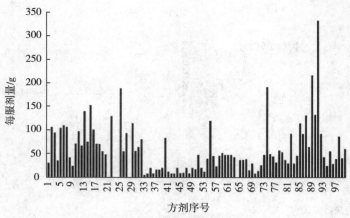

图 1-2　经典名方方剂剂量统计图

四、煎煮程度分析

现将经典名方（第一批）中记载煎煮水量的 73 首方剂按公布文件顺序排序，计算其煎煮时间和浓缩倍量，见图 1-3。

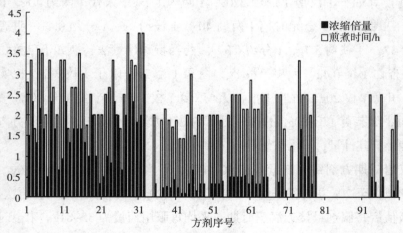

图 1-3　经典名方药煎煮时间分析

汉唐 1L 约合今 200ml，宋金时期大盏、中盏、小盏等皆以 200ml 计，明清时期盅、碗约 250ml，《温病条辨》中麻杏石甘汤的记载为"水八杯，先煮麻黄，减二杯"，《伤寒论》同方下记载为"以水七升，先煮麻黄，减二升"，故以 1 杯为 200ml。研究表明蒸发 200ml 水约需要 20min，以此计算经典名方的煎煮时间。汉代平均浓缩倍量为 2.64 倍，平均煎煮时间为 1.5h；唐代 3.63 倍，2.3h；

宋代 1.82 倍，0.25h；金代 2.04 倍，0.38h；明代 2.27 倍，0.41h；清代 2.44 倍，0.7h。汉唐方剂在浓缩倍量和煎煮时间都高于后世，也符合药量大则加水多这一规律；宋金两代多用煮散，故加水量少，煎煮时间也降低；明清时期浓缩倍量约为 2 倍，煎煮时间大多在 0.5~1h，和现代煮药法更接近。

五、有毒药分析

传统"中药毒性"包括 3 个方面：其一是"毒"和"药"相通，即"毒"可以指药物本身，两者在古籍中通常放在一起谈论；其二是药物偏性，即中药的寒热温凉、性味归经等药性，包含了其治疗效果的内涵；其三是中药的毒副作用，传统中药毒性与现代中药毒性概念中所谓的引起功能障碍、病理变化及死亡的含义有所不同。2020 年版《中国药典》将毒性药材与中药饮片的毒性分为"大毒、有毒、小毒"3 级，本批经典名方中使用的有毒药包括"有毒"的半夏、附子、白果和"小毒"的苦杏仁、吴茱萸、蒺藜、川楝子，并不包含"大毒"药，历代对其的使用见表 1–1。

本批经典名方有 33 首使用有毒中药，大部分只使用 1 味有毒中药，部分方剂同时使用 2 味，如唐代厚朴麻黄汤、明代桑白皮汤和清代藿朴夏苓汤使用了半夏和杏仁，小续命汤使用附子和杏仁。半夏的炮制方法为洗和姜制，吴茱萸也用洗法，附子用炮，蒺藜用炒，杏仁为去皮尖。上述有毒中药经过炮制后毒性降低，用药更安全。

表 1–1 历代有毒药出现频数

朝代	半夏	杏仁	附子	其他
汉	9	2	3	1
唐	1	1	2	0
宋	1	1	1	1
金	1	0	1	0
明	3	2	0	0
清	2	2	0	2

六、炮制方法分析

中药炮制是中医临床用药的一大特点，通过增强主药疗效、降低毒性与改变药性等方式影响中药饮片的品质，尤其"有毒"药材如半夏、附子经炮制后减毒增效，成为安全性较高的饮片，经典名方制剂中原料亦是基于炮制后的中药饮片。炮制方法大体可分为净制、切制、炙法、炒法等。

历代医家均重视对药物的净制，明清时期出现了"有剜去瓤免胀，有抽去心除烦""去芦者免吐，去核者免滑，去皮者免损气"等净制理论，其目的是使调配时剂量准确或减少副作用。

饮片切制有效成分的煎出，"擘、切、碎"等皆是将药材破碎的操作，"洗"在现代属于切制前的软化方法，是将药材用多量水，多次漂洗或润透后切制的方法。

炙法是指将净选或切制后的中药，加入定量的液体辅料拌炒，使辅料逐渐渗入药物组织内部的炮制方法，包括酒炙、醋炙、盐炙、姜炙、蜜炙等，可以起到降低毒性、抑制偏性、增强疗效等作用。

炒法根据操作时加辅料与否，可分为清炒法和加辅料炒法，古法所用"炮附子"，陶弘景解释为"凡用附子、乌头、天雄，皆热灰微炮令坼，勿过焦"，类似今日的砂炒或烘烤。

第六节 名方研发策略

一、经典名方研发的重要性和迫切性

对经典名方的研发刻不容缓，中药经典名方是中药新药研发的重要源泉。中药经典名方长期以来多以核心方的形式在中医临床广泛应用，是中医防病治病的中坚力量。以原方或化裁方研制成功的新药很多，比如抗甲型 H_1N_1 流感中药新药金花清感颗粒就是基于麻杏石甘汤和银翘散开发而成，妇科常用药桂枝茯苓胶囊亦来自于张仲景《金匮要略》中的桂枝茯苓丸等。基于经典名方的药物开发，首先要具有非常好的临床疗效为保证，这也是注册政策不要求该类研究进行临床评价的主要原因；其次能够扩大新药研发的处方来源，保障中药新品种能够源源不断地产出；然后通过规范的生产过程保障经典名方产品质量，能够进一步提高经典名方的疗效；最后还能够通过一定的形式，对经典名方进行保护，尽量避免传统知识产权的流失。

实际上，中药经典名方正面临着严重的流失。经典名方一直处于公开的状态，世界上任何药物研发人员或者任何对此感兴趣的人都能获得处方的所有信息，好比无人看护的金矿。因此，一些发达国家对我国的这一金矿觊觎已久，长期以来对我国的传统中药研发倾注了大量的精力。

中药经典名方的开发刻不容缓。中国是中医药的发源地，作为承载着中医药文化精髓的中药经典名方，理应受到进一步的重视和青睐。如何能拯救中药经典名方这一宝贵遗产，加快新药研发的进程，抓紧机遇，逆流而上，将是当前每一位中药研发人员和相关政策制定者亟需考虑和面临的问题。

二、经典名方研发的政策环境

自 2008 年原国家食品药品监督管理总局发布《中药注册管理补充规定》，到《中华人民共和国中医药法》于 2016 年经第十二届全国人民代表大会常务委员会第二十五次会议通过，国家对中药经典名方的重视程度已达到前所未有的高度，这充分体现了国家对中药经典名方开发的迫切要求。

三、未来政策方向

多年来，以西药的审批评价模式来"套"中药一直饱受诟病。因此如何按照中医药的思维来制定新药审批制度，体现中药的特点，一直是广大中医药工作者和政策制定者关注的问题。而承载着中医药基本内涵的中药经典名方，是实现这一突破的有力切入点，其注册制度已经体现了管理部门对这一问题的重视。但按照既定"游戏规则"申报注册的经典名方，还有许多的具体问题未有定论。

如多个企业同时申报同一个品种，又该如何界定和管理以避免低水平重复和恶性竞争。问世后的品种由于不是新药而没有新药监测期，相关知识产权又如何得以保护。一些因 2015 年临床自查（2015 年第 117 号文）撤回的品种，若是被纳入经典名方目录，是否可以直接申报生产，相信不久的将来，随着经典名方首批目录、注册申报实施细则的发布，一些目前悬而未决的问题，都会迎刃而解。

四、研发所面临问题

中药基原应立足于主流观点并与实际资源相结合选定：经典名方的中药基原应选用沿用多年的主流品种。中药基原包括中药的品种以及其入药部位。《本草纲目》曰："古今药物兴废不同。"从古到今的长期临床实践中，有些药物基原延续不变，有些药物的基原随着时代的变迁是产生变化的。这就需要进行本草考证。本草考证带有一定主观性，多是通过古籍文献中对原植物形态的描述、药图、药物名称、功效等，再结合实地调研做出的结论。好在上世纪的本草学家们对大部分中药品种的源流已经形成了主流的观点。在《中华本草》《中药材品种论述》《本草学》等书中多有论述。我们在前人结论的基础上，再汇总多方面资料，详加考据，往往事半功倍。如"易黄汤"为清·傅山所著《傅青主女科》中的方剂。方中黄柏在2020版《中国药典》中有川黄柏、关黄柏两个基原。历代本草对川黄柏多有记载，现今本草考证主流观点认为黄柏为黄柏药材古今习用的来源。而考据关黄柏的源流，历代本草无记载，1941年《朝鲜药局方》有记载，1957年《辽宁药材》有记载，故清代的《傅青主女科》中使用的基原应是黄柏。关黄柏可以认为是正品药材在北方地区的一种扩展，因其是新近兴起的品种，尚未经历长期的临床验证，可以考虑排除，明确选定川黄柏为研究对象。

古代多品种药材应通过实际资源评估选定：中药材用药品种的多基原现象，自古以来一直相当普遍。同一药物可以有两种或以上的基原，且均有长期临床应用。后期研发人员往往希望通过文献考证确定一种基原，但不能轻易否定古人长期的用药经验，如《本草经集注》曰："厚朴，今出建平、宜都（今四川东部、湖北西部），极厚，肉紫色为好，壳薄而白者不如。"这些描述与现行《中国药典》收载的厚朴、凹叶厚朴是一致的。古人长期的临床实践中，这两种基原都作为厚朴的正品药材使用。本草考证无法从古籍文献中找出证据排除其中任何一种。因此，本着"遵从经典、符合《药典》"的原则，应结合实际资源情况评估，合理选取二者中资源丰富、质量上乘的品种。

道地产区发生变迁的药材应结合现实情况选择产区：道地产区发生变迁的药材，研发者应结合实际情况做出选择。许多药材道地产区古今延续不变。有的药材由于气候、社会、资源等因素的影响，道地产区发生了迁移。

炮制方法应在符合《药典》标准的前提下借鉴古法：《规定》要求"制备方法与古代医籍记载基本一致。"我们应该在"遵从经典、符合《药典》"的原则下做到"基本一致"。随着时代的变迁，炮制方法同样发生了变化。剂量折算需比较几个主流争议并通过实践最后判定。《规定》要求："给药途径与古代医籍记载一致，日用饮片量与古代医籍记载相当。"《目录》中有28首方剂来源于《伤寒论》或《金匮要略》。这些方剂的剂量争议较大，各方观点众说纷纭、莫衷一是。东汉距今年代久远，我国的度量衡屡经变动，怎样解读经方中的剂量，不仅今人感到困惑迷茫，历代医家也均有不同的折算。今天看来几种折算结果悬殊极大，均言之成理，也均无法完全令人信服。其中较为主流的观点有以下 2 种。

（1）"神农秤"折算法：其 1 两约折合 1.6g。《本草经集注》："古秤唯有铢两而无分名，今则以十黍为一铢，六铢为一分，四分成一两，十六两为一斤。"《千金要方》："此则神农之秤也。吴人以二两为一两，隋人以三两为一两，今依四分为一两秤为定。"《新修本草》："古秤皆复，今南秤是也。"这种观点认为"神农秤""南秤""复秤"是用于秤量金银、丝绵和药物等细软物品的小秤，经方剂量为小秤剂量。日本学者认同此说，日本的汉方剂量即据此而来。

（2）明清时期经验折算法：其 1 两约折合 3g。此说源于宋代散剂的运用，依据临床用药经验确定剂量，《本草纲目》："今古异制，古之一两，今用一钱可也。古之一升，即今之二合半也"。

明清两代遵从此说很多，对现今影响颇大，部分中医教材也采用此种观点。

以货币实物考证法：其 1 两约折合 13.92g。《中国度量衡史》："货币为交易之媒介物，自古已然，币有大小轻重之定法，度者权者有调剂适应之作用，彼此并行不悖，故由货币考度量衡，是亦一法。"此说通过古代货币实物考据新莽 1 两为 13.92g，且东汉承新莽之制。此说也得到许多学者赞同。江苏新医学院《中药大辞典》《中医名词术语选释》等均引用了上述观点。

以权器考证法：其 1 两约相当于 15g。柯雪帆等根据出土的东汉光和二年（179）"光和大司农铜权"的有关资料进行了核算。此权为当时中央政府为统一全国衡器而颁布的标准。与张仲景处于同一时代。此说有考古实证，支持者众多。以权器考证法因有考古实物佐证虽较为可信，但其应为药材鲜品的剂量，含水量较大。在将经方剂量折算为饮片剂量时应充分考虑因炮制方法、药源等不同因素导致的含水量差异，如此才能更加真实地还原经方剂量。

第二章　汉　方

第一节　汉方发展现状

　　日本的汉方医学在经历过 17、18 世纪的空前发达、辉煌时期后，19 世纪下半期逐渐衰落，至 20 世纪中叶起又开始复兴。1976 年，日本官方首次批准一批汉方制剂列入健康保险药价基准，意味着汉方制剂部分地取得了合法地位。截至 1990 年底为止，已获准使用的汉方制剂达 146 种，70% 的医师在临床上程度不等地使用过汉方制剂，其年生产值达 126 亿日元。由于汉方制剂的毒副作用大大低于化学药品，而且对不少疑难病证疗效确切，要求用汉方治疗的患者迅速增加。据日本东京都卫生局在全国对 385 名医药学者的调查，认为汉方医学对慢性病有效的学者占 79.5%，对其评价逐年上升的学者占 78.2%，统计出的汉方制剂的总有效率达 87.7%。

　　汉方医学在日本的迅速恢复和发展是不争的事实，然而也应看到它目前仍受到诸多限制，迄今未获得中医学在中国那样独立、自由发展的地位。例如在日本必须获得西医执照才能行医，才有开汉方制剂的资格；而允许使用的汉方制剂不超过 150 种，其生产总值仅占全部医药产品的两成左右；至今尚未设有一所汉方医学的公立专科大学和医院等。

第二节　汉方医学教育现状

　　日本的医学教育机构于江户时代逐渐形成并基本定型，以模仿中国传统医学教育为其基础医学教育模式，并以复制性教育方式为主。1868 年明治政府颁布了废除汉方医学和采用德国医学的政策，随后的 100 多年间，汉方医学被排斥在日本医学正规教育之外，几近灭绝。始于 20 世纪 30 年代的复兴汉方医学活动，通过各种途径扩大对汉方医学的宣传，此后几十年内日本医师接受汉方医学教育的主要途径是师承教育与民间团体教育，包括讲习班、继续教育、自学、研究会等。

随着日本老龄化社会及其带来的各种医疗问题，日本医学界认为以分析见长的现代医学应回归到"全人的医疗思想"，而汉方医学正是建立在此基础上的医学。许多专家和学术团体对汉方医学进行了再认识与大力推动，日本"医学教育大纲研究开发事业委员会"于2001年3月公开发表了医学教育的核心课程，其中有汉方医学的内容，名为"和汉药概说"，要求其医学生学习汉方医学的基础知识，以药物知识为主。近年来，日本开设汉方医学教育的教育机构逐渐增多，对汉方医学的临床研究亦走向规范。日本全国有80所医学院、医科大学，1998年实施汉方医学教育的学校只有24所（27%）。2001年"医学教育大纲研究开发事业委员会"颁布"医学教育的核心课程"后，近年来开设汉方医学教育的课程的学校持续增加，2002年已增至57所（71%），目前全国80个大学医学部和医科大学中均开设有汉方医学教育课程。

第三节　汉方医学优势

虽然汉方医学的历史没有中医学悠久，其现状也不如中医学兴旺繁荣，但由于国情、历史等差异，它在以下5个方面具有优势。

一、运用古方具有较高的客观性、规范性和创新性

由于可供选择的方剂数量少，一般又不增减，加之疗效评定以现代检测的客观指标为凭，这些都迫使汉方医师在运用方剂的客观化、指标化上狠下功夫，并努力开辟原方的使用范围。从目前资料看，汉方医学对方剂的运用的确有不少长处值得我们探讨和吸取。汉方的"处方解说"，不仅明确而具体地指出了该方适用的西医病名，而且详细记述了临床上的"使用目标"，即基本的或特有的症状体征、病理倾向及使用禁忌等，一目了然，方便施用。例如《伤寒论》的葛根汤，目前中医界不大常用，而在日本却是使用频率最高的汉方之一，不仅用作感冒初期的主方，而且广泛应用于急性扁桃体炎、鼻炎、结膜炎、中耳炎、肩周炎、荨麻疹等近20种疾病。其临床使用目标为发热时兼恶风或恶寒，头痛以后头部为主，从后头部至项、肩胛部肌肉紧张、强硬，其中部分肌肉有压痛或疼痛，无汗无热时项背肌肉有紧张感，脉浮有力，无力不能用；腹诊时腹肌有力，没有振水音，脐部有压痛等。

二、汉方医药工作者具有较强的科学素质和研究能力

日本有资格应用和研究汉方制剂的人员都是西医药院校毕业的本科生或研究生，具有良好的医药学基础和从事科学实验的研究能力，因而易于掌握尖端的科技手段，能够开展中医、西医的结合研究。例如，他们利用正电子CT这一最新技术，从动态图象学上研究针刺效应的机制；他们探索小柴胡汤与抗菌西药同用的治疗规律，提高了尿路感染的治疗效果，减少了复发及西药对肝脏的损害。

三、发达的经济和科技为汉方医学的发展提供了强大的支持

日本政府和许多财团为汉方医学的科学研究、人才培养、产品开发等提供了大量的资金、设备和技术，从各种渠道给予了必要的支持。例如，日本汉方医药研究振兴财团首批赞助的对象都是在汉方医药研究上有突出成果的大学有关机构或研究所。同时，汉方医药界充分利用日本先进的科学技术，在研究项目上起点高，技术新，能够早出和多出成果。例如，日本学者已开始用组织培养法从事繁殖良种生药的研究，并用电脑控制的高压液相色谱及多频道光电仪联动的三维空间图象，获得了准确度极高的分析结果。

四、严格而高效的管理体制保证着汉方医学健康而迅速的发展

汉方医药的管理体制有两点很突出，一是严格，二是高效。汉方医学机构在技术人员的审查、使用和医药产品的鉴定、开发上非常严格。对医师资格的认定和行医执照的发放都有严格完备的标准和手续，缺少了任何环节都不能通过，因而在日本能够开汉方制剂处方的医师普遍有较高的诊疗水平。厚生省只批准那些能达到GMP规定、且信誉好的药厂从事汉方制剂的生产，并制订了一系列质量再评价的方法，其中要求汉方制剂与标准汤剂相比较，对主要"指标成分"进行定量测定，凡经测定达不到要求的制剂不予承认，并不准厂家生产和进口，从而保证了制剂的质量和药效。所以，汉方界不仅基本杜绝了"伪医""劣药"等不良现象，而且能较快打入国际市场。例如，TJ-114"川村柴等汤"作为汉方制剂首次通过了美国食品药品管理局就其适应证进行临床试验的许可。汉方医药界的科研、教学同药品的生产、开发结合紧密，优势互补，形成了良性循环。不少大型制药企业、财团自己办研究所，或投资办学；而大学的汉方医药机构或独立的研究所则同一些制药企业

签订合同，前者为后者定期培训人才、提供科研成果或咨询，后者为前者提供资金和设备等。这样，科研、教学机构有充足的资金、设备开展工作，就能多出成果，这些成果迅速转化为商品后又能得到更多的资金，因而多方受益，积极性都很高。

五、方便而迅捷的信息网络为汉方医学的腾飞播上了翅膀

日本民族以擅长学习别民族的长处而著称于世，他们凭借雄厚的财力和先进的科技建立了多门类的现代化信息网络，能够快速、准确地获取国内外的最新科技动态和情报。汉方医药界在这方面受益非浅。富山医药大学图书馆可查阅到世界各国近 1 个月内出版的主要医药期刊和学术专著，我国对外发行的中医药杂志也应有尽有。

第四节　汉方研发注册

一、日本汉方药的药政管理

日本汉方药依据 1990 年《日本标准商品分类·医药品药效分类编号》分为：生药（510）、汉方制剂（520）、其他生药及以汉方处方为基础的医药品（590）。日本汉方药的药政管理原则与化学药的药政管理一致，并将这三类按照汉方药处方分为医疗用汉方医药品（相当于中国的处方药）、一般用汉方医药品和家庭配置汉方医药品（非处方药）。医疗用汉方医药品必须由医师根据病人的具体情况开据，适用于日本的社会保险和国民健康保险；一般用汉方医药品和家庭配置汉方医药品均不适用于日本的社会保险和国民健康保险，民众通过药师在药局、药店购买即可，并且法律规定，药盒上必须要印刷"购买时和药剂师商谈"字样。目前，绝大多数医用汉方制剂亦可作为一般用汉方制剂流通，剂型主要以颗粒剂为主。

二、日本汉方药的研发注册审批

（一）研发注册审批

汉方药的审批主要基于日本厚生劳动省 1975 年颁布《一般用汉方制剂承认基准》（以下简称《一般汉方基准》），收录了 210 个处方，其中有 148 个处方可以作为医用汉方制剂，市售所有汉方制剂的处方基本来源于此，是日本

汉方制剂研究及生产的基础。《一般汉方基准》颁布以后，2012年进行了1次增补，共收载处方294个，每一处方均由处方组成、用法用量以及功能主治3部分构成，其中各药用量多为明确的范围，功能主治主要用西医病名表述。日本企业可以在《一般汉方基准》规定的处方组成、用法用量及功能主治范围内自主确定成品剂型、制定制备工艺和质量标准，若制备工艺中以水为提取溶媒就可免除药理和临床研究而直接申请生产许可。

日本药局方第15改正版中，首次收载了葛根汤浸膏、加味逍遥散浸膏、柴苓汤浸膏、大黄甘草汤浸膏、补中益气汤浸膏、苓桂术甘汤浸膏6个汉方药制剂的质量标准。2017年3月28日日本厚生劳动省发布了最新《一般用汉方制剂制造销售承认基准》，对2012年8月30日发布的《一般用汉方制剂承认基准》进行了修订，该基准共收载294个汉方药处方（其中基础处方210个、在基础处方的基础上加减的处方84个），并从2017年4月1日开始用于一般用汉方制剂制造销售的品种申请和批准。汉方药注册时，医疗用汉方制剂、一般用汉方制剂分别按各自的技术要求提交研究资料和生产销售批准申请书，由厚生劳动大臣或地方行政部门按医疗用汉方制剂或一般用汉方制剂批准。汉方药的研究主要是选择《一般用汉方制剂承认基准》中的处方，或对1968—2015年批准生产的承认基准以外的汉方制剂进行仿制。若处方为《一般汉方基准》之外的或采用水提取以外的其他提取工艺的处方申请新的医用汉方制剂，则需要提供处方合理性依据并进行药理毒理学和临床研究，不能减免。即研发新的汉方制剂，除了药学研究外，还需要进行药效、毒理以及临床研究，注册要求多、研发难度大，并需要有强大的资金支持，因此，目前来源于148个医疗用汉方处方的汉方药有678个批文，来源于294个一般用汉方处方的汉方药有2367个批文，自《一般汉方基准》颁布以来，日本汉方制剂企业还未有进行新的医用汉方制剂研发的成功案例。

（二）上市后的再评价研究

日本汉方制剂的非临床及临床研究与评价多为上市后进行，包括阐明汉方制剂的药理作用、毒性研究、以临床有效性为研究目的的循证医学研究和不良反应监测等。该项研究为企业自发研究，其目的是为了促进临床医生对汉方制剂的理解和正确使用。

（三）生产、使用及市场份额

目前日本汉方制剂的生产企业有18家，其中津村药业占据了大约80%

的市场份额，生产超过 120 个汉方制剂。由于日本医生行医执照中只有西医师而没有汉方医师，所以日本所有医疗用汉方制剂均由西医师处方使用。日本汉方制剂在日本的市场占有率比较低。据不完全统计，医疗用汉方制剂仅占日本社会保险和国民健康保险年度费用总额的 1.2%~1.5%，一般用汉方制剂占非处方药物（自费药物）市场的 1.4% 左右。

三、日本汉方制剂的特点

（一）药材

日本汉方制剂对药材控制较为严格，所用药材 80% 来自中国。如占据汉方制剂 80% 销售市场的日本津村药业，在中国设有自己的药材企业，并与 150 多家药材供应商合作。推崇从源头进行质量控制，建立可追溯体系，从优质种质资源的收集和培育，农残、重金属等外来不安全因素的监控，到药农和相关人员的教育和监督，全程严格按照 GAP 要求种植，保证原药材的质量。同时，为了保证产品批次质量的一致性，津村通过对不同年份、不同产地、不同批次的药材进行混合投料，保证中间体和制剂的质量相对稳定。日本汉方制剂所用药材基本不进行炮制，如津村药业的 119 种药材中仅附子进行了炮制。

（二）剂型

日本对汉方制剂的剂型不过多限制，但市场上颗粒剂占比达 90% 以上，部分品种有散剂、片剂、胶囊等剂型。日本产量最高的 10 个品种剂型为"七汤二散一丸"。同一处方一家企业一般只能申报一个剂型，如果申请多个剂型，需要进行生物等效性试验。

（三）生产工艺

根据日本 804 号通知《关于医疗用配合剂的管理》，汉方制剂工艺上只认可浸膏剂或浸膏化制剂，不认可浸膏与药材粉末混合的制剂。一般采用水为溶媒，各药味混合提取。汉方制剂工艺研究的基础是与"标准汤剂"对照。"标准汤剂"为根据古籍方法制备的煎液，由各方专家讨论后确定具体制法，规定了加水量和煎煮时间，一般加入全生药量的 20 倍水，加热提取 30min 以上，滤过，以滤液相当于加入水量的半量为宜。企业自行制备并检测标准汤剂，制定指标成分含量并设定一日浸膏服用量。原则上测定 2 个以上指标成分。汉方制剂的制备工艺由企业自行研究确定，对工艺参数没有特别规定，但要求汉方制剂浸膏中指标成分含量应不低于标准汤剂下限值的 70%，含量幅度不得偏离标准汤剂均值 50%，并尽可能控制在 30% 以内。通过与标准汤剂比较指标成分转移率、浸膏得率，从而保证浸膏质量与标准汤剂基本一致。

（四）质量控制

汉方制剂生产企业执行自拟标准，国家没统一的成品标准。从 15 版《日本药局方》开始逐步收载汉方制剂的浸膏粉，对不同企业的提取物进行了标准统一，截至 17 版《日本药局方》，共收载 33 个汉方制剂提取物。为保证批间质量稳定，日本汉方制剂强化药材质量、制备工艺过程、检验标准体系（药材、中间体、成品）全过程控制及严格的品质管理。通过药材混批投料，从药材的选用、提取、浓缩、干燥以及成型工艺等，采用高效、低温（甚至冷冻）的制备技术和相关设备，尽量保持原处方汤剂的性质，使有效成分和挥发性成分得以保留，且最终成品的成型性和颗粒剂的溶化性较好。企业对药材、半成品、制剂分别建立质量控制标准，包括特征图谱检测，保证药材、中间体和成品的关联和一致性。

四、对我国中药新药研究的思考

（一）关于经典名方制剂研究

日本汉方制剂与我国经典名方制剂具有一定的相似性，在经典名方制剂的政策制定及其审评审批和技术要求等方面，可借鉴日本汉方制剂发展的经验和教训，更好地制定经典名方制剂相关政策和技术要求，加强监管。但应注意的是日本汉方制剂的内涵、特点和地位与我国中药及其制剂情况有很大不同，在具体的政策及要求上应结合我国国情进一步研究实施。

（二）注意结合临床应用遴选经典名方

日本没有专门的中医师，汉方制剂也不是由中医师处方。日本汉方制剂所用药材除附子经炮制使用外，一般没有经过严格意义上的炮制，也没有在中医理论指导下使用。而我国使用经典方剂具有长期且没有间断的应用历史，积累了丰富的临床使用经验和大量的中医药人才。在研究经典古籍的基础上，应注意充分发挥广大中医专家的临床经验，挑选出"目前仍广泛应用、疗效确切、具有明显特色与优势的方剂"作为经典名方制剂加以开发利用。

（三）尊重中医药理论指导和中医临床应用特点

在经典名方制剂的研究、使用及管理设计上，应注意尊重中医药理论指导和中医临床应用特点,充分发挥经典名方制剂的作用。重视药材的炮制研究,明确古籍记载的炮制方法,合理使用炮制品。研究标准汤剂时,不宜每个方剂都采用统一的加水量、煎煮时间,应考虑不同药味的质地、先煎后下等特点,结合中医临床汤剂的制备特点,根据每个方剂的研究情况确定。经典名方制剂的使用宜尊重中医药理论指导,强调中医辨证施治,避免类似日本小柴胡事件的发生。

（四）重视上市后再研究

经典名方制剂上市后,应积极开展循证医学研究,注意对临床疾病治疗经验的积累、验证和总结分析,同时加强对不良反应的检测和再评价研究,以丰富、修订和完善说明书,更好地指导患者使用,促进经典名方的合理应用。

（五）加强经典名方制剂的质量控制研究

思考日本汉方制剂所遇到的问题和做法,有利于更好地加强我国经典名方制剂的管理和质量控制。如日本汉方制剂生产曾出现同一品种生产工艺不统一、质量参差不齐的问题,其后采用与"标准汤剂"对照的方法,研究建立浸膏质量标准等,提高了产品质量控制水平。经典名方制剂的生产和质量控制研究,应重视和加强对药材质量的研究,固定生产工艺和条件,建立药材、饮片、中间体及成品的质量控制要求,并在产品质量设计和研究中,加强产品质量均一稳定性的研究,打造出属于我国高质量的"经典名方制剂"。

（六）积极关注已上市"经典名方"制剂的再评价

1985年《新药审批办法》颁布之前,大量来源于经典名方的复方制剂,如安宫牛黄丸、六味地黄丸、理中丸等没有经过临床试验研究就已上市生产。上市后,这些产品很少有规范化的临床再评价,不利于这些产品的推广使用。建议对这些品种的上市后再评价及质量提高予以重视。

（七）加强药材/饮片源头质量控制

日本汉方制剂比较注重药材的源头质量控制,对药材质量的要求比较严格。传统的中药复方制剂非常讲究药材/饮片质量,对产地、品质、加工炮制等要求极严,对饮片加工制作都有严格规定、这些都是保证制剂安全有效的基础,也是中医药经久不衰并形成璀璨丰富的中医药文化的基础。客观地讲,近年由于中成药生产厂家众多、产能过剩及价格、不良竞争等原因,中成药所用药材/饮片质量控制状况不甚理想,这也可以从原国家食品药品监督管理总局组织的对药材/饮片的质量检查通告中可以了解到。药材/饮片质量是保证中成药质量均一稳定的基础和关键因素，是中成药质量控制的源头。中药材的生产过程应符合GAP的要求，加强对农药残留、重金属、有害元素及真菌毒素等的控制与监测。采取各种措施保证中药材质量的相对稳定，如固定基原和产地，建立药材可追溯体系，建立规范化药材种植养殖基地，药材混批投料等。对于来源于国家重点保护野生动植物的药材，应明确合法性、必要性、优效性等方面的要求，积极开展其种植养殖研究，保证中药材资源的可持续利用。

（八）基于人用历史开展中药复方新药研究

我国经典名方可以免除临床试验是基于人用历史有效性的考虑，日本、韩国、欧洲植物药注册申报时也会根据人用历史情况，减免临床试验。人用历史对于新药研究具有重要的参考价值，可以避免新药研究的盲目性和降低新药研发的风险，应予以重视。中药复方新药研究大多是在已有临床应用经验和确切疗效的中药方剂基础上的研究，其研究过程是源于临床、证于实验、回归临床的过程，其药学研究目的应该是体现并最大限度地发挥原有方剂的疗效。中药复方工艺筛选时，不能仅限于一个或几个成分的研究，需要从人用经验的传承角度尊重原来临床有效的工艺，审视、比较、确定工艺。研究和思考临床发挥作用的有效物质成分，不能仅考虑如何更好地保证某个或几个相关药效成分的传递，在作用物质基础不清楚的情况下，更应考虑如何保证整个方剂（产品）有效性、安全性的传递。如果新药研究中，确定的工艺与临床应用工艺相比有较大改变，为保证制剂的有效安全，减少产品研发风险，有必要进行更深入地研究，以确保新药制剂的临床有效性和安全性。此外，应避免单纯为制备某种剂型或适应某条生产线、生产设备而改变工艺，以及追求创新而盲目强调化学成分富集等情况发生。

（九）加强工艺过程质量控制研究

研究日本汉方制剂生产及其质量要求，对比目前我国中药研究生产实际，其比较重视产品的一致性要求，如采用与"标准汤剂"对比的质量控制研究、研究生产过程中注意结合工业技术发展，采用较为先进的技术设备条件、研究建立中间体质量标准、成品颗粒剂的外观及溶化性等。我国颗粒剂研究生产总体来说还是略显粗放，对成型工艺研究、辅料选择研究重视不够，忽略对产品个性化的干燥、成型工艺的要求以及产品溶化性要求等。中成药作为工业化大生产的产品，同品种不同批次产品质量的相对"均一稳定"是其基本属性要求。在中药生产过程中应以"质量源于设计"的思路和理念进行顶层设计研究，从生产过程、中间体及成品质量控制、稳定性等各方面、各环节寻找和建立质量关键控制点，确定关键工艺、参数及评价指标，采取相应控制措施，以保证产品质量。颗粒剂研究应注意制剂处方的研究，注意个性化的干燥、制粒方法及条件的研究，包括适用性设备的选择，逐步改变传统工艺粗放、生产设备落后的现状。

（十）加强中药质量标准研究

现阶段中药的质量标准尚不完善，已上市中药中还有不少品种质量控制项目较少，质控指标不全，建议生产企业进一步完善已上市中药质量标准。对于中药新药，建议在加强中药材质量控制的前提下，根据中药制剂特点，加强中药新药的质量标准研究，构建符合中药特点的中药新药质量标准体系。标准的建立应把握"深入研究，浅出标准"的研究思路，即基础研究要深入，但标准宜简单、实用，具有可操作性。中药的质量标准应在现有技术条件下尽可能反映中成药的质量属性，保证中药新药质量的相对均一稳定。如应尽可能对处方中所有的药味都进行确认试验，增加专属性和特征性的检测，如指纹图谱或生物测定法等；增加整体性的检测指标，如 pH 值、外观色度、浸出物等；为表征产品质量的均一稳定，应制定含量的上下限；定量指标成分的选择应为活性成分或专属性成分，尽可能研究建立多成分同时含量测定的方法，以及反映不同工艺路线的测定指标。

第五节　汉方知识产权保护

一、新药的研发

众所周知，新药的研发是一个长期和资金投入的过程，只有对原研发者的权利和利益诉求进行合理的保护和支持，才能促进研究工作的不断创新和持续发展。日本对汉方药知识产权的保护主要是依照国际惯例对其进行保护，如专利权保护；同时日本非常重视在日本国外进行专利的申请。我国目前对于药品知识产权的保护除了通过国际公认的专利所有权进行保护外，还有通过的《中药品种保护管理》制度的行政干预措施进行保护；此外通过提高仿制药注册的研制要求也在一定程度上鼓励了研究者对药物研究的创新，保护了原研者的知识产权和合法利益，又便于药品的市场监管。

二、汉方质量标准的制定及质量控制

日本早在 1976 年就制定了《药品生产质量管理规范》（GMP），1989 年日本又颁布了《汉方药 GMP》，汉方药制剂的生产按此标准实施。

在中国，由于很多中成药批准上市时间早，尤其是经典名方，其质量标准相对简单，甚至没有鉴别和含量测定标准。近年来，随着国家药品监督管理总局（CFDA）药品质量标准提高工作逐步推进，同时对新批准药质量标准的技术要求提高，这一状况已有明显改善，但中成药产品的质量标准中除了常规的性状、鉴别、干燥减重、崩解时限等以外，每种中成药产品的特异性检查也大多停留在有 1~3 项薄层鉴别以及 1 项含量测定标准限度的水平上，且绝大多数含量测定标准只限定下限要求。

在日本，一般汉方药的质量标准中，常规检测项目除了检测性状、干燥减重、崩解时限等以外，日本对于汉方药中重金属残留量和农药残留量的监控是非常严格的。从原料药材开始一直到成品全程进行检测和监控，以确保产品的安全有效。此外需要重点指出的是，在日本汉方药的质量标准中还有一项指标是在中国中成药质量标准中几乎没有的，即浸出物含量标准，该标准检测所用的溶剂一般为稀乙醇或 95% 乙醇。除常规检测项外，日本汉方药对于鉴别和含量测定的要求是非常高的，普遍要高于国内中成药的标准。在日本汉方药要求处方中所有药味均需进行薄层鉴别研究，如果无法制定薄层鉴别方法，成功制定一项薄层鉴别方法也需提供充分的实验依据加以说明，这往往需要筛选多种溶剂、展开剂以及显色方法。而在指标成分定量测定方面，凡是在日本药局方中明确成分含量标准的药材，在汉方制剂的质量标准中均需制定含量测定标准，一般要求含量测定的指标成分不少于 3 种，且该标准要同时制定上、下限度。由此也可反映出日本对汉方制剂质量要求之高，监控之严。如此严格的质量标准要求带来的一个实际问题就是检验周期及检验成本的增加，而日本在制定汉方制剂质量标准时已有意解决这一问题，一般通过供试样品制备方法的简化来加以改善。例如，在日本的许多汉方制剂质量标准中往往需要 5~6 个甚至更多的薄层鉴别，而这么多薄层鉴别的供试样品制备常常只是通过 1~2 个连续的流程加以制备分离，操作简便、快捷，这就极大地缩短了检测周期，降低了检测成本，同时保证了产品质量的有效监控。

第六节　经典名方与汉方比较

一、中医与汉方医学的历史渊源

日本传统医学即指日本汉方医学，在日本幕府末期以前被称为本道，是日本的主流医学，明治维新后因西医成为主体，始被称为"汉方"。汉方医学源于中医学，与中医学一脉相承，又在长期的发展过程中，结合自身的理论研究和临床实践，形成了与中医同源异流的"日本化了的中国医学"。

汉方医学以中医为基础，但受到日本文化的影响，已经演化成为一种简化的、实用版本的类中医体系。中医和汉方医学的诊断和治疗过程存在一定区别，中医注重辨证论治，而汉方医学根据"sho"确定治疗方法，"sho"是指病人在特定阶段的症状。以下对这两种医学体系进行详细论述。

在很久以前，中医学者、医生在先人遗留的书面或口头医学资料的基础上不断实践，融入自身的经验，然后将之传于后代。直到 2000 多年前，中医才形成较为系统的理论，许多重要的医药专著均成书于此，并沿用至今。公元 6 世纪，日本通过朝鲜半岛将中医文化引入本土。公元 7 世纪至江户时代，中医文化席卷日本，任何由中国引入的药材都迅速在日本流传开来，一开始甚至完全不更改，直接拿来使用，后受国内文化的影响，逐渐有所改变。明治天皇统治时期（1868~1912 年），西医开始传入，汉方医学受到压迫，开始分解为三个部分：草药医学、针刺、按压手法。中医一直在不断完善，但明治天皇统治时期盲目崇拜西方文化，实行富国强兵政策，不允许接纳新的中医理论，医学发展开始转向西医方向，普及西医教育，培养大量西医师，大量汉方医馆被关闭。明治 8 年以后，汉方医学甚至处于法律上难以生存的境况，几近消亡。20 世纪 70 年代以来，医学水平逐渐提高，人类平均寿命越来越长，以老年疾病为主的疑难杂症越来越多，现代医学的短板也开始显现，汉方医学又逐渐兴起。1967 年，日本的医保体系首次将 4 种汉方制剂纳入报销范畴，1987 年纳入 147 种，2000 年纳入 200 种，自此，汉方医学开始蓬勃发展。

二、中医与汉方医学的特点

中医古典著作数不胜数，是巨大的宝藏，而日本汉方最重视的是《伤寒杂病论》和《金匮要略》，目前日本医疗保险中涵盖的汉方制剂中约有70种为《伤寒论》和《金匮要略》中的方剂或其变方。此外，还有一部分方剂出自宋代的《太平惠民和剂局方》和明代的《万病回春》。中医学重视八纲、脏腑、六淫、三焦、卫气营血辨证，用药时严格考究药材的性味、升降浮沉、归经等，而汉方医学基本无这些内容，或仅将其作为一种参考。简而言之，汉方医学是中医的简单版本。

三、中医的"证"和汉方医学的"sho"

"证"是指特定阶段的临床表现，其主要包含病因、病机和病位三类信息。根据患者的病史和目前的表现，中医医师不仅要确诊疾病，还要确定其具体的"证"。同一种疾病在不同阶段会有不同的"证"，表现出不同的症状。不同的疾病也可能有相同的"证"而显示出相同的症状。对患者的病史和临床表现进行分析的过程称为"辨证"，这是中医治疗疾病的基础，"sho"是"证"的简化，其以气、血、津液、阴阳、亢进与衰退、寒热、内外等形式展现。"sho"是汉方医学治疗疾病的基础，且其具有独特的命名方式。例如一种疾病如果能被葛根汤治愈，则可将其称为"葛根汤 sho"。

四、汉方代表方剂

日本法定的汉方处方有210个，生产必须按原处方的配伍和剂量严格执行。使用最多的是小柴胡汤、八味肾气丸和防风通圣散等，其中小柴胡汤年销售量达100多亿日元。

小柴胡汤为和解剂，具有和解少阳之功效。组成为柴胡、半夏、人参、甘草、黄芩、生姜、大枣主治伤寒少阳病证。邪在半表半里，症见往来寒热，胸胁苦满，默默不欲饮食，心烦喜呕，口苦，咽干，目眩，舌苔薄白，脉弦者；妇人伤寒，热入血室，经水适断，寒热发作有时；疟疾，黄疸等内伤杂病而见以上少阳病证者。临床常用于治疗感冒、流行性感冒、疟疾、慢性肝炎、肝硬化、急慢性胆囊炎、胆结石、急性胰腺炎、胸膜炎、中耳炎等属胆胃不和者。

八味肾气丸为黑褐色的大蜜丸；气香，味甜、微苦。口服，一次1丸（9g），一日2次。温补肾阳，用于肾阳不足，腰痛膝软，消渴水肿，肾虚咳嗽，小便频数，大便溏泻，尿急，夜尿增多，前列腺增生，失眠多梦，头昏耳鸣，眼花心悸，体虚乏力，过度疲劳，阳痿早泄，遗精滑精，少精不育，阴茎短而细，睾丸发育不良性功能低下者。

防风通圣散为表里双解剂，具有解表攻里、发汗达表、疏风退热之功效。组成为防风、大黄、芒硝、荆芥、麻黄、栀子、芍药、连翘、甘草、桔梗、川芎、当归、石膏、滑石、薄荷、黄芩、白术。主治表里俱实证。以憎寒壮热无汗，口苦咽干，二便秘涩，舌苔黄腻，脉数为主要症状。临床常用于治疗感冒、头面部疔肿、急性结膜炎、高血压、肥胖症、习惯性便秘、痔疮等，属风热壅盛，表里俱实者。

日本汉方生药制剂协会有会员厂家 80 余个，比较有名的是津村顺天堂和钟纺株式会社。津村顺天堂是世界上最大的汉方药生产工厂，生产 39 个品种的汉方药，年产汉方浸膏颗粒制剂 3000 吨，产值 600 亿日元，占日本医疗用汉方制剂市场的近 70%。该厂的原料主要从中国、韩国等亚洲国家进口，对质量要求十分严格，要经过多次筛选验收。该厂生产工序和工艺全部实行自动化，按照原料生药—开捆选择—切裁—煎煮—分离—提取—浓缩—干燥—造粒—充填包装进行生产，各工序质量管理一丝不苟，有专人负责。钟纺株式会社年产值 5684 亿日元，其中汉方制剂为 227 亿日元，占日本医疗用汉方制剂市场的 4%。钟纺株式会社与中国药材公司、中国医药贸易总公司、山东青岛药材供应站等合资 2000 万美元，在青岛建有华钟制药厂，其产品出口日本并进入国际医药市场。

日本汉方药市场巨大，一年销售汉方药达 1200 亿日元。除此之外，汉方药的保健品、化妆品、沐浴剂等前景也十分看好。随着人口老龄化和现代医学对许多疑难慢性病疗效欠佳，汉方药的需求将会更大。但日本的汉方医药也有很多制约因素，如日本实行的废医存药政策，造成了西医不能根据病人病情进行辨证加减，只是照病套药，出现汉方药副作用以及疗效不佳等情况，加之汉方药价格较为昂贵，患者负担过重，这都在一定程度上制约着汉方药的发展。

基于日本汉方医学与我国传统中医药学的密切相关，现代条件下要对经典名方进行发展，则对日本汉方的研究借鉴更具现实意义，可以帮助我们更好的发展我国的经典名方。目前日本在汉方药的生产、研发、成果转化、专利保护等方面处于全世界领先水平。通过对日本汉方医药发展的探讨，期望寻找到对我国中医药学发展的有益启示。

五、日本汉方带给我国经典名方发展的启示

（一）对中国中医教育培养的启示

现如今，日本国内已逐渐认识到了汉方医学在现代医学中的重要性，并针对汉方医学的存续危机进行了深刻探讨。虽然日本的汉方医学教育存在很多不足，但仍有我们可以借鉴的地方。

（1）提高准入门槛　在日本成为汉方专科医生需要经过医学部学习6年，初期研修2年，后期研修3年，再考取专科医生资格，后再经过3年的汉方研修，才能参加日本东洋医学会举办的汉方专科医生考试，合格者才能成为汉方专科医生。相比之下，中国经过高中教育就可以考取中医学院，在中医学院经过本科学习5年后，参加中医执业医师考试，这样的门槛似乎有点偏低。所以从中医学院学生入学资格和毕业后独立行医资格的认定两个环节都可以适当提高标准，以培养高素质的中医药从业者。

（2）选择专业思想稳固的从业人员　在中国，中医学院的学生18岁就开始学习中医药课程。很多人并不了解中医而选择了中医，具有很大的盲目性。在经历了本科5年的理论学习和临床实习之后，一部分人轻易地放弃从事中医，很多甚至转行去做医药代表。中西医结合专业的学生也会因为西医早期更容易获得金钱报酬而选择西医方向造成严重的中医教育资源浪费。而日本汉方医学的从业者，都是学习多年西医之后，出于对汉方医学真正的兴趣而选择进入这个领域。因此选择专业思想稳固、真正喜欢中医的从业人员至关重要。

（3）加强中医药继续教育　从前面的论述可以看出，在日本汉方医的培养上，院校教育相对比较薄弱，继续教育则发挥了更为重要的作用。日本东洋医学会和其他汉方医学相关的学术团体都定期举办研讨会，同时，汉方制剂制造商也在积极的进行毕业后教育。参加临床进修和各种研讨会，在汉方医生成长过程中的作用至关重要。中国中医师成长过程中，对继续教育的重视程度还不够，尤其是中小医院、门诊部、诊所等，没有规范的管理，医生参与继续教育的机会不多。历史上发挥重要作用的传统的师承教育也衰落下去。

（4）中西医结合教育的发展趋势　中西医结合在中国日益受到重视，日本正是传统医学与西医融合的典范。受到现代医学系统教育和训练的日本医

生们在使用汉方过程中，从一开始就十分注重将现代医学的诊疗手段及对汉方医学研究的成果运用于汉方医学诊疗体系中。例如，水滞证的诊断标准中加入胃部振水音一项，是因为现代已阐明胃部振水音的机理以及水滞证候与胃部振水音的关联。在临床缺乏汉方医学诊断依据时，常常参考西医学的检查结果进行诊疗。例如，参考人参皂苷改善脂质代谢的基础实验资料，采用方中配伍人参的人参汤、小柴胡汤治疗高脂血症等。西医学理论补充了中医诊断的不足、防止漏诊的发生。其次，中西医有机融合是未来医学发展趋势，多体系科学合流，符合生命科学理论，形成了"生物－社会－心理－自然"医学模式。这些都利于中医师水平的提高，利于中医药事业的传承与发扬。在今后的中医师培养中，应加强继续教育，注重临床阶段的再学习，学贯中西，以提高医生的水平。

（二）日本汉方药产业分析及对中国经典名方制剂的启示

日本汉方药产业的发展历程为我国经典名方复方制剂开发提供了借鉴的经验。基于日本国民对于传统医药的需求，日本政府启动了汉方药上市并将其纳入医保，不仅获得了良好的社会效益，同时也实现了产业快速发展；然而，采用"废医存药"的方式，使得汉方药脱离了传统汉方医学的指导，沦为"无源之水，无本之木"，陷入创新乏力的发展困境；尤其是药物不当使用导致的小柴胡汤事件更是重创了日本汉方药，整个产业"雪上加霜"。而21世纪以来，随着日本"精细化管理，过程化控制"的理念在汉方药领域的贯彻，汉方药在品质管控方面的优势逐渐凸显，汉方药重新获得了国民的信任，再次复兴。

中国政府于2016年出台《"健康中国2030"规划纲要》，其中提出一系列振兴中医药发展、服务健康中国的任务和举措，把中医药发展上升至国家战略层面，坚持政府扶持，各方参与，共同促进中医药发展。经典名方是中医药的精髓，集中体现了中医药的传统特色，通过深入而规范的研究，将其开发为上市药物——经典名方制剂，使得传统中医药能更好地满足民众对健康生活、医疗保障的需求。

经典名方制剂有关政策和目录的颁布，既是落实《中华人民共和国中医药法》和党的十九大传承发展中医药的精神，更是顺应建设健康中国的现实需要；尤其是在当前医药行业提质增效的大背景下，面对经典名方制剂研究开发的机遇和挑战，中药企业应结合自身的优势和产业布局，有所取舍，有序开发，探索出一条经典名方制剂研发和产业发展的道路，切忌一哄而上，避免盲目投资，在理性发展的前提下，立足于"以精品传承经典、以价值驱动市场"的核心理念，将经典名方制剂打造成为"精品中药"。

（三）知识产权保护意识及举措

中国对汉方的知识产权保护对比日本对汉方药知识产权的保护主要是依照国际惯例对其进行保护，如专利权保护；同时日本非常重视在国外申请专利。日本鼓励汉方药企业申请有关两种以上药物复方制剂制备方法的专利，保护自身亦围攻对手。中国是中医药的根源地，就自然而然的有着中医药相关理论及临床经验或自古以来的临床常用方剂及中成药，都是属于我国"专利"的固化思维。但随着社会的发展和时代的进步，通讯手段的发达，全世界各国之间交流的便利，国际化进程越来越快，各行各业都逐步形成了国际化阵营，在中国当代"一带一路、中医药先行"战略指引下，中医药将继续走向世界各地、步入国际化进程。日本在汉方药的制备和生产技术方面的专利申请意识早于我国，占了一定先机。近年我国在中医药知识产权保护措施上也加大了力度，虽然在国际专利的申请方式、申请前评估和申请成功率等方面还有很多经验要学习，但也取得了不错的进展。具有申请程序简化优势的专利合作协定（Patent Cooperation Treaty，PCT）申请，作为当前主流的向外专利申请途径，也逐渐为国内申请人所知。张芙婧等选择国家知识产权局提供的外文数据库（VEN）作为数据来源，对技术来源国为日本或中国且申请时间介于2009~2014年的中药PCT专利申请进行统计，6年内中国整体的申请数目一共是265项，已经远超过日本的171项。医者们要抓好中医药治疗疾病的临床研究，推动中医药走向世界的同时，也要由国家监督甚至督促和指导哪些医药领域值得申请专利保护、且有成熟的申请条件的企业或单位去申报国外的专利，以保护应有的知识产权。

要注重挖掘我国传统中医学古籍及文献记载的专治某种疾病的中成药或者单方、验方，保证疗效及安全性的基础上做有关剂型的改良，完善禁忌证、注意事项等方面的说明，并进行临床科研，以备在国际上成功申请专利。

传统医药知识产权保护的立法迫在眉睫，无论经方、单方、民间验方、秘方，中药炮制技术，各民族医学在内的各种诊疗方法以及我国特有的药物资源都应列为被保护范畴。

日本医用汉方制剂药说明书所载事项与我国说明书基本相同，均包含了警示语、【药品名称】、【成分】、【性状】、【功能主治】、【用法用量】、【不良反应】、【禁忌】、【注意事项】、【药理毒理】、【药代动力学】、【规格】等项，均由生产企业起草，技术审评部门负责审核。日本医用汉方制剂说明书与我国现行说明书的具体比较如下。

（1）药品名称 根据日本相关法规规定，汉方制剂名称应由处方名加提取物名称组成。查阅市售产品情况，生产企业会在说明书中注明"汉方制剂"字样，并对产品进行编号，名称由"企业名"加"目录中处方名"加"提取物名称"加"药物类别"组成，部分企业还会对作用较强的品种标注"烈性药"字样；我国要求中药新药命名一般不采用人名、地名、企业名称命名，一般多采用处方名加剂型的命名方式。

（2）成分 日本汉方制剂【成分】项除处方药味组成外，还有各药味折合日用生药量和提取物的总含量；我国【成分】项仅包括处方所含的药味或成分，不包括折合生药量。

（3）功能主治 日本医用汉方制剂说明书中【功能主治】项表述主要采用症状加西医病名的表述方式，而非遵照处方古代医籍出处的记载，其表述非常宽泛，因收录时间较早，部分病名目前医学界已弃用。另外，由于上市前没有临床试验验证，其【功能主治】中所载的症状及西医病名缺少临床证据的支持。虽然日本汉方制剂的生产企业会发起上市后的临床试验，但其结果多用于市场推广，不会基于临床试验结果修改、规范、细化、完善说明书【功能主治】表述。由于日本药政部门不要求不同企业生产的相同处方名制剂的【功能主治】表述与《一般用汉方制剂承认基准》中收载的完全一致，因此不同生产企业生产的同处方名的【功能主治】项表述不同的现象非常普遍。在我国，除法规明确规定不需要进行临床试验的品种外，一般药品说明书中所列的功能主治必须有充分的证据支持，应该来源于规范的临床试验。有明确中西医疾病者，根据临床试验的结果确定中西医疾病的合理表述，还包括相应的症状和体征的内容。除申请人申请修改外，不同企业生产的同品种说明书【功能主治】项原则上应一致。

（4）安全性信息 日本医用汉方制剂的上市后监管比较严格，说明书中安全性信息相对详细和全面。对于有【禁忌】及曾发生明确严重不良反应的，将相关表述（警告、【禁忌】）放置在说明书最上部，并用红框或红字加以警示。如所有企业生产的各剂型小柴胡汤制剂，均在说明书首要位置用红字红框警告的方式描述了本品可能导致间质性肺炎的情况。

（5）临床研究信息　因为日本汉方制剂上市许可与我国经典名方制剂监管类似，上市前如满足相关条件可免除临床研究，因此日本汉方制剂说明书中没有收载临床研究的信息。我国说明书中【临床试验】项主要适用于进行了注册用的大样本规范的临床研究的新药，没有进行临床研究的药品不书写该项内容。

（四）日本汉方医药发展存在的主要问题

重方证对应、轻辨证论治，基础薄弱：公元5世纪初，古朝鲜医方开始传入日本。公元562年，《明堂图》等中医药文献传到日本。公元8世纪日本颁布《大宝律令·疾医令》后，在医事制度和医学教育等方面模仿唐制。直至明治维新以前，汉方医药一直是日本医学的主流。在其后1200余年间，传入日本的中医药学在日本本土文化土壤下不断发展，逐渐形成具有日本本土特色的汉方医药学，其间也涌现了不少著名的医学家和传世之作，对后世汉方医药乃至整个中医药学的发展都产生了不可低估的影响。

汉方医药学自16世纪后叶起逐渐分为三个流派，即古方派、后世派和折中派。其中，古方派自兴起至今，一直在汉方医药中占主导地位，是汉方医药中的主流学派。这一学派独尊仲景，倡用古方，以"方证对应"作为其临床基本思维模式。其实，他们所谓的"证"与中医固有的"证"的内涵不完全相同，不包含任何病因、病机成分，只是症状或一组症状集合的"症候群"，与仲景所提出的"汤证"也不完全是同一概念。他们所谓的"方证对应"并非中医的辨证求因、审因论治，而只是根据症状选择方剂，并根据症状进行药物加减而已，与仲景创立倡导的辨证论治相去甚远。

近50年来，日本汉方学者在"方证相对""方病相对"方面大做文章，使汉方医药陷入了似中似西、非中非西的误区。日本汉方医药在分析病情用药时，只注重某一"汤证"的二元分析法，而不懂得方剂变化的道理。日本汉方医药变成了古典方和百病对应的"方证相对""随证治疗""按病名处方"，甚至无视"证"进行处方。

理论基础先天不足，西化冲击根基尽失：日本医家因受汉语水平的限制，难以完整理解中医药学的内涵，在中医药文化传入日本之始，日本医家就比较偏重于治疗经验的吸收，忽视基础理论的探究，在汉方医药发展的1000多年间始终未能摆脱理论基础的先天不足。不少汉方医药史上颇有影响的医家在其传世之作中均无脏腑、经络等理论的论述，而专以各类疾病的治疗为主要内容，给汉方医药的发展埋下了隐患。

明治维新之后，随着现代西方科学文化的传入，日本出现了轻视、排斥传统文化的倾向。自1873年以后，日本制定、颁布了一系列法规、政策，意在全盘否定中国传统文化与科学，使汉方医药学受到了断根绝源的致命扼杀，日本汉方医药学从此一蹶不振，失去了主导医学地位，并最终走向衰落。

第三章　经典名方单方论述

　　《古代经典名方目录（第一批）》公布的100首经典名方共收录汉、唐、宋、金、明、清六个朝代的经典效方，其中：汉代28个占28%，唐代5个占5%，宋代11个占11%，金代11个占11%，明代17个占17%，清代28个占28%。本文将以各朝代分类，分别例举不同朝代具代表性经典名方来分析该朝代名方发展及演变情况。

第一节　汉代经典名方及代表方剂

一、桃核承气汤

　　【出处】《伤寒论》（汉·张仲景）："太阳病不解，热结膀胱，其人如狂，血自下，下者愈。其外不解者，尚未可攻，当先解其外；外解已，但少腹急结者，乃可攻之，宜桃核承气汤。"

　　【处方】桃仁五十个（去皮尖），大黄四两，桂枝二两（去皮），甘草二两（炙），芒硝二两。

　　【道地产区】桃仁：河北、山东、山西及内蒙古中部；大黄：四川崇庆县、甘肃武威县；桂枝：湖南桂阳县、广东广州市、广西南丹县；生甘草：内蒙古、甘肃、宁夏、新疆；芒硝：无。

　　【制法及用法】上五（应为除芒硝外的四味）味，以水七升，煮取二升半，去滓，纳芒硝，更上火，微沸下火，先食温服五合，日三服。

　　【剂量及炮制工艺考证】《伤寒论》成书于汉代，柯雪帆、仝小林等认为经方中一两即为现代的15.625g，丁沛认为经方一两合今之14g左右，陈志刚、李具双等认为汉代的一两等于现在的13.8g，郝万山根据原国家计量总局编《中国古代度量衡图集》对出土的汉代的各个权重的实测数据，得出一斤等于250g，一两等于15.6g；一升相当于200ml，一合相当于20ml；甘草炙为炒甘草而非蜜炙甘草。

【剂型】汤剂、颗粒剂。

【作者及论著简介】张仲景（公元 150~154 年—公元 215~219 年），名机，字仲景，汉族，东汉南阳郡涅阳县（今河南邓州市人）。东汉末年著名医学家，被后人尊称为"医圣"，南阳五圣之一。张仲景广泛收集医方，写出了传世巨著《伤寒杂病论》。它确立的辨证论治原则，是中医临床的基本原则，是中医的灵魂所在。在方剂学方面，《伤寒杂病论》也做出了巨大贡献，创造了很多剂型，记载了大量有效的方剂。其所确立的六经辨证的治疗原则，受到历代医学家的推崇。这是中国第一部从理论到实践、确立辨证论治法则的医学专著，是中国医学史上影响最大的著作之一，是后学者研习中医必备的经典著作，广泛受到医学生和临床大夫的重视。

【功效】破血祛瘀。

【主治】下焦蓄血，少腹急结，小便自利，谵语烦渴，至夜发热以及血瘀经痛，脉沉实或涩等。用于治疗精神病，脑血管病，头痛，乳糜尿，血尿，肾盂肾炎，肾衰，尿结石，流行性出血热，糖尿病，血卟啉病，肝炎，胆囊炎，胃石症，细菌性痢疾，慢性肠炎，急性坏死性肠炎，肠粘连性梗阻，皮肤病，骨折，盆腔瘀血症，乳腺病，痛经，闭经，咽炎，扁桃体炎，牙痛等疾病。

【现代用法用量】汤剂：日 1 剂，水煎分 2~3 次服。颗粒剂：每次 2g，日 3 次，饭后服。用于保留灌肠，每剂煎汤 200ml 经直肠给药。

【用药禁忌】本方适用于血瘀实证，体质虚弱者慎用。孕妇忌用。同名异方有《温病条辨》方及《通俗伤寒论》方，其功用主治近似。

【不良反应】少数病人服药后有呕吐反应。

二、旋覆代赭汤

【出处】《伤寒论》（汉·张仲景）："伤寒发汗，若吐若下，解后，心下痞鞭，噫气不除者，属旋覆代赭石汤。"

【处方】旋覆花三两，人参二两，生姜五两，代赭一两，甘草三两（炙），半夏半升（洗），大枣十二枚（擘）。

【道地产区】旋覆花:湖北随县、黄河以南,河南省大部地区;人参:黑龙江、吉林、辽宁;生姜：四川广汉县、浙江温州市、安徽贵池县;代赭：无;甘草：内蒙古、甘肃、宁夏、新疆;半夏:山东济南市;大枣:山东潍坊市、河北晋县、山西新绛县。

【制法及用法】上七味，以水一斗，煮取六升，去滓，再煎取三升，温服一升，日三服。

【剂量及炮制工艺考证】《伤寒论》成书于汉代，柯雪帆、仝小林等认为经方中一两即为现代的 15.625g，丁沛认为经方一两合今之 14g 左右，陈志刚、李具双等认为汉代的一两等于现在的 13.8g，郝万山根据国家计量总局编《中国古代度量衡图集》对出土的汉代的各个权重的实测数据，得出一斤等于 250g，一两等于 15.6g；一升相当于 200ml，一合相当于 20ml；甘草炙为炒甘草而非蜜炙甘草。半夏用量根据"基于数据挖掘方法的《伤寒论》非衡量器药物剂量研究"可知一升为 111.4g，柯氏认为一升半夏为 84g，渠氏认为一升半夏为 90g，畅氏认为一升半夏为 111.4g，王氏认为一升半夏为 56g。大枣 12枚汤氏认为是 30g，柯氏认为是 30g，畅氏认为是 42g，王氏认为是 36g，任氏认为是 28g。大枣入汤剂，去核意义不大，以剖开为宜，且擘同掰，使其分为两半。

【剂型】汤剂。

【作者及论著简介】参见前文内容。

【功效】降逆化痰，益气和胃。

【主治】胃虚痰阻气逆之证。胃脘痞闷或胀满，按之不痛，频频嗳气，或见纳差、呃逆、恶心，甚或呕吐，舌苔白腻，脉缓或滑。

【现代临床应用】临床常用于治疗胃神经官能症、胃扩张、慢性胃炎、胃及十二指肠溃疡、幽门不完全性梗阻、神经性呃逆、膈肌痉挛等属胃虚痰阻者。

【用药禁忌】胃虚有热之呕吐、呃逆、嗳气者不宜使用。因方中代赭石、半夏有降逆作用，妊娠呕吐者不宜使用。

三、竹叶石膏汤

【出处】《伤寒论》（汉·张仲景）："伤寒解后，虚羸少气，气逆欲吐，竹叶石膏汤主之。"

【处方】竹叶二把，石膏一斤，半夏半升（洗），麦门冬一升（去心），人参二两，甘草二两（炙），粳米半斤。

【道地产区】竹叶：无；石膏：无；半夏：山东济南市；麦门冬：浙江；人参：黑龙江、吉林、辽宁；生甘草：内蒙古、甘肃、宁夏、新疆；粳米：无。

【制法及用法】上七（应为除粳米外的药材）味，以水一斗，煮取六升，去滓，内粳米，煮米熟，汤成去米，温服一升，日三服。

【剂量及炮制工艺考证】竹叶用量根据"基于数据挖掘方法的《伤寒论》非衡量器药物剂量研究"可知一把为18g，畅氏认为一把竹叶为10g，任氏认为一把竹叶为12g，王氏认为一把竹叶为18g；郝万山根据国家计量总局编《中国古代度量衡图集》对出土的汉代的各个权重的实测数据，得出一斤等于250g，一两等于15.6g；一斗为10升，一升相当于200ml，一合相当于20ml；半夏用量根据"基于数据挖掘方法的《伤寒论》非衡量器药物剂量研究"可知一升为111.4g，柯氏认为一升半夏为84g，渠氏认为一升半夏为90g，畅氏认为一升半夏为111.4g，王氏认为一升半夏为56g；麦门冬用量根据"基于数据挖掘方法的《伤寒论》非衡量器药物剂量研究"可知一升为120g，柯氏认为一升麦冬为90g，渠氏认为一升麦冬为120g，畅氏认为一升麦冬为143g，任氏认为一升麦冬为88g，王氏认为一升麦冬为61g；甘草炙为炒甘草而非蜜炙甘草。

【剂型】汤剂。

【作者及论著简介】参见前文内容。

【功效】清热生津，益气和胃。

【主治】伤寒、温热、暑病之后，余热未清，气阴两虚。症见身热多汗，心胸烦闷，气逆欲呕，口干喜饮，或虚烦不寐，脉虚数，舌红苔少。主要用于治疗顽固性高热，口腔炎，川崎病，小儿厌食，支气管扩张咯血，防治化疗毒副反应，神经衰弱等。

【现代用法用量】日1剂，水煎分2~3次服。

【用药禁忌】阳虚寒甚者忌用。

【不良反应】无。

四、麻黄汤

【出处】《伤寒论》（汉·张仲景）："①太阳病，头痛发热，身疼腰痛，骨节疼痛，恶风无汗而喘者，麻黄汤主之。②太阳病，脉浮紧，无汗，发热，身疼痛，八九日不解，表证仍在，此当复发汗。服汤已，微除，其人发烦目瞑，剧者必衄，衄乃解。所以然者，阳气重故也,宜麻黄汤。③脉浮而紧，浮则为风，紧则为寒，风则伤卫，寒则伤荣，荣卫俱病，骨节烦疼，可发其汗，宜麻黄汤。"

【处方】麻黄三两（去节），桂枝二两（去皮），甘草一两（炙），杏仁七十个（去皮尖）。

【道地产区】麻黄：山海关以北、东北三省及内蒙古东部；桂枝：湖南桂阳县、广东广州市、广西南丹县；生甘草：内蒙古、甘肃、宁夏、新疆；杏仁：内蒙古、河北、山西。

【制法及用法】上四味，以水九升，先煮麻黄，减二升，去上沫，纳诸药，煮取二升半，去滓，温服八合，覆取微似汗，不须啜粥，余如桂枝法将息。

【剂量及炮制工艺考证】《伤寒论》成书于汉代，柯雪帆、仝小林等认为经方中一两即为现代的 15.625g，丁沛认为经方一两合今之 14g 左右，陈志刚、李具双等认为汉代的一两等于现在的 13.8g，郝万山根据国家计量总局编《中国古代度量衡图集》对出土的汉代的各个权重的实测数据，得出一斤等于250g，一两等于 15.6g；一升相当于 200ml，一合相当于 20ml；甘草炙为炒甘草而非蜜炙甘草；杏仁用量根据"基于数据挖掘方法的《伤寒论》非衡量器药物剂量研究"可知 70 枚为 35g，柯氏认为是 22g，渠氏认为一是 28g，畅氏认为是 24.6g，任氏认为是 28g，王氏认为是 35g。

【剂型】汤剂。

【作者及论著简介】参见前文内容。

【功效】发汗解表，宣肺平喘。

【主治】外感风寒表实证，症见恶寒发热，头身疼痛，无汗而喘，脉浮紧等。主要用于治疗流行性感冒，小儿高热，支气管哮喘，类风湿关节炎等。

【现代用法用量】日 1 剂，水煎分 2~3 次服。

【用药禁忌】外感有汗者不宜服用。本方水煎液宜温服，汗出热退即止。

五、吴茱萸汤

【出处】《伤寒论》（汉·张仲景）："①食谷欲呕，属阳明也，吴茱萸汤主之。②干呕，吐涎沫，头痛者，吴茱萸汤主之。"

【处方】吴茱萸一升（洗），人参三两，生姜六两（切），大枣十二枚（擘））。

【道地产区】吴茱萸：江西清江县、浙江绍兴市、江苏苏州市一带；人参：黑龙江、吉林、辽宁；生姜：四川广汉县、浙江温州市、安徽贵池县；大枣：

山东潍坊市、河北晋县、山西新绛县。

【制法及用法】上四味，以水七升，煮取二升，去滓，温服七合，日三服。

【剂量及炮制工艺考证】吴茱萸用量根据"基于数据挖掘方法的《伤寒论》非衡量器药物剂量研究"可知一升为75g，柯氏认为一升吴茱萸为70g，渠氏认为一升吴茱萸为80g，畅氏认为一升吴茱萸为75g，任氏认为一升吴茱萸为70g。大枣12枚汤氏认为是30g，柯氏认为是30g，畅氏认为是42g，任氏认为是28g，王氏认为是36g。大枣入汤剂，去核意义不大，以剖开为宜，且擘同掰，使其分为两半。

【剂型】汤剂。

【作者及论著简介】参见前文内容。

【功效】温中补虚，降逆止呕。

【主治】胃中虚寒，食谷欲呕，胸膈满闷，或冒脘痛，吞酸嘈杂；厥阴头痛，干呕吐利，手足厥冷，烦躁欲死等症。用于治疗呕吐，呃逆，胃及十二指肠溃疡，肠炎，胆囊炎，肝炎，梅尼埃病，神经官能症，头痛，痛经，不孕，双眼部疾患者等。

【现代用法用量】日1剂，水煎分2~3次服。

【用药禁忌】本方辛苦甘温，对热性呕吐、头痛、胃腹痛不宜使用。服本方汤剂后，常觉胸中难受，头痛增剧或眩晕，但半个小时左右反应即消失，故服药后可稍事休息，以减轻反应。

【现代临床应用】应用本方加减治疗神经官能症：吴茱萸、党参、生姜、大枣。肝血不充者加当归、阿胶；气滞郁结者加柴胡、香附。日1剂，水煎服。又用本方随症加减，治疗神经官能症32例，多伴有干呕、吐涎沫、手足逆冷、胸满烦躁等肝胃虚寒之症状。一般服药3剂后，始见效果。

六、芍药甘草汤

【出处】《伤寒论》（汉·张仲景）："伤寒脉浮，自汗出，小便数，心烦，微恶寒，脚挛急。……若厥愈足温者，更作芍药甘草汤与之，其脚即伸。"

【处方】白芍药、甘草各四两（炙）。

【道地产区】白芍：浙江海盐县、浙江杭州、绍兴；生甘草：内蒙古、甘肃、宁夏、新疆。

【制法及用法】上二味，以水三升，煮取一升五合，去滓，分温再服。

【剂量及炮制工艺考证】《伤寒论》成书于汉代，柯雪帆、仝小林等认为经方中一两即为现代的 15.625g，丁沛认为经方一两合今之 14g 左右，陈志刚、李具双等认为汉代的一两等于现在的 13.8g，郝万山根据国家计量总局编《中国古代度量衡图集》对出土的汉代的各个权重的实测数据，得出一斤等于 250g，一两等于 15.6g；一升相当于 200ml，一合相当于 20ml；甘草炙为炒甘草而非蜜炙甘草。

【剂型】汤剂。

【作者及论著简介】参见前文内容。

【功效】和营散逆，舒挛止痛。

【主治】胃肠疼痛，三叉神经痛，腓肠肌痉挛等。

【现代用法用量】日 1 剂，水煎服。

【用药禁忌】忌生冷、辛辣、油腻之品。

【不良反应】芍药甘草汤毒性很低。甘草降糖片由于长期服用可产生水肿，甚或血压升高，这可能由于甘草次酸去氧皮质酮样作用所致。

七、半夏泻心汤

【出处】《伤寒论》（汉·张仲景）"若心下满而硬痛者，此为结胸也，大陷胸汤主之。但满而不痛者，此为痞，柴胡不中与之，宜半夏泻心汤。"

【处方】半夏半升（洗），黄芩、干姜、人参、甘草（炙）各三两，黄连一两，大枣十二枚（擘）。

【道地产区】半夏：山东济南市；黄芩：河北承德；干姜：四川广汉县、浙江温州市、安徽贵池县；人参：黑龙江、吉林、辽宁；甘草：内蒙古、甘肃、宁夏、新疆；黄连：四川、重庆；大枣：山东潍坊市、河北晋县、山西新绛县。

【制法及用法】上七味，以水一斗，煮取六升，去滓，再煎取三升，温服一升，日三服。

【剂量及炮制工艺考证】《伤寒论》成书于汉代，柯雪帆、仝小林等认为经方中一两即为现代的 15.625g，丁沛认为经方一两合今之 14g 左右，陈志刚、李具双等认为汉代的一两等于现在的 13.8g，郝万山根据国家计量总局编《中国古代度量衡图集》对出土的汉代的各个权重的实测数据，得出一斤等于

250g，一两等于 15.6g；一升相当于 200ml，一合相当于 20ml；甘草炙为炒甘草而非蜜炙甘草；半夏用量根据"基于数据挖掘方法的《伤寒论》非衡量器药物剂量研究"可知一升为 111.4g，柯氏认为一升半夏为 84g，渠氏认为一升半夏为 90g，畅氏认为一升半夏为 111.4g，王氏认为一升半夏为 56g。大枣 12 枚汤氏认为是 30g，柯氏认为是 30g，畅氏认为是 42g，王氏认为是 36g，任氏认为是 28g。大枣入汤剂，去核意义不大，以剖开为宜，且擘同掰，使其分为两半。

【剂型】汤剂。

【作者及论著简介】参见前文内容。

【功效】和胃降逆，消痞散结。

【主治】脾胃不和，症见心下痞满不痛，干呕或呕吐，肠鸣下利，舌苔薄黄而腻，脉弦滑。用于治疗胃溃疡病为主的消化系疾病。

【现代用法用量】日 1 剂，水煎服。

【用药禁忌】本方辛开苦降，阴虚呕逆者忌用。

八、真武汤

【出处】《伤寒论》(汉·张仲景)"①太阳病发汗，汗出不解，其人仍发热，心下悸，头眩，身𣍹动，振振欲擗地者，真武汤主之。②少阴病，二三日不已，至四五日，腹痛，小便不利，四肢沉重疼痛，自下利者，此为有水气，其人或咳，或小便利，或下利，或呕者，真武汤主之。"

【处方】茯苓、芍药、生姜(切)各三两，白术二两，附子一枚(炮，去皮，破八片)。

【道地产区】茯苓：云南；芍药(白芍)：浙江海盐县、浙江杭州、绍兴；生姜：四川广汉县、浙江温州市、安徽贵池县；白术：浙江、安徽；附子：四川江油。

【制法及用法】上五味，以水八升，煮取三升，去滓，温服七合，日三服。

【剂量及炮制工艺考证】《伤寒论》成书于汉代，柯雪帆、仝小林等认为经方中一两即为现代的 15.625g，丁沛认为经方一两合今之 14g 左右，陈志刚、李具双等认为汉代的一两等于现在的 13.8g，郝万山根据国家计量总局编《中国古代度量衡图集》对出土的汉代的各个权重的实测数据，得出一斤等于 250g，一两等于 15.6g；一升相当于 200ml，一合相当于 20ml；附子用量根据"基于数据挖掘方法的《伤寒论》非衡量器药物剂量研究"，可知一枚为 25~35g，柯氏认为一枚附子为 10~20g，渠氏认为一枚附子为 20g，畅氏认为一枚附子为 3.4g，任氏认为一枚附子为 25g；通过查阅文献可知，一枚附子破八片的炮制方法如下："目今有盐腌附子及生晒附子出现，实无生用附子之必要。曷如遵守仲圣附子条下，曰炮，曰去皮，曰去破八片。尚有秩序可循乎？查礼运以炮以燔句。注炮者，以涂烧之。又曰炮裹之，是以泥涂裹附子，取其炉火纯青也。但裹一枚以传其生土之火，令黄土变白而苍。提取腌附之盐，化为水中之火，则附熟而皮已霜矣。炮毕而后去皮，去皮而后破八片。维时附子之宿盐，五分已去其四。盖以盐引盐，涂裹用盐水开泥故也。此炮现时有盐之附则然。破八片后须以小竹子穿成一串，片片离疏少许，然后投入水中，限浸水十二点钟。换水十二次，过水十二次。头六点钟加盐，以涤尽其咸味。后六点钟水则附子已澄清无丝毫痹舌矣。由是改换线穿各一枚，亦限穿八片。再入火匣三昼夜，以文火养之。令守力大于走力，则每枚有完全之效用矣。若用干晒附片，不离乎涂裹炮法。特以水开泥，不必用盐耳。且对于炳常君之萱堂，又须变通。炮以槐火炭各半为适宜。槐火用以更新少火，炭火用以扩充君火。火之数二，火土合化，一而二之。庶附子之力，分两路行也。兹特炮成二十裹，每裹亦藏八片，共得一百六十片。作为试办，恳饬价代呈陈吴二位先生处，请酌用之何如。再敝寓炮起之盐附子求过于供。愧无以教，殊深抱歉。毕竟槐火合炭，更为对证。港地觅槐甚难，沪上取槐枝生烧，其火益稚，似有可取。鄙意注重少火，未目睹当时吐下真相。"

【剂型】汤剂。

【作者及论著简介】参见前文内容。

【功效】温阳利水。

【主治】阳虚水泛证。畏寒肢厥，小便不利，心下悸动不宁，头目眩晕，身体筋肉瞤动，站立不稳，四肢沉重疼痛，浮肿，腰以下为甚；或腹痛，泄泻；或咳喘呃逆。舌质淡胖，边有齿痕，舌苔白滑，脉沉细。

【现代用法用量】日 1 剂，分 3 次服。

【用药禁忌】口苦思冷者及舌燥少津者忌之。

九、猪苓汤

【出处】《伤寒论》(汉·张仲景)"①若脉浮发热,渴欲饮水,小便不利者,猪苓汤主之。②少阴病,下利六七日,咳而呕渴,心烦不得眠者,猪苓汤主之。"

【处方】猪苓(去皮)、茯苓、泽泻、阿胶、滑石(碎)各一两。

【道地产区】猪苓:四川平武县;茯苓:云南;泽泻:甘肃泾川县、长武县、陕西华县、陕西汉中市;阿胶:山东;滑石:河南南阳、荥阳县、安徽凤阳县、湖南永州市、广西桂林、山东蓬莱县。

【制法及用法】上五(除阿胶外的药材)味,以水四升,先煮四味,取二升,去滓,内阿胶烊消,温服七合,日三服。

【剂量及炮制工艺考证】《伤寒论》成书于汉代,柯雪帆、仝小林等认为经方中一两即为现代的 15.625g,丁沛认为经方一两合今之 14g 左右,陈志刚、李具双等认为汉代的一两等于现在的 13.8g,郝万山根据国家计量总局编《中国古代度量衡图集》对出土的汉代的各个权重的实测数据,得出一斤等于250g,一两等于 15.6g;一升相当于 200ml,一合相当于 20ml。

【剂型】汤剂。

【作者及论著简介】参见前文内容。

【功效】利水清热滋阴。

【主治】水热互结,内热伤阴所致的小便不利,渴欲饮水,心烦不得眠,咳嗽,恶心呕吐,下利黏滞等症。用于治疗尿路结石,肾积水,特发性水肿流行性出血热休克期,急性膀胱炎,产后癃闭。

【现代用法用量】日 1 剂,水煎服。

【用药禁忌】猪苓汤有蓄钙离子的作用。猪苓含钾量一般为 7.674mmoL/L,泽泻含钾为 37.730mmoL/L。患者休克补液给予电解质时应注意。

【不良反应】临床偶见皮疹、食欲不振、腹泻、恶心等副作用。但停药后则迅速恢复。

十、小承气汤

【出处】《伤寒论》(汉·张仲景)"①阳明病脉迟,虽汗出不恶寒者,其身必重,短气,腹满而喘,有潮热者,此外欲解,可攻里也。手足濈然而汗出者,此大便已硬也,大承气汤主之。若汗多,微发热恶寒者,外未解也,其热不潮,未可与承气汤。若腹大满不通者，可与小承气汤，微和胃气，勿令至大泄下。②下利谵语者，有燥屎也，宜小承气汤。③若不大便六七日，恐有燥屎，欲知之法，少与小承气汤，汤入腹中，转矢气者，此有燥屎也，乃可攻之。若不转矢气者，此但初头硬，后必溏，不可攻之，攻之必胀满，不能食也，欲饮水者，与水则哕。其后发热者，大便必复硬而少也，以小承气汤和之。不转矢气者，慎不可攻也。"

【处方】大黄四两（酒洗），厚朴二两（炙，去皮），枳实三枚（大者，炙）。

【道地产区】大黄：四川崇庆县、甘肃武威县；厚朴：四川境内、陕西商县、湖北秭归县、四川三台县、四川平武县；枳实：甘肃成县、陕西商县。

【制法及用法】上三味，以水四升，煮取一升二合，去滓，分温二服。初服汤当更衣，不尔者，尽饮之，若更衣者，勿服之。

【剂量及炮制工艺考证】根据"小承气汤的研究概况"可知，方中使用的大黄药材主要来源为蓼科大黄属掌叶组植物，为达到泻下攻积的目的，选用生大黄，其炮制方法为酒洗，经考证，大黄主产于甘肃，常于秋末春初采挖，此时产地多为阴雨天，药材块根不易干燥，故多熏干储存，故饮片配伍之前，用酒洗大黄，以除去大黄表面的烟泥，减轻患者的不适反应；现今厚朴道地产区为四川、湖北，从《证类本草》中商州厚朴和归州厚朴的图片，推测商州厚朴经考证应为正品厚朴，即木兰科植物厚朴 *Magnolia officinalis* Rehd. Et Wils. 及变种凹叶厚朴 *Magnolia officinalis* Rehd. Et Wils. Var. biloba Rend. Et Wils，主要取厚朴温中理气之效，其饮片炮制方法为炙、去皮，厚朴药材表面常附有青苔和木栓层，炙烤后青苔和无药用价值的木栓层更易剥落，其炮制方法较为简单，现代研究表明姜炙厚朴可降低药材对口舌的刺激性且能增强其温中之效，自宋以来姜炙厚朴已被应用于小承气汤的临床使用中，故现今小承气汤中选用姜炙厚朴；东汉·张仲景《伤寒论》所用枳实（大者），其实是芸香科植物枸橘的成熟果实，而宋代以后《伤寒论》所用的枳实当是芸香科植物酸橙的幼果，宋代以后的枳实，不但药物基原发生变化，且从用药部位上分出了枳实、枳壳2种，《伤寒论》中方剂枳实共出现多次，其中仅有小承气汤中关于枳实的描述为大者、炙，推断《伤寒论》中小承气汤中枳实应为现今的枳壳，枳壳酸性较强，易伤脾膈，麦麸炒后，酸性降低，宽中理气之效增强，而小承气汤中枳实（壳）炙的炮制方法相对简单，故选用麸炒法较好。

【剂型】汤剂。

【作者及论著简介】参见前文内容。

【功效】轻下热结，消痞除满。

【主治】阳明腑实轻证而偏于痞满者。症见谵语潮热，大便不通，脘腹痞满等。用于治疗肠梗阻，手术后胃肠功能紊乱，截瘫便秘，清洁肠道，慢性胃炎，肝炎，胆道疾病，慢性肺源性心脏病，儿科病证等。

【现代用法用量】日 1 剂，水煎服。

【用药禁忌】孕妇、产后、月经期或年老体弱、病后津亏及亡血者，均应慎用，必要时可攻补兼施，小剂试用，得效即止，切勿过剂。

第二节　唐代经典名方及代表方剂

一、当归建中汤

【出处】《千金翼方》（唐·孙思邈）"治产后虚羸不足，腹中疗痛不止，吸吸少气，或若小腹拘急挛痛引腰背，不能饮食，产后一月，日得服四五剂为善，令人强壮内补方。"

【处方】当归四两，桂心三两，甘草二两（炙），芍药六两，生姜三两，大枣十二枚（擘）。

【剂量及炮制工艺研究】当归 165g，桂枝 124g，甘草 83g（炙），白芍 247g，生姜 124g，大枣十二枚（擘）。

【道地产区】当归：甘肃岷县；肉桂：广东、广西、海南；甘草：新疆、内蒙古、甘肃、宁夏；芍药：浙江海盐县、浙江杭州、绍兴；生姜：四川广汉县、浙江温州市、安徽贵池县；大枣：山东潍坊、河北晋县、山西新锋。

【制法】上六味，㕮咀，以水一斗，煮取三升，分为三服，一日令尽。

【现代制剂】以上 6 味药，切成豆粒大小，用水 6000ml，煮到 1800ml，分成 3 次服，1 日服完。

【剂型】汤剂。

【作者及论著简介】孙思邈（541 年~682 年），京兆华原（今陕西省铜川市耀州区）人，唐代医药学家、道士，被后人尊称为"药王"。西魏大统七年（541

年），孙思邈出生于一个贫穷农民的家庭。他从小就聪明过人，长大后开始爱好道家老庄学说、隋开皇元年（581 年），见国事多端，孙思邈隐居陕西终南山中，并渐渐获得了很高的声名。《千金翼方》，唐代医学家孙思邈撰，约成书于永淳二年（682 年）。作者集晚年近三十年之经验，以补早期巨著《千金要方》之不足，故名翼方。孙思邈认为生命的价值贵于千金，而一个处方能救人于危殆，以千金来命名此书极为恰当。《千金翼方》全书共三十卷，北宋时期校正医书局对其传本予以校正，并刊行全国。内链变更宋代印本在明代以前失传了，所幸印版保存了下来，明朝万历年间，翰林院纂修官内链变更王肯堂奉万历皇帝之命纂刻了宋版《千金翼方》。《千金翼方》是我国历史上最重要的中医药典籍之一。

【用法用量】日 1 剂，水煎分 3 次服。

【功效】温中补虚，温建中气，补血和血，调补阴阳，和里缓急。

【主治】当归建中汤方中当归补血活血润肠，养营血以荣冲任，又善止痛；芍药养血敛阴止汗、调和营卫缓急止痛，大黄通里攻下利尿、行气散结、破积导滞，荡涤肠胃、推陈致新、通利水谷、调中化食。

【临床应用】加速剖宫产手术患者的康复时间。当归建中汤加减治疗慢性低血压。当归建中汤有利于调整机体的分泌功能，使胃黏膜生长环境有利于溃疡的愈合。

二、温脾汤

【出处】《备急千金要方》（唐·孙思邈）"治下久赤白连年不止，及霍乱，脾胃冷，实不消。"

【处方】大黄四两，人参、甘草、干姜各二两，附子一枚（大者）。

【剂量研究】大黄 165g，人参、甘草、干姜各 83g，附子 1 枚（大者）。

【道地产区】大黄：四川崇庆县，甘肃武夷县；人参：黑龙江、吉林、辽宁；甘草：新疆、内蒙古、甘肃、宁夏；干姜：四川广汉、浙江温州、安徽贵池；附子：四川江油市。

【制法】上五味，㕮咀，以水八升煮取二升半，分三服。临熟下大黄。

【现代制剂】以上 6 味药，切成豆粒大小，用水 6000ml，煮到 1800ml，分成 3 服，1 日服完。

【剂型】汤剂。

【作者及论著简介】作者简介见上文相关内容。《千金要方》又称《备急千金要方》《千金方》，是中国古代中医学经典著作之一，唐代孙思邈著，共三十卷，是综合性临床医著，被誉为中国最早的临床百科全书，约成书于永徽三年（652年）。该书集唐代以前诊治经验之大成，对后世医家影响极大。《千金要方》总结了唐代以前的医学成就，书中首篇所列的《大医精诚》《大医习业》，是中医学伦理学的基础；其妇、儿科专卷的论述，奠定了宋代妇、儿科独立的基础；其治内科病提倡以"五脏六腑为纲，寒热虚实为目"，并开创了脏腑分类方剂的先河；其中将飞尸鬼疰（类似肺结核病）归入肺脏证治，提出霍乱因饮食而起，以及对附骨疽（骨关节结核）好发部位的描述、消渴（糖尿病）与痈疽关系的记载，均显示了相当高的认识水平；针灸孔穴主治的论述，为针灸治疗提供了准绳，阿是穴的选用、"同身寸"的提倡，对针灸取穴的准确性颇有帮助。因此，《千金要方》素为后世医学家所重视。《千金要方》还流传至国外，产生了一定影响。

【用法用量】日1剂，水煎服。

【功效】温补脾阳，攻下冷积。

【主治】脾阳不足之虚寒型便秘，或久痢赤白，腹痛，手足不温等症。用于治疗肾功能不全肾病，消化道溃疡，口腔溃疡，尿毒症，幽门梗阻，脾胃虚寒便秘等。

【用药禁忌】阳明腑实证及阴虚便秘不宜用。

三、温胆汤

【出处】《备急千金要方》（唐·孙思邈）："治大病后，虚烦不得眠，此胆寒故也，宜服温胆汤。"

【处方】半夏、竹茹、枳实各二两，橘皮三两，生姜四两，甘草一两。

【剂量研究】半夏、竹茹、枳实各83g，橘皮124g，生姜165g，甘草41g。

【道地产区】半夏：山东济南；枳实：甘肃成县、陕西商县；陈皮：广东新会；生姜：四川广汉、浙江温州、安徽贵池；甘草：新疆、内蒙古、甘肃、宁夏。

【制法】上六味，㕮咀，以水八升煮取二升，分三服。

【现代制剂】以上6味药，切成豆粒大小，用水4800ml煮至1200ml，1日分3次服用。

【剂型】汤剂。

【作者及论著简介】具体介绍详见上文。

【用法用量】日1剂，水煎服。

【功效】温补脾阳，攻下冷积。

【主治】脾阳不足之虚寒型便秘，或久痢赤白，腹痛，手足不温等症。用于治疗肾功能不全肾病，消化道溃疡，口腔溃疡，尿毒症，幽门梗阻，脾胃虚寒便秘等。

【用药禁忌】阳明腑实证及阴虚便秘不宜用。

【全方药理作用】本方有防治肾功能不全，强心，泻下，抗炎、抗菌，促肾上腺皮质功能等作用。在以腺嘌呤诱发大鼠慢性肾功能不全的同时，口服温脾汤3日或6日，可使大鼠半数存活时间较腺嘌呤对照组延长10日左右；同时当腺嘌呤对照组大鼠全部死亡时，用药组仍有1/3的大鼠存活，具有明显降低血中尿素氮、甲基胍和胍基琥珀酸等毒物，改善尿毒症的作用。有强心扩冠作用，温脾汤能缩短脾胃虚寒型便秘小鼠的排便时间。

四、小续命汤

【出处】《备急千金要方》（唐·孙思邈）："治卒中风欲死，身体缓急，口目不正，舌强不能语，奄奄忽忽，神情闷乱，诸风服之皆验，不令人虚方。"

【处方】麻黄、防己、人参、黄芩、桂心、甘草、芍药、川芎、杏仁各一两，附子一枚，防风一两半，生姜五两。

【剂量研究】麻黄、防己、人参、黄芩、桂心、甘草、芍药、川芎、杏仁各41g，附子1枚，防风62g，生姜206g。

【道地产区】麻黄：山海关以北、东北三省及内蒙古东部；防己：浙江；人参：黑龙江、吉林、辽宁；黄芩：河北承德；肉桂：广东、广西、海南；甘草：新疆、内蒙古、甘肃、宁夏；芍药：浙江海盐县、浙江杭州、绍兴；川芎：四川；杏仁：内蒙古、河北、山西；附子：四川江油市；防风：黑龙江、吉林、河北、内蒙古、辽宁。生姜：四川广汉、浙江温州、安徽贵池。

【制法】上十二味，㕮咀，以水一斗二升，先煮麻黄三沸，去沫，纳诸药，煮取三升。分三服，甚良。不瘥，更合三四剂，必佳。

【现代制剂】以上12味药，切成豆粒大小，用水7200ml，麻黄先煎，去沫，加入剩下的药，煮至 1800ml，1 日分 3 次服用。疾病没有痊愈，再服用 3~4 剂，效果更好。

【剂型】汤剂。

【作者及论著简介】具体介绍详见上文。

【用法用量】日 1 剂，水煎分 2 次服。

【功效】祛风散寒，益气活血。

【主治】中风。

【临床应用】小续命汤为治疗中风之首方，治疗中风后遗症时能显著提高患者生活能力，改善患者生存质量；针刺具有疏通经络、行气活血、调节阴阳的作用，能够显著恢复中风后遗症患者阴阳失调的身体功能。黄芪合小续命汤能有效改善缺血性中风急性期患者的神经功能和日常生活能力，且能缓解患者中医证候，治疗效果显著。小续命汤除了用于神经系统疾病，如脑梗死、脑血栓后遗症等，还可用颈椎病、肩周炎、高血压、糖尿病及呼吸系统疾病等。临床对中风后遗症患者在西药治疗基础上应用小续命汤加减治疗，可有效改善症状，减轻神经功能缺损，提高运动功能，有助于加速机体恢复进程。

五、开心散

【出处】《备急千金要方》（唐·孙思邈）："开心散，主好忘方。"

【处方】远志、人参各四分，茯苓二两，菖蒲一两。

【剂量研究】远志、人参各 1.64g，茯苓 83g，菖蒲 41g。

【道地产区】远志：陕西；人参：黑龙江、吉林、辽宁；茯苓：云南。

【制法】上四味治下筛，饮服方寸匕，日三。

【剂型】散剂。

【作者及论著简介】具体介绍详见上文。

【用法用量】日 1 剂，水煎分 3 次服用。

【功效】益智养心，安神定志。

【主治】心气不足、神志不宁、焦虑失眠、抑郁怔忡等中医情志性疾病。

【临床应用】用于治疗心气不足、神志不宁、焦虑失眠、抑郁怔忡等中医情志性疾病，类似于西医的抑郁症，且可治疗健忘。开心散具有良好的安神镇静作用，故临床也能够治疗言行异常。

第三节　宋代经典名方及代表方剂

一、槐花散

【出处】《普济本事方》（宋·许叔微）："治肠风脏毒，槐花散。"

【处方】槐花（炒），柏叶（烂杵，焙），荆芥穗，枳壳（去穰细切，麸炒黄）。

【药物道地产区】荆芥、穗：河北安国；槐花：河北、山东、河南、江苏、广东、广西、辽宁；柏叶：安徽；枳壳：湖南、江西。

【制法及用法】以上诸药，分成等份，细末，用清米饮调下二钱，空心食前服。

【剂量及炮制工艺考证】炒槐花：取净槐花，清炒法炒至表面金黄。

【剂型】散剂。

【作者及论著简介】许叔微（1079~1154年），字知可，宋真州（今江苏仪征县）白沙人，南宋医学家。曾为翰林学士，成年后发愤钻研医学，活人甚众。所著《普济本事方》又名《类证普济本事方》，书中共收录方剂三百余首，按病种分为二十五门。该书是许氏数十年医疗经验的结晶，采方简要，理论清晰，有较高的实用价值。

《普济本事方》是"漫集已试之方及所得心意，录以传远"的著作，按病分为二十三门，收录三百余方；每方首列主治、方名及药味分量，次录治法、服法，后附一二个病例，并加评述。其中关于言气撅不可作中风候、益肾宜用滋补之品以及区别肠风、脏毒、血痔的不同等论点都颇有见地。

【功效】疏风行气，清肠止血。

【主治】肠风下血，便前出血，或便中带血，甚则四射如溅。用于治疗痔疮出血、过敏性紫癜、溃疡病出血、阿米巴痢疾。

【用法用量】每次6g，开水或米汤调下，也可水煎作汤剂，用量按方中比例酌定。

【用药禁忌】药性寒凉，不宜久服。本方所治属血热妄行引起的出血症，本方对于原因比较单纯的如便血日久，见有气虚或阴虚者，不宜使用本方。大肠下部机械损伤出血确有疗效。但于原因复杂病久不愈的便血，本方只能治标，不能治本，因而探查病因，寻找根治。本方有同名异方，如《兰室秘藏》中槐花散即本方去侧柏叶、枳壳，加当归、熟地、青皮、升麻，治肠梗下血、湿毒下血。《洁古家珍》中槐花散本方去侧柏叶、枳壳，加青皮，治血痢。《证治准绳》有三方，《沈氏尊生书》有两方，均名为槐花散。

【全方药理作用】本方单味药分别具有止血，收缩血管、抗菌以及降低毛细血管通透性和脆性的作用。侧柏叶煎出液对小鼠的出血时间及兔凝血时间有明显缩短，荆芥穗使小鼠和兔的出血时间、凝血时间均有明显缩短。枳壳使 α 受体兴奋而使小血管收缩。槐花可增强毛细血管的抵抗力，降低毛细血管通透性和脆性，防止微血管出血。侧柏叶、荆芥穗对多种致病菌有抑制作用。

二、泻白散

【出处】《小儿药证直诀》（宋·钱乙）："治小儿肺盛，气急喘嗽。"

【处方】地骨皮（洗去土，焙）、桑白皮（细锉，炒黄）各一两，甘草（炙）一钱。

【药物道地产区】甘草：内蒙古、甘肃、宁夏、新疆；桑白皮：河南；地骨皮：宁夏、河北。

【制法及用法】上锉散，入粳米一撮，水二小盏，煎七分，食前服。

【剂量及炮制工艺考证】一两 30g，一钱 3g，粳米一撮，约 3g；一升 600ml，一合 20ml。

《太平圣惠方》规定："其方中凡言分者，即二钱半为一分也。凡言两者，即四分为一两也。凡言斤者，即十六两为一斤也。凡煮汤，云用水一盏者，约合一升也。一中盏者，约五合也。一小盏者，约三合也。"桑白皮，微火炒至黄色或微焦；地骨皮，一般为"焙"地骨皮，它作为一种火制法与"炒"相似，置于瓦罐、陶器类容器中，用文火将药物短时间加热至颜色变深、质地酥脆为宜。甘草，蜜炙。

【剂型】散剂。

【作者及论著简介】钱乙，字仲阳。生于公元 1032 年，卒于公元 1113 年，他本来和吴越王钱俶有宗属关系，祖籍浙江钱塘，后祖父北迁，遂为东平郓州（今山东郓城县）人。钱乙是中国医学史上第一个著名儿科专家。钱乙撰写的《小儿药证直诀》，是中国现存的第一部儿科专著。它第一次系统地总结了对小儿的辨证施治法，使儿科自此发展成为独立的一门学科。后人视《小儿药证直诀》为儿科的经典著作，把钱乙尊称为"儿科之圣""幼科之鼻祖"。钱氏专业儿科四十年，积有丰富的临床经验。在1114年，他的学生阎季忠将他的理论、医案和验方加以整理，编成了《小儿药证直诀》，这是我国现存最早的一部儿科专著。钱乙是北宋一位杰出的医学家。六味地黄丸为补阴代表方，原名地黄圆（丸），最早见于北宋钱乙之《小儿药证直诀》。

【功效】泻肺清热，平喘止咳。

【主治】肺热咳嗽，甚则气急，皮肤蒸热。日晡尤甚，舌质红，苔黄，脉细数。用于治疗结核病，肺脓肿，支气管炎，支气管扩张，肺炎，百日咳等。

【用法用量】散剂：日1剂，水煎分2~3次，饭前服。蜜丸剂：每丸重9g，成人每次1丸，日2次，口服。7岁以上小孩服成人量1/2；3~7岁服成人量1/3。

【用药禁忌】外感风寒引起的喘咳，或虚寒性咳嗽不宜使用本方。同名异方者尚有：《奇效良方》方：由升麻、地骨皮、桔梗、瓜蒌仁、半夏、桑白皮、杏仁、甘草组成。主治小儿肺脏实证，咳喘大便不利者。《证治准绳》方：由桑白皮、地骨皮、甘草、贝母、紫菀、桔梗、当归、瓜蒌仁组成。主治肺痈。《杂病源流犀烛》方：由桑白皮、地骨皮、黄芩、黄连、马兜铃、淡竹叶、桔梗、栀子、灯心草、大青叶、玄参、连翘组成。

【主治】疹子。

【现代临床应用】泻白散作为肺热喘咳的代表方剂，临床上泻白散单方应用较少，但加减应用非常广泛，在现代临床多用于肺系疾病，如肺炎、咳嗽变异性哮喘、感染后咳嗽、支气管扩张症等。同时在皮肤病、肠道疾病、五官疾病等方面均有显著的效果。

【全方药理作用】本方主要有解热，抗菌，镇咳等作用。泻白散对实验性发热的家兔有解热作用，与一些合成解热镇痛药大致相等。本方对金黄色葡萄球菌、结核杆菌、伤寒杆菌、流感甲型京科68-1病毒有较强抑制作用，对福氏痢疾杆菌、大肠埃希菌也有抑制作用。

三、竹茹汤

【出处】《普济本事方》（宋·许叔微）："治胃热呕吐，竹茹汤。"

【处方】干葛三两，甘草三分（炙），半夏三分（姜汁半盏，浆水一升煮耗半）。

【药物道地产区】甘草：内蒙古、甘肃、宁夏、新疆；半夏：山东济南；

干葛：湖北、江苏、安徽。

【制法及用法】上研粗末，每服五钱，水二盏，生姜三片，竹茹一弹大，枣一个，同煎至一盏，去滓温服。

【剂量及炮制工艺考证】一两 =40g；一钱 =4g；一盏 =200ml。

【剂型】汤剂。

【作者及论著简介】参见前文相关论述。

【主治】妊娠肝火冲胃，心中烦愦热闷，呕逆不止。

【功效】凉胎，退寒热。

【全方药理作用】本方有增加尿中氯化物量；增高血糖作用；抗菌作用。如竹茹粉在平皿上对白色葡萄球菌、枯草杆菌、大肠埃希菌及伤寒杆菌等有较强的抗菌作用。

四、当归引子

【出处】《严氏济生方》（宋·严用和）："治心血凝滞，内蕴风热，发见皮肤，遍身疮疥，或肿或痒，或脓水浸淫，或发赤疹痦瘰。"

【处方】当归（去芦）、白芍药、川芎、生地黄（洗）、白蒺藜（炒，去尖）、防风（去芦）、荆芥穗各一两，何首乌、黄芪（去芦），甘草（炙）各半两。

【药物道地产区】黄芪：甘肃、内蒙古；甘草：内蒙古、甘肃、宁夏、新疆；芍药：浙江海盐县、浙江杭州、绍兴；当归：甘肃岷县；川芎：四川；防风：黑龙江、吉林、河北、内蒙古、辽宁；生地：河南焦作；白蒺藜：内蒙、陕西；荆芥穗：河北安国。

【制法及用法】右㕮咀，每服四钱，水一盏半，姜五片，煎至八分，去滓温服。不拘时候。

【剂量及炮制工艺考证】一两 =40g；一钱 =4g；一盏 =200ml。㕮咀：咀如豆状。

【剂型】煮散。

【作者及论著简介】严用和，约生活于 1199 年至 1267 年，南宋医家。字子礼，庐山（今江西九江）人。少而聪颖，攻读医学始于十二岁，受学于名医刘开（复真），言传身教，尽得其传。严氏多以温燥治病，认为古今之风土气候不尽统一，治病亦不能泥于古，因以其治验之方，参以古人之说，著成《济生方》十卷，后又撰成《济生续方》八卷，于后世有一定影响。

严用和的学术思想主要反映于其著《济生方》中，该书内容丰富，既有论，又有方，分别外感和内伤杂病，旁及外、妇、五官诸疾。但以杂病为侧重点。

【功效】心血凝滞，内蕴风热，皮肤疮疥，或肿或痒，或脓水浸淫，或发赤疹瘰瘤。

【主治】荨麻疹。

【用法用量】水煎服，每日 2 次。

【现代临床应用】广州中医药大学第一附属医院肖红丽等，采用单盲随机对照法，对当归饮子（A 组）及氯雷他定（B 组）治疗慢性荨麻疹的近期疗效、复发率及其在免疫球蛋白和 T 淋巴细胞转化率方面的影响进行了临床观察。结果显示两组近期疗效无显著性差异；A 组的复发率明显低于 B 组；复发相隔时间比较，A 组明显长于 B 组。A 组治疗后 IgG、IgE 的异常增高例数减少；对 IgA、IgM 的影响治疗前后无显著性差异。B 组对四种免疫球蛋白的作用治疗前后均无差异。两组治疗后比较，A 组 IgE 增高例数显著减少，而对 IgG、IgA、IgM 的作用无明显差异。观察病例中，T 淋巴细胞转化率的异常均表现为低于正常值，无异常增高病例。A 组与 B 组相比，中药当归饮子可显著提高患者的 T 淋巴细胞转化率。

【全方药理作用】现代药理研究证实防风、荆芥等祛风止痒之品具有抗过敏止痒作用，而当归、川芎、丹参、生地黄、何首乌等活血化瘀药物可改善病变部位的血液循环。当归饮子中多种成分具有免疫活性，可提高机体的细胞免疫、体液免疫、单核吞噬细胞系统的功能。

五、温经汤

【出处】《妇人大全良方》（宋·陈自明）："若经道不通，绕脐寒疝痛彻，其脉沉紧。此由寒气客于血室，血凝不行，结积血为气所冲，新血与故血相搏，所以发痛。譬如天寒地冻，水凝成冰。宜温经汤及桂枝桃仁汤、万病丸。"

【处方】当归、川芎、芍药、桂心、牡丹皮、莪术各半两，人参、甘草、牛膝各一两。

【药物道地产区】当归：甘肃岷县；川芎：四川灌县；芍药：浙江杭州、绍兴，浙江海盐县；甘草：内蒙古、甘肃、宁夏、新疆；桂心：广东、广西；人参：东北；牛膝：四川；莪术：广西；牡丹皮：安徽。桂心，系去掉外层粗皮的"桂通"，亦称"桂辛"。

【制法及用法】右㕮咀，每服五钱。水一盏半，煎至八分，去滓温服。

【剂量及炮制工艺考证】一两 =40g；一钱 =4g；一盏 =200ml。㕮咀：咀如麻豆大小。

【剂型】煮散。

【作者及论著简介】陈自明，南宋医学家。字良甫，临川（今属江西）人。三世业医，曾任建康府明医书院医谕。因认为前代妇科诸书过于简略，曾遍行东南各地，访求医学文献。采集各家学说之长，附以家传经验，辑成《妇人大全良方》，于妇科证治方法，收集较为详备。另著有《外科精要》等。《妇人大全良方》本书引述了多种医书，分别对胎儿发育状态，妊娠诊断，孕期卫生，孕妇用药禁忌、妊娠期特有疾病、各种难产、产褥期护理及产后病证，都作了详细论述。该书是对前人成就及作者临床经验的总结，内容丰富，在理论上和实践上形成了完整的体系，学术价值和实用价值很高，可以说是中国第一部完善的妇产科专著，它的流传为促进中国中医妇科学的发展作出了重要贡献。

【功效】温经散寒，养血祛瘀。

【主治】冲任虚寒，瘀血阻滞，月经不调。用于治疗不孕症，月经不调，功能性子宫出血，围绝经期子宫出血，慢性阑尾炎，应寒腹痛，血吸虫性肝病及手部皮肤病等。

【用法用量】日 1 剂，水煎分 2~3 次服。

【用药禁忌】若腹满有块，为实证瘀血患者，不宜服用本方。同名异方：《妇人大全良方》中又名"良方温经汤"，其药物组成为：当归、川芎、芍药、肉桂、莪术、牡丹、人参、牛膝、甘草，其主治寒气客于血室、血气凝滞、脐腹作痛、脉沉等。崩漏患者服药后，会出现出血增多的正常现象。

【现代临床应用】功能性子宫出血应用本方加减：吴茱萸、当归、桂枝、炙甘草各 6g，炒白芍、丹皮各 10g，制半夏、炮姜炭各 6~10g，川芎 5~6g，党参 15~30g，麦冬 15g，阿胶 12g。以上均为经前 3~5 日及经期方药，日 1 剂，水煎分服。用本方治疗功能性子宫出血 104 例，年龄 13~23 岁 35 例，24~34 岁 23 例，35~40 岁 46 例。结果：经 2~6 个月经周期的治疗，治愈（经期和经量均恢复正常并在停药后 3 个月经周期以上维持正常者，或月经正常后出现妊娠者，或围绝经期病人经治疗后绝经者）共 38 例，占 36.5%；显效（治疗后经量较原来减少 1/2 以上，周期恢复达 2 个月以上者）共 40 例，占 38.5%；有效（治疗后经量较原来减少 1/3，周期恢复不稳定者）共 22 例，21.20%；无效（治疗后月经周期和经量无改变者）共 4 例，占 3.8%；总有效率为 96.2%。

老年性阴道炎和外阴瘙痒症应用本方加减：麦冬、半夏、当归、甘草、桂枝、芍药、川芎、人参、牡丹皮、吴茱萸、阿胶、生姜等。上药制成温经汤浸膏，1 次 2.5g，日 3 次，饭前服。治疗老年性阴道炎和外阴瘙痒症 45 例。系以 1987 年 10 月开始 5 个月内确诊为老年性阴道炎、非特异性阴道炎和外阴瘙痒症患者（除性行为传染病、感染性疾病、内外生殖器恶性肿瘤及心因性植物神经失调症等原因反致者外）为对象，连用 2 周作为单独用药组；并用疗法组（并用组）系并用阴道洗剂和栓剂等。观察项目与方法：自觉症状有带下（程度、恶臭），瘙痒感，局部疼痛，性交时疼痛。他觉所见：阴道内容物异常（量）色、性状），红（外阴、阴道）、肿、质地、萎缩、抓痕等，分 4 个等级记分进行评价。结果：①温经汤单用组（14 例，年龄 61.1 岁 ±11.9 岁）：用药后自觉症状各因子均降低，尤其是瘙痒感的治愈率高。总记分变动，从用药前的 5.14 ± 3.63 下降到 2.00 ± 2.39（t=2.7033，$P<0.02$）。他觉所见：除质地、抓痕各一例无变化外，其它因子均降低。总记分从用药前的 4.36 ± 3.15 下降到 2.07 ± 1.32（t=2.5088，$P<0.05$）。②温经汤与局部治疗并用组（31 例，年龄 51.9 岁 ±11.8 岁）：用药后自觉症状的各因子均降低。总记分从用药前的 5.48 ± 2.63 下降到 1.71 ± 2.02（t=6.3296，$P<0.001$）。他觉所见：除质地外各因子均降低。总记分从用药前的 5.13 ± 2.19 下降到 2.29 ± 1.49（t=5.9696，$P<0.001$）。温经汤单用组与并用组都是自觉症状记分较他觉症状记分改善率高。单用组的用药前自、他觉症状记分均比并用组低，而并用组改善率有较高趋势。全部症例未发现副作用。以上结果表明，温经汤对老年性阴道炎和外阴瘙痒症有效，从自、他觉症状记分来看，单用药组以用药前 5 分以下的病例为好，并同组以 5 分以上的病例为好。用药后两组症状的记分均有明显改善。

【全方药理作用】本方有促进黄体生成素的分泌，降低催乳素量等作用。在大鼠间脑 – 脑垂体灌流试验中，授予 5 μg/ml 温经汤后，灌流液中黄体生成素的浓度明显增加。方中诸药以牡丹皮的作用最显著，可使黄体生成素浓度比投药前增加 160%~180%，当归次之，其他成分则无此作用。在垂体前叶细胞培养中，温经汤 0.5~500μg/ml 浓度，可降低催乳素的释放，其组方各药，除阿胶外，都可不同程度地降低催乳素水平。无雌激素样作用，对正常的激素环境亦无影响。温经汤 50g/kg 灌胃给药 10 日，能显著延长小鼠在冷水中的游泳时间。温经汤 5g/kg 灌胃 7 日，皮下注射肾上腺素后冰水浸泡所致实验性虚寒型血瘀大鼠的血液流变学多项指标有很明显的改善，能显著降低血瘀大鼠的 RBC 压积、全血黏度、纤维蛋白黏度、血浆黏度。温经汤 50g/kg 灌服，能减少醋酸所致小鼠扭体反应次数，延长扭体反应出现的时间。温经汤 50g/kg 连续灌胃 10 日，能使小鼠急性大出血的血红蛋白和红细胞恢复，具较强补血作用。

第四节　金代经典名方及代表方剂

一、升阳益胃汤

【出处】《脾胃论》（金·李东垣）："脾胃之虚，怠惰嗜卧，四肢不收，时值秋燥令行，湿热少退，体重节痛，口苦舌干，食无味，大便不调，小便频数，不嗜食，食不消。兼见肺病，洒淅恶寒，惨惨不乐，面色恶而不和，乃阳气不伸故也。当升阳益胃，名之曰升阳益胃汤。"

【处方】黄芪二两，半夏（汤洗）、人参（去芦）、甘草（炙）各一两，防风、白芍药、羌活、独活各五钱，橘皮（连穣）四钱，茯苓、泽泻、柴胡、白术各三钱，黄连二钱。

【剂量及炮制工艺研究】黄芪 80g，半夏（汤洗）、人参（去芦）、甘草（炙）各 40g，防风、白芍药、羌活、独活各 20g，橘皮（连瓤）16g，茯苓、泽泻、柴胡、白术各 12g，黄连 8g。

【道地产区】黄芪：内蒙古、山东；半夏：山东济南；人参：黑龙江、吉林、辽宁；甘草：新疆、内蒙古、甘肃、宁夏；防风：黑龙江、吉林、河北、内蒙古、辽宁；白芍：浙江杭州、绍兴、浙江海盐县；羌活：青海、甘肃；独活：重庆；陈皮：广州新会；茯苓：云南；泽泻：甘肃泾川县、长武县、陕西华县、汉中；柴胡：河北、山东、山西、内蒙古中部；白术：浙江、安徽。

【作者及论著简介】李杲，字明之，真定（今河北省正定）人，晚年自号东垣老人，生于 1180 年，卒于 1251 年。他是中国医学史上"金元四大家"之一，是中医"脾胃学说"的创始人，他十分强调脾胃在人身的重要作用，因为在五行当中，脾胃属于中央土，因此他的学说也被称作"补土派"。据《元史》记载"杲幼岁好医药，时易人张元素以医名燕赵间，杲捐千金从之学"。《脾胃论》，撰于公元 1249 年，三卷，是李东垣创导脾胃学说的代表著作。卷上为基本部分，引用大量《内经》原文以阐述其脾胃论的主要观点和治疗方药。卷中阐述脾胃病的具体论治。卷下详述脾胃病与天地阴阳、升降浮沉的密切关系，并提出多种治疗方法，列方六十余首，并附方义及服用法。所创补中益气汤、调中益气汤、升阳益胃汤、升阳散火汤等至今为临床所习用。

【制法】上咬咀，每服三钱，生姜五片，枣二枚，去核，水三盏，同煎至一盏，去渣，温服，早饭、午饭之间服之，禁忌如前。其药渐加至五钱止。

【现代制剂】以上药味，切成豆粒大小，每服三钱 12g，生姜 5 片，枣 2 枚，去核，加水 600ml，煎至 200ml，去渣，温服，早饭、午饭之间服用，禁忌如前。其药逐渐加至 20g 止。

【剂型】煮散。

【功效】升阳益气。

【主治】脾胃虚损等。用于治疗胃痛，腹泻，萎缩性胃炎，慢性胆囊炎，荨麻疹，带下，结肠炎，胃黏膜脱垂症，糖尿病等。

【用法用量】日 1 剂，水煎分 2~3 次服。

【现代临床应用】用升阳益胃汤抗疲劳的实验研究，来评价"消补兼施"法在抗疲劳中的作用，为抗疲劳提供了新的研究思路。结果升阳益胃汤能显著提高小鼠的运动耐力，延长小鼠的游泳运动时间；能显著降低小鼠游泳运动 10 分钟后血乳酸升高值，减少血清尿素氮的产生，但对肝糖原和肌糖原含量无影响。升阳益胃汤具有抗疲劳功效，且在应用 15 天时能对小鼠发挥其抗疲劳作用。升阳益胃汤治疗脾虚兼 2 型糖尿病胃轻瘫（DGP）的临床疗效较好，治疗的总有效率 95.12%，显著高于常规西药组 78.05%。

【全方药理作用】本方具有对胃肠平滑肌的双相调节，抗溃疡，镇吐，抗炎，镇痛，解热，抗过敏以及降血糖等作用。黄连、黄芪均有双相调节作用。茯苓、甘草能降低胃液分泌和游离酸含量。生姜、半夏具有镇吐作用。独活、柴胡、防风、甘草和生姜均有抗炎镇痛作用。黄连、防风、柴胡有解热作用。人参有脱敏和抗过敏作用。白术、泽泻具有降低血糖作用。

二、清胃散

【出处】《兰室秘藏》（金·李东垣）："治因服补胃热药，致使上下牙疼痛不可忍，牵引头脑、满面发热，大痛。足阳明之别络入脑，喜寒恶热，乃是手足阳明经中热盛而作也。其齿喜冷恶热。"

【处方】当归身、择细黄连、生地黄（酒制）各三分，牡丹皮五分，升麻一钱。

【剂量及炮制工艺研究】当归身、择细黄连、生地黄（酒制）各1.2g，牡丹皮2g，升麻4g。

【道地产区】当归：甘肃岷县；黄连：四川、重庆；地黄：河南；牡丹皮：安徽；升麻：黑龙江、吉林、辽宁。

【作者及论著简介】作者简介参见前文内容。《兰室秘藏》，三卷，元·李杲撰，刊于公元1276年（元朝至元十三年）。书名"兰室"，取《素问·灵兰秘典论》"藏灵兰之室"一语，表示所载方论有珍藏的价值。全书分二十一门，包括内、外、妇、儿临床各科。

【制法】上为细末，都作一服，水一盏半，煎至一盏，去滓，带冷服之。

【现代制剂】以上药物粉碎成细末，都作一服，加水300ml，煎至200ml，去渣，晾凉服用。

【剂型】煮散。

【功效】清胃凉血养阴。生地黄清热滋阴、牡丹皮活血化瘀和清热凉血、升麻清解脾胃、制香附行气止痛。

【主治】胃火牙痛。

【临床应用】用于治疗胃火牙痛；临床上是指口腔炎、牙周炎、三叉神经痛等症。针对慢性胃炎患者，在西医四联疗法的基础上，使用清胃散加味方，能够在提高患者总有效率的同时，改善其中医证候评分和生活质量。

【用药宜忌】若属风火等牙痛，宜加防风、薄荷以疏风。风寒牙痛忌用。

三、当归六黄汤

【出处】《兰室秘藏》（金·李东垣）："治盗汗之圣药也。"

【处方】当归、生地黄、熟地黄、黄柏、黄芩、黄连各等份，黄芪加一倍。

【剂量及炮制工艺研究】当归、生地黄、熟地黄、黄柏、黄芩、黄连各0.4g，黄芪0.8g。

【道地产区】当归：甘肃岷县；地黄：河南；黄芩：河北承德；黄连、黄柏：四川、重庆；黄芪：内蒙古、甘肃。

【作者及论著简介】参见前文内容。

【制法】上为粗末，每服五钱，水二盏，煎至一盏，食前服。小儿减半服之。

【现代制剂】以上药物粉碎为粗粉，每服20g，水400ml，煎至200ml，吃饭前服用。小儿减半服用。

【剂型】煮散。

【用法用量】日1剂，水煎分3次服。

【功效】滋阴降火，清热燥湿敛汗。

【主治】产后盗汗。

【临床应用】观察了当归六黄汤治疗产后盗汗症的临床疗效。诊断标准：产后寐则汗出湿衣，醒后汗止多伴口干，口黏腻臭，心烦少寐，易怒多梦，便秘，舌质红，苔黄厚腻，脉滑数或濡数。用当归六黄汤加减，湿热清，虚火平后用补中益气汤合知柏地黄汤调治。7日为1个疗程。疗效标准：①治愈：盗汗止，其它兼症消失。②有效：盗汗减少，兼症改善。③无效：盗汗及兼症均无变化。结果：本组62例，治愈45例，有效14例，无效3例，总有效率95.2%。

【用药宜忌】本方养阴泻火之力颇强，对于阴虚火旺、中气未伤者适用。若脾胃虚弱，纳减便溏者，则不宜使用。

四、羌活胜湿汤

【出处】《内外伤辨惑论》（金·李东垣）："肩背痛不可回顾者，此手太阳气郁而不行，以风药散之。脊痛项强，腰似折，项似拔，此足太阳经不通行，以羌活胜湿汤主之。"

【处方】羌活、独活各一钱，藁本、防风、甘草（炙）、川芎各五分，蔓荆子三分。

【作者及论著简介】作者简介参见前文内容。《内外伤辨惑论》，三卷，元·李东垣撰于公元1247年。上卷以医论为主，载述辨阴证阳证、辨脉、辨寒热、辨外感八风邪、辨手心手背等13篇有关内外伤辨证的内容。

【剂量及炮制工艺研究】羌活、独活各4g，藁本、防风、甘草（炙）、川芎各2g，蔓荆子1.2g。羌活、藁本为"去芦"；独活、防风为"去芦""酒炒"；川芎为"炙"；蔓荆子为"杵""碎"；甘草为"炙"。

【道地产区】羌活：青海、甘肃；独活：重庆；藁本：四川；防风：黑龙江、吉林、河北、内蒙古、辽宁；甘草：新疆、内蒙古、甘肃、宁夏；川芎：四川。

【制法】上㕮咀，都作一服，水二盏，煎至一盏，去渣，大温服，空心食前。

【现代制剂】以上药味，切成豆粒大小，都作 1 剂服用，加水 400ml，煎至 200ml，去渣，饭前空腹温服。

【剂型】煮散。

【功效】祛风，胜湿，止痛。

【主治】背痛项强，腰似折，项似拔，上冲头痛者，乃足太阳经之不行也。用于治疗风湿在表之痹证，症见肩背痛不可回顾，头痛身重，或腰脊疼痛，难以转侧，苔白，脉浮等。

【临床应用】随证灵活加减治疗内科、骨科等证属风湿邪气痹阻肌表、经络的疾病。

五、地黄饮子

【出处】《黄帝素问宣明论方》（金·刘完素）："喑痱证，主肾虚。内夺而厥，舌喑不能言，二足废不为用。肾脉虚弱，其气厥不至，舌不仁。经云：喑痱，足不履用，音声不出者。地黄饮子主之，治喑痱，肾虚弱厥逆，语声不出，足废不用。"

【处方】熟干地黄、巴戟（去心）、山茱萸、石斛、肉苁蓉（酒浸，焙）、附子（炮）、五味子、官桂、白茯苓、麦门冬（去心）、菖蒲、远志（去心）各等分。

【剂量及炮制工艺研究】熟干地黄、巴戟（去心）、山茱萸、石斛、肉苁蓉（酒浸，焙）、附子（炮）、五味子、官桂、白茯苓、麦门冬（去心）、菖蒲、远志（去心）各等 0.4g。

【作者及论著简介】刘完素，字守真，河间（今河北省河间县）人，故后世又称其为刘河间。大约生活在北宋末年至金朝建立初期，即宋徽宗大观四年（公元 1110 年）至金章宗承安五年（公元 1200 年）之间，是金元时期的著名医家，为后世所称"金元四大家"中的第一位医家。

【道地产区】地黄：河南；巴戟：广东（岭南）；山茱萸：浙江；石斛：广西霍山；肉苁蓉：内蒙古阿拉善；附子：四川江油；五味子：辽宁；肉桂：广东、广西、海南；茯苓：云南；麦门冬：浙江；石菖蒲：四川；远志：陕西。

【制法】上为末，每服三钱，水一盏半，生姜五片，枣一枚，薄荷，同煎至八分，不计时候。

【现代制剂】以上药物粉碎成粉末，每次服用 12g，加水 300ml，生姜 5 片，枣 1 枚，薄荷，同煎至 160ml，不计时候。

【剂型】煮散。

【用法用量】水煎，每日 1 剂，分 2 次服。

【功效】滋肾阴，补肾阳，开窍化痰。

【主治】用于舌强不能言，足废不能用，口干不欲饮，舌苔浮腻，脉沉迟细弱之喑痱证。

【临床应用】喑痱证。

【用药禁忌】本方所指之中风纯属肾之阴阳气虚（以阻虚偏重）者，绝不是肝阳亢极导致的类中风、脑溢血，更不是有六经形证的真中风。气火上升，阴虚肝阳偏亢之突然舌强足废者，本方均不可用。有心血管、肺、肝、血液等系统疾病者慎用本方。

【全方药理作用】本方主要有抗氧化、益智、降脂等作用。地黄饮子以 6g/kg、3g/kg 给小鼠连续 30 日灌服，可明显降低 D- 半乳糖所致糖代谢衰老模型小鼠脑匀浆、肝匀浆和血浆过氧化脂质（LPO）水平，可提高血过氧化物歧化酶（SOD）、血过氧化氢酶（CAT）活力。地黄饮子以 9g/kg、4.5g/kg 给小鼠连续 7 日灌服对东莨菪碱所致记忆获得性障碍模型和亚硝酸钠所致记忆巩固性障碍模型小鼠均有明显改善记忆作用，对跳台法可使首次剂量下的潜伏期延长，5min 内错误次数减少，对避暗法可使首次进入暗室的潜伏期延长，5min 内错误次数减少。地黄饮子以 6g/kg、3g/kg 给大鼠连续 20 日灌服，可使高脂膳食大鼠血清胆固醇明显降低，对正常膳食大鼠血清胆固醇水平有降低趋势，其降低百分率分别为 24% 和 19%。地黄饮子能明显促进大鼠颈总动脉注射血凝块所致脑栓塞性贫血的中风模型大鼠下丘脑正中隆突与垂体门脉直接有关的血循环，使肾上腺皮质有较为明显的增殖和类固醇类激素有较明显释放，但对脑栓塞性贫血的局部病变影响不明显，糖与脂类代谢也未见有明显改善现象。地黄饮子可延长小鼠结扎颈总动脉后的存活时间，延长正常小鼠及用异丙肾上腺素后小鼠在密闭环境中的存活时间，对血瘀模型小鼠血小板聚集有抑制作用，对肾上腺素所致小鼠微循环障碍有改善作用，地黄饮子对中枢神经有兴奋作用，使活动量增加。

第五节 明代经典名方及代表方剂

一、清骨散

【出处】《证治准绳》（明·王肯堂）："专退骨蒸劳热。"

【处方】银柴胡一钱五分，胡黄连、秦艽、鳖甲（醋炙）、地骨皮、青蒿、知母各一钱，甘草五分。

【药物道地产区】银柴胡：东北及内蒙古、河北、陕西、甘肃、宁夏；胡黄连：四川、云南、西藏；秦艽：陕西、甘肃、宁夏、青海；鳖甲（醋炙）：广东、海南、广西、贵州、云南；地骨皮：河北、宁夏；青蒿：我国南北各地；知母：河北易县；甘草：内蒙古、宁夏、甘肃、新疆。

【制法及用法】水二盅，煎八分，食远服。

【剂量及炮制工艺考证】明朝一钱为3.69g、一分为0.37g。一盅为30ml左右。

【剂型】汤剂。

【作者及论著简介】王肯堂（约1552~1638年），字宇泰，一字损仲，号损庵，自号念西居士，江苏金坛人。祖父王皋，父王樵，均进士。王皋任过知府，迁山东按察副使，王樵官至刑部侍郎，右都御使。1579年，王肯堂乡试中举；1589年，中进士，同年选为翰林检讨，备员史馆4年。1592年授检讨，因上书抗御倭寇事，被诬以"浮躁"降职，引疾归，1606年，又补为南京行人司副；1612年，转任福建参政。

《证治准绳》又名《六科证治准绳》或《六科准绳》，是中国古代汉医学丛书。明代王肯堂撰，刊于1602年。全书以阐述临床各科证治为主。包括《证治准绳·杂病》八卷，《证治准绳·类方》八卷，《证治准绳·伤寒》八卷，《证治准绳·疡医》六卷，《证治准绳·幼科》九卷，《证治准绳·女科》五卷。各详专条。书成后，历代均有刊本，主要有万历初刻本、四库全书本、图书集成本；1949年后有影印本。1957年上海科技出版社铅印本等17种。

【功效】清虚热，退骨蒸。

【主治】骨蒸潮热证。表现为午后或夜间潮热，骨蒸心烦，形瘦盗汗，两颧潮红，手足心热，舌红少苔，脉细数。肺结核、其他慢性消耗性疾病等证属阴虚内热、虚劳骨蒸者，亦可用本方加减治疗。

【现代用法用量】水煎服；或研末，每次 9g，每日 3 次，冲服。

【现代临床应用】用于结核病，或其他慢性消耗性疾病所致的发热骨蒸属阴虚内热者。

【用药禁忌】本方退热作用较强，而滋阴作用较弱。若阴虚较甚、潮热较轻者，不宜使用。

【全方药理作用】临床主要用于治疗围绝经期综合征、肺结核等病症。以本方治疗围绝经期综合征肾阴亏虚型 30 例，与乙烯雌酚治疗 30 例对照，参照《中医病证诊断标准》。结果：治疗 3 个疗程后，治疗组总有效率 93.3%，对照组总有效率 60.0%，治疗前后比较疗效有显著性差异。60 例肺结核发热患者随机分为两组：单用抗结核西药治疗为对照组 30 例；30 例使用清骨散联合抗结核西药治疗为观察组。以体温下降为有效，治疗 7 日后，治疗后观察组总有效率（96.7%）稍高于对照组（80%），两组治疗后证状量化积分与治疗前相比较差异均有统计学意义。

二、保元汤

【出处】《简明医彀》（明·孙志宏）："治元气虚弱，精神倦怠，肌肉柔慢，饮食少进，面青㿠白，睡卧宁静，……及有杂证，皆属虚弱，宜服。"

【处方】人参一钱，黄芪二钱，甘草五分，肉桂二分。

【药物道地产区】人参：吉林、辽宁、黑龙江；黄芪：甘肃、内蒙古。肉桂：广西、广东、海南。甘草：内蒙古、甘肃、宁夏、新疆。

【制法及用法】全方加生姜一片，水煎服。

【剂量及炮制工艺考证】明朝一钱为 3.69g，一分为 0.37g。

【剂型】汤剂。

【作者及论著简介】孙志宏，字台石，杭州人。《简明医彀》，为综合性医书，八卷，明·孙志宏撰，刊于 1629 年。本书以介绍临床各科疾病证治为主，附有成方、验方并医论等。卷首有要言一十六则（多为医论）和制药、煎药、服药法等，颇多经验之谈。卷一至卷五，为内科杂病，兼及五官、口齿病证；卷六至卷八分述幼科、妇科、外科病证，述证简要而方治详备，主方后附有成方及简效方。孙氏于本书自序中称："其书备而不冗，约而不漏，义类浅显，人人可解，若射必有彀，故命曰《简明医彀》。"现存多种明刻本、1984 年人民卫生出版社出版铅印本。

【功效】补气温阳。

【主治】虚损劳怯、元气不足、倦怠乏力，少气畏寒、小儿痘疮、阳虚顶陷、血虚浆清、不能发起灌浆者。主要用于治疗心肌梗死，贫血，慢性肾功能衰竭等。

【现代用法用量】日 1 剂，水煎服。

【现代临床应用】①白细胞减少：用本方加减：白参 10g，黄芪 30g，炙甘草 10g，肉桂 5g。水煎服，每日 1 剂，早晚饭后分 2 次服。每周服 5 日停 2 日，4 周为 1 个疗程。治疗白细胞减少 120 例，男 51 例，女 69 例；年龄最小 18 岁，最大 68 岁；病程最短半年，最长 9 年。另设对照组 84 例，予维生素 B 420mg，利血生 20mg，肌苷 0.22g，每日 3 次口服，30 日为 1 个疗程。结果：120 例中，显效 68 例（白细胞总数增至 4.0×10^9/L 以上或提高 100%，并维持 3 个月以上且症状消失）；有效 43 例（白细胞数提高 50% 以上，分类改善并维持 1 个月以上且症状好转）；无效 9 例。总有效率为 92.5%，与对照组的 66.7% 相比，$P < 0.01$。②慢性肾炎：用本方加减：人参（红参）5g，黄芪 20g，肉桂 2g，甘草 3g。每日 1 剂，分 2 次水煎服。不用协同西药治疗，疗程 30 日。治疗慢性肾炎 18 例，年龄 20~50 岁；男 11 例，女 7 例。慢性肾炎及肾功能不全诊断及分期标准见《内科学》（陈灏珠，第 3 版，人民卫生出版社，1990，449 页）。疗效标准参照国家中医药管理局 1987 年制定的标准。完全缓解：症状、体征消失，尿蛋白定性阴性或 24h 尿蛋白定量小于 0.2g，尿红细胞消失，肾功能正常。基本缓解：水肿等症状消失，尿蛋白持续减少量 1/2 以上，肾功能基本正常；部分缓解：水肿等症状基本消失，尿蛋白减少量 3/4 以上，肾功能指标比治疗前好转；无效：症状、体征、尿蛋白及肾功能无变化或恶化。结果：完全缓解 5 例，占 27.8%；基本缓解 3 例，占 16.7%；部分缓解 7 例，占 38.9%；无效 3 例，占 16.7%；治疗总有效率为 83.3%。保元汤治疗前患者 LPO 为（4.89 ± 1.85）μmol/L，高于对照组（3.36 ± 0.59）μmol/L（$P < 0.001$）；VE 含量为（4.27 ± 1.84）μg/ml，低于对照组（7.03 ± 0.69）μg/ml（$P < 0.05$）。治疗后患者血清 LPO 为（3.76 ± 1.49）μmol/L，低于治疗前（$P < 0.05$）；血清 VE 为（5.33 ± 2.45）μmol/L，与治疗前比较差异无显著性意义。患者 LPO 与 VE 含量呈负相关性。提示该方具有抑制脂质过氧化反应的作用。

【用药宜忌】本方由四君子汤加减衍化而来，加黄芪、肉桂重在补气温阳，以治小儿元气不足诸证。

【全方药理作用】本方具有增强机体免疫功能、抗休克、改善外周循环、促进造血干细胞增殖等作用。

三、达元饮

【出处】《瘟疫论》（明·吴又可）："瘟疫初起先憎寒而后发热，日后但热而无憎寒也，初起二三日，其脉不浮不沉而数，昼夜发热，日晡益甚，头疼身痛，其时邪在伏脊之前，肠胃之后。虽有头疼身痛，此邪热浮越于经，不可认为伤寒表证，辄用麻黄、桂枝之类强发其汗。此邪不在经，汗之徒伤表气，热亦不减。又不可下，此邪不在里，下之徒伤胃气，其渴愈甚。宜达原饮。"

【处方】槟榔二钱，厚朴一钱，草果仁五分，知母一钱，芍药一钱，黄芩一钱，甘草五分。

【药物道地产区】槟榔：广东、云南；厚朴：四川、陕西、湖北；草果仁：云南、广西、贵州；知母：河北易县；芍药：浙江杭州、绍兴，浙江海盐县；黄芩：河北易县；甘草：内蒙古、甘肃、宁夏、新疆。

【制法及用法】上用水一盅，煎八分，午后温服。

【剂量及炮制工艺考证】明朝一钱为 3.69g、一分为 0.37g，一盅为 30ml 左右。

【剂型】汤剂。

【作者及论著简介】吴又可，即吴有性。吴有性（1582~1652 年），字又可，汉族，江苏吴县东山人。明末清初传染病学家。1642 年，大明崇祯 15 年，全国瘟疫横行，十户九死。南北直隶、山东、浙江等地大疫，五六月间益盛，"一巷百余家，无一家仅免，一门数十口，无一仅存者"。大夫们都用伤寒法治疗，毫无效果。吴又可亲历了每次疫情，积累了丰富的资料，推究病源，潜心研究，依据治验所得，撰写成了全新的《温疫论》一书，开我国传染病学研究之先河。他以毕生的治疫经验和体会，大胆提出"疠气"致病之学说，在世界传染病学史上也是一个伟大的创举，因此赢得后人的广泛尊重。《温疫论》，为温病著作，共二卷，明·吴又可撰于 1642 年。

【功效】开达膜原，解秽化浊。

【主治】瘟疫或疟疾邪伏膜原所见之病证，如恶寒发热，身痛、头痛、口苦口黏，腹胀呕逆，舌苔白厚等。用于治疗各种发热疾病，流感，湿郁盗汗等。

【现代用法用量】日 1 剂，水煎服。蜜丸：每丸重 6g，每次 1 丸，日 2 次口服。

【现代临床应用】①持续性高热：用本方加减服药不超过 6 剂，体温恢复正常，症状消失为痊愈，共 194 例；服药超过 6 剂，体温下降。但未恢复正常或服药后体温虽降至正常，停药后又有所回升为好转，共 6 例；治愈率为 97%。②用本方加减治疗小儿夏季热 35 例中，男 23 例，女 12 例；年龄最大 10 岁，最小 7 个月；病程最长 87 日，最短 23 日。经西药治疗无效者 28 例。诊断标准：婴幼儿在夏季长期发热（体温 38℃左右），汗闭或少汗，并见口渴、多尿、体倦、纳呆等症。一般情况尚好，体检和实验室检查无异常的非器质性病变患者。疗效标准：痊愈：经治热退、汗出正常，饮食正常，体力渐恢复，当年病情无反复，第 2 年随访不复发者。显效：治疗后热退，当年病情无反复，但第 2 年随访复发者。有效：治疗后热退，当年病情反复，第 2 年随访复发者。结果：痊愈 28 例，显效 4 例，有效 3 例。③用本方加减治疗后体重下降者 35 例，治疗后体重下降到理想体重者 18 例。三酰甘油和血清胆固醇经治疗后也均下降。与治疗前相比，有非常显著差异（$P<0.01$）。

【用药禁忌】阴虚内热者忌用。

第六节　清代经典名方及代表方剂

一、沙参麦冬汤

【出处】《温病条辨》（清·吴瑭）："燥伤肺胃阴分，或热或咳者，沙参麦冬汤主之。"

【处方】沙参三钱，玉竹二钱，生甘草一钱，冬桑叶一钱五分，麦冬三钱，生扁豆一钱五分，花粉一钱五分。

【剂量及炮制工艺研究】沙参 11g，玉竹 7g，生甘草 3.7g，冬桑叶 5.5g，麦冬 11g，生扁豆 5.5g，花粉 5.5g。

【道地产区】甘草：新疆、内蒙古、甘肃、宁夏；麦冬：浙江。

【制法及用法】水五杯，煮取二杯，日再服。

【现代制剂】加水 1000ml，煮至 400ml，日 2 次。

【剂型】汤剂。

【作者及论著简介】吴瑭（1758~1836 年），字鞠通，江苏淮安区人（楚州）。十九岁其父亲患病，四处求医，医治无效，终于卧病不起而逝去。这深深地触动了吴瑭，他为自己不懂医术，眼看病魔夺取父亲的生命，感到非常难过，于是产生了学医的强烈愿望。经过数年的努力，他终于探索出一些规律和医治方法，并于 1798 年著成《温病条辨》一书，他的这部书，是祖国治疗温热病较有系统的一部温病学著作，对后世影响很大。他还著有《吴鞠通医案》等著作，他的著作对叶天士的温病著作作了丰富和提高，使温病学更加完整和系统化，他成为清代著名的温病医学家之一。《温病条辨》，清代吴瑭（鞠通）著（1798 年），为温病通论著作。该书在清代众多温病学家成就的基础上，进一步建立了完全独立于伤寒的温病学说体系，创立了三焦辨证纲领，为温病创新理论之一。在温邪易耗伤阴液思想的指导下，吴鞠通倡养阴保液之法，并拟订了层次分明的温病治法方药体系，故《温病条辨》被称为清代温病学说标志性著作。

【用法用量】一日 1 剂，一天 2 剂。

【功效】清养肺胃，生津润燥。

【主治】用于治疗温热和燥热之邪伤。

【现代临床应用】诸药相配伍共奏润肺养阴生津之功，加快术后津液的生成与输布，以润眼目，提高患者术后的视觉质量。用于治疗温热和燥热之邪伤，对改善甲状腺癌术后患者气阴两虚证具有良好的疗效。沙参麦冬汤联合碘化钠口服溶液治疗甲状腺癌术后患者疗效确切，可明显改善患者生活质量，增强免疫功能，抑制炎症因子释放，有助于减轻炎症反应，并能降低血清肿瘤标志物水平。沙参麦冬汤能对激素治疗后肺胃阴虚的慢性阻塞性肺疾病患者肺功能有显著改善作用，提高患者生活质量。四君子汤合沙参麦冬汤加减联合放化疗治疗局部晚期食管鳞癌可以明显提高患者的相对危险度（RR）和疾病控制率（DCR），一定程度上可提高患者的 1、2、3 年生存率；其对骨髓的保护作用明显，可一定程度降低放射性食管炎和放射性肺炎的发生率。创新组方"沙参麦冬汤加减"联合穴位敷贴防治气阴两伤证放射性肺炎具有良好的协同作用，利于减轻患者的临床症状，改善肺功能，降低血清炎症因子表达。沙参麦冬汤能够抑制白介素 –6（IL–6），肿瘤坏死因子（TNF），肿瘤生长因子（TGF），具有抗炎、抗肿瘤作用；其对促炎症因子和促纤维化细胞因子的释放，具有抑制或减轻放射性肺炎肺泡炎性反应，并具有抑制肺纤维化进程的作用。

二、新加香薷饮

【出处】《温病条辨》（清·吴瑭）："手太阴暑温，如上条证，但汗不出者，新加香薷饮主之。"

【处方】香薷二钱，银花三钱，鲜扁豆花三钱，厚朴二钱，连翘二钱。

【剂量研究】香薷 7g，银花 11g，鲜扁豆花 11g，厚朴 7g，连翘 7g。

【制法及用法】水五杯，煮取二杯，先服一杯，得汗止后服，不汗再服，服尽不汗，再作服。

【现代制剂】加水 1000ml，煮到 400ml，先服 200ml，出汗后停止服用，没有出汗则再次服用，若服完以后，没有出汗，再次服用。

【剂型】汤剂。

【作者及论著简介】参见前文内容。

【用法用量】一日 1 剂，一天 2 次。

【功效】祛湿清热，化湿和中。

【主治】用于治疗暑湿型感冒。

【临床应用】适用于夏月先受暑湿，复因起居不慎、乘凉饮冷而感受寒邪，以致暑湿为寒所遏的暑温兼湿证。

【全方药理作用】新加香薷饮在一定程度上可减轻湿热型小鼠病毒感染的肺部炎症，降低病理损伤，改善临床症状，对湿热型流感小鼠有一定的治疗作用。

三、桑杏汤

【出处】《温病条辨》（清·吴瑭）："秋感燥气，右脉数大，伤手太阴气分者，桑杏汤主之。"

【处方】桑叶一钱，杏仁一钱五分，沙参二钱，象贝一钱，香豉一钱，栀皮一钱，梨皮一钱。

【剂量研究】桑叶 3.7g，杏仁 5.5g，沙参 7g，象贝 3.7g，香豉 3.7g，栀皮 3.7g，梨皮 3.7g。

【制法及用法】水二杯，煮取一杯，顿服之，重者再作服。

【现代制剂】加水 400ml，煮到 200ml，一次喝完，病情重者再服。

【剂型】汤剂。

【作者及论著简介】参见前文内容。

【用法用量】一天 1 剂，分早晚 2 次服用。

【功效】清宣温燥，润肺止咳。

【主治】桑杏汤具有润肺止咳、清宣温燥之效。方中桑叶辛凉解表；杏仁宣利肺气以止咳，同为君药。豆豉轻宣透表；沙参、梨皮甘寒润肺生津，共为臣药。栀子皮、象贝清泄肺热为佐药。可治疗外感温燥。经现代药理证实，桑杏汤加味抗炎作用较为理想；药方中的桔梗具有祛痰宣肺、排脓利咽的功效，是止咳化痰的重要药物。杏仁具有宣利肺气、止咳润燥的功效，陈皮、甘草以及姜半夏、茯苓等药物属于治痰的要方，使用其可获得止咳祛痰的治疗目的。

【临床应用】临床见干咳为主，阴虚体质者，主要考虑风燥犯肺，以桑杏汤为主方加减治疗。桑杏汤清宣温燥，润肺止咳，可治疗外感温燥，因此，选用杏苏散及桑杏汤对雾霾引起的肺损伤进行干预治疗，结果发现，杏苏散及桑杏汤对肺组织具有保护作用，并且能明显降低损伤肺组织中高迁移率蛋白（HMGB）、TNF、IL-6 的表达水平。为咳嗽患儿实施桑杏汤加味治疗，可以有效改善咳嗽症状，具有显著的临床疗效。

四、一贯煎

【出处】《医方絜度》（清·钱敏捷）：一贯煎（柳洲）主肝血衰少，脘痛，胁疼。

【处方】北沙参、麦冬、当归各一钱五分，枸杞、生地各三钱，川楝子二钱。

【药物道地产区】北沙参：山东莱阳市，麦冬：浙江；当归：甘肃岷县；枸杞：宁夏；地黄：河南，称怀地黄；川楝子：陕西、甘肃、河南、湖北、湖南、贵州、四川、云南等地。

【制法及用法】水煎服。

【剂量及炮制工艺考证】一钱约 3.73g，一钱 =10 分，北沙参、麦冬、当归各 5.595g，枸杞、生地各 11.19g，川楝子 7.46g，共 46.625g。清代浓缩倍量平均为 2.44 倍，平均煎煮时间为 0.7h。

【剂型】汤剂。

【作者及论著简介】钱敏捷，字勤民，江苏太仓市人，定居于昆山县治之南罗庄泾村。清末江苏太仓、昆山一带的名医。父钱艺，字兰陔，晚号隐谷，生于道光十一年，殁于宣统三年。《医方絜度》三卷，载方 261 首，每方均标出处、主治、煎服法、方信纸。对研究与学习方剂大有裨益，而其特色则寓于方论之中。援引包括著者及其史钱韵之在内 45 人的 300 条方率，多有名医之论，诸如叶天士、王孟英、汪讱庵、徐灵胎等人。对每首方子皆条分缕析，援理确凿，分析透彻，如香连丸条下：叶天士曰：夏秋利疾，固是湿热积滞，古人称曰滞下，谓滞在气，滞在血，不独食滞一因也。木香调气导滞，黄连清化温热，二物相须，夏秋下利初起第一神方。

【功效】滋阴疏肝。

【主治】肝肾阴虚，血燥气郁，胸脘胁痛，吞酸吐苦，咽干口燥，舌红少津，脉细弱或虚弦及病气瘕聚。用于治疗肝炎、肝硬化、肝癌、胃炎、妊娠高血压综合征、节育术后综合征、带状疱疹、中心性视网膜炎、多发性口疮等。

【现代用法用量】日 1 剂，水煎服。

【用药禁忌】治疗胃炎期间忌食辛热、油炸食物。

【全方药理作用】主要有抗肝损伤、抗胃溃疡、抗疲劳、耐缺氧、镇静、镇痛、抗菌等作用。口服加减一贯煎后，能使四氯化碳造型的肝损伤小鼠高 sGPT、高血清尿酸及增高的肝脏甘油三酯显著下降，使低肝糖原显著升高。大鼠灌服加味一贯煎（加郁金、白芍）10g/kg，20 日后可使肝肾阴虚大鼠总胆固醇、甘油三酯、血清过氧化酯质、肝脏胆固醇含量皆明显降低，并且大鼠肝脏病理改变普遍减轻，未见纤维结缔细胞增重，大部分肝细胞恢复正常。口服一贯煎煎剂后对大鼠冬夏不同季节胃液成分分泌无明显影响，能防止实验性幽门结扎所致胃溃疡的发生，对乙酰胆碱所致家兔离体肠管的痉挛有拮抗作用，而对小鼠肠道运动无明显影响。用一贯煎给小鼠灌胃 7 日后，小鼠游泳时间明显延长。用一贯煎给小鼠灌胃 5 日后，使小鼠在常压缺氧环境中的存活时间延长，使异丙肾上腺素引起心肌缺血缺氧的小鼠存活时间也明显延长。用一贯煎给小鼠灌胃，1h 后，小鼠的入睡率明显提高，并且对戊巴比妥钠阈下催眠剂量有协同作用。用一贯煎给小鼠灌胃后，经热板法实验测得小鼠给药后 1h 和 2h 痛阈分别得到提高。通过体外管碟法实验，发现一贯煎煎剂对大肠埃希菌、伤寒杆菌、金黄色葡萄球菌、毛霉菌均有显著的抑制作用，对痢疾杆菌作用不显著。用一贯煎给小鼠灌胃 1 周，对二甲苯所致的小鼠耳廓炎性肿胀有明显抑制作用。用一贯煎给小鼠灌胃 1 周，其腹腔巨噬细胞的吞噬功能显著提高。

五、半夏白术天麻汤

【出处】《医学心悟》（清·程钟龄）："眩，谓眼黑；晕者，头旋也。……有湿痰壅遏者，书云，头旋眼花，非天麻、半夏不除是也，半夏白术天麻汤主之。"

【处方】半夏一钱五分，天麻、茯苓、橘红各一钱，白术三钱，甘草五分。

【药物道地产区】半夏：山东济南；天麻：现代多认为贵州大方、云南昭通和陕西汉中为天麻道地产区。茯苓：是以云南省及周边地区为主的茯苓产区，所产药材称为"云苓"，以其质优而闻名；白术：浙江、安徽。甘草：内蒙古、甘肃、宁夏、新疆。

【制法及用法】生姜一片，大枣二枚，水煎服。

【剂量及炮制工艺考证】一钱约 3.73g，一钱 =10 分。半夏 5.595g，天麻、茯苓、橘红各 3.73g，白术 11.19g，甘草 1.865g，共 29.84g。清代浓缩倍量平均为 2.44 倍，平均煎煮时间为 0.7h。

【剂型】汤剂。

【作者及论著简介】程钟龄（公元 1662~1735 年，原字龄，亦名国彭），清代名医，著有《医学心悟》《医中百误歌》，广为流传。《医学心悟》通俗易懂，多切实用，在近代中医药界，亦颇为知名。《医学心悟》总结了程钟龄行医三十年的心得，告诫人们不要讳疾忌医，指出要重在养护预防。

【功效】燥湿化痰，平肝息风。

【主治】风痰上扰，眩晕头痛、胸闷呕恶、舌苔白腻，脉弦滑者。主要用于治疗眩晕症，癫痫，高血压，神经瘫痪，结核性脑膜炎等。

【现代用法用量】日 1 剂，水煎分 2~3 次服。

【用药禁忌】阴盛肝阳上亢引起眩晕头痛者忌用。

【全方药理作用】主要有镇静、抗惊厥、抗癫痫、镇痛、降压、保护心肌等作用。天麻、茯苓、白术均有镇静作用，尤其天麻的作用更为明显。天麻有显著的抗惊厥、抗癫痫作用；甘草亦有抗惊厥作用。天麻具有明显且较持久的镇痛作用；甘草亦有一定的镇痛作用。白术可扩张血管，天麻及半夏具有降压作用，天麻尤可降低冠状动脉及脑血管阻力，增加冠状动脉及脑血流量,对缺血心肌在保护作用。半夏及茯苓亦有一定的强心和改善心功能的作用。白术具有抗凝血作用；半夏具有镇吐作用。

第四章 经典名方物质基准研制

第一节 处方来源与历史沿革

经典名方具有悠久的用药历史，长期的临床应用基础能保证其安全性和有效性，而这种临床证据潜藏在浩如烟海的文献当中，亟待业界挖掘考究。2018年4月，国家中医药管理局公布了《古代经典名方目录（第一批）》。这些经典名方是经专家反复论证而遴选出来的，均是源于古代，沿用至今，疗效确切，且具有特色的方剂。然而非常可惜的是，目前经典名方的遴选原则依然不为大众所知。经典名方创制年代久远，原方最早出处的记载是医家对其最初认识，多数论述不够详细。历代医家在临床中对经典名方加减化裁、灵活应用，这些变化凝结了古人智慧。

《申报资料（征求意见稿）》中明确要求必须有处方考证及历史沿革研究资料。处方考证及历史沿革研究作为"经典名方物质基准"研制过程的"排头兵"，将决定经典名方后期工作开展的成败，应予以充分重视。通过处方考证及历史沿革研究，申报者需明确处方原文出处、药味组成、药材基原、饮片炮制、使用剂量、用法用量、注意事项、功能主治、临床应用9项内容，此9项内容可按如上次序进行研究。前8项内容又被统称为"处方来源"考证，需要提供处方原文及著者、颁布朝代或年代；明确原文记载的处方药味组成、炮制方法和剂量、用法用量、功能主治，说明处方中每一药味的规范名称，提供历代本草文献及出处（包括作者、出版年份以及版本情况），整理并收集处方历史沿革资料，提供全面反映处方历史沿革的综述资料；"临床应用"部分，除了要通过文献综述方式总结分析以反映经典名方的有效性和安全性情况外，研究者还要重点阐明其在现代临床应用的价值，并对其市场前景加以论述和预测。

依据前期研究经验，处方考证与历史沿革研究主要依赖于历史文献的查找和整理。处方考证与历史沿革研究将"处方来源及历史沿革"和"临床应用"两部分有机结合起来形成综述文献资料，既能充分展现经典名方历史意义和临床价值，又能排除市场价值低的项目，起到降低研发风险作用。由于度量衡的变化、资源的变化、用药习惯的变化和著作版本的变化等，处方考证面临的困难超出想象。历史越悠久，考证越困难，尤以《伤寒论》为甚。《申报资料（征求意见稿）》中提及，起草经典名方的说明书时需提供相关依据，如相关专家共识等。通过专家共识解决品种考证争议问题，思路很好。但是目前"专家共识"并非是一个严格的概念，在经典名方注册时如何界定不明确，目前尚无文件针对专家共识所需专家数量和层次等作相应规定，未来将可能存在 2 个专家团体针对同一问题给出完全不同结论的情形。

第二节 中药材考证

为贯彻落实《中华人民共和国中医药法》，推动来源于古代经典名方的中药复方制剂稳步发展，为人民群众健康提供更好保障，2018 年 4 月 13 日，国家中医药管理局会同国家药品监督管理局制定并公布了 100 首源于古代、沿用至今、疗效确切、且具有特色的经典古方。但随着年代更迭，组成这些经典名方的中药基原和产地存在着不同的变化。如宋代以前枸橘 *Poncirus trifoliata* Raf. 为枳实的正品，而在宋代到明代，枳实的原植物来源发生了变化。到明、清时代，酸橙枳实 *Citrus aurantium* 成为枳实的正品，而枸橘已变为枳实的伪品。2020 年版《中国药典》规定枳实的来源为芸香科植物酸橙 *C. aurantium* 及其栽培变种或甜橙 *C. sinensis* 的干燥幼果。因此为了确保古方临床使用的安全性和有效性，确定经典名方中药基原和产地就显得非常关键。

一、中药基原考证

中药基原包括中药的品种以及其入药部位。因中药应用具有数千年历史，加上中药形态类似，物种繁多，古籍形态论述简单等因素，中药的品种和药用部位随着年代更迭均有着或多或少的变化。中药基原考证是澄清中药材品种、入药部位混乱的重要手段之一，因为它能从复杂的异物同名品种中区分出哪个是经手过长期历史考验的传统的药用品种，为确定药材正品提供文献依据。《古代经典名方目录（第一批）》100 首经典名方的 159 味中药中，有23 味中药的基原发生变化，包括阿胶、巴戟、白蔻末、百合、北沙参、贝母、土贝母、菖蒲、川续断、独活、羌活、防己、甘草、滑石、木通、人参、沙参、石斛、细辛、香薷、薤白、枳壳和枳实。作为澄清中药正品的重要手段之一，中药基原考证可以厘清历史、确定品种、去伪存真，从而为古方临床使用的安全性和有效性提供保障。

古人已经注意到从形色气味上对中药品种进行鉴别，有时这些鉴别特征往往能帮助获得药材原植物的信息。如《本草图经》载："大黄生河西山谷及陇西，今蜀川、河东、陕西、川郡皆有之，以蜀川锦文者佳。""锦文"二字，说出了正品大黄与其他同属植物在药材形状上的区别。所谓"锦文"是指大黄商品药材（去皮）表面往往可见灰白色网状薄壁组织与棕色的射线交错而成的菱形（斜方形）纹理，以及暗红橙色的放射状涡纹（习称星点，即异型维管束）。这种锦文大黄，无疑是指药用大黄 *Rheum officinale* Baill. 和掌叶大黄 *Rheum palmatum* L. 而言。山大黄（华北大黄）、藏边大黄、河套大黄等均无此锦文。由此"锦文"特征，即能帮助考订其品种。

以 100 首经典名方中最常用中药人参的基原为例进行考证示范，人参始载于《神农本草经》。《本草经集注》引《人参赞》云："三桠五叶，背阳向阴，欲来求我，椴树相寻。"《本草图经》记载："其根形如防风而润实，春生苗，多于深山中背阴近椴漆下湿润处，初生小者三四寸许，一桠五叶。四五年后生两桠五叶，未有花茎，至十年后生三桠，年深者生四桠，各五叶，中心生一茎，俗名百尺杆。三月、四月有花，细小如粟，蕊如丝，紫白色。秋后结子，或七八枚，如大豆，生青，熟红自落。根如人形者神。"李时珍《本草纲目》记载："人参体实有心而味甘，微带苦，自有余味，俗名金井玉阑也。"根据以上本草所述考证，历代本草记载的人参原植物形态描述与 2020 年版《中国药典》和《中华本草》记载的五加科植物人参 Panax ginseng 一致。对于人参的药用部位，许多古籍有人参"不去芦令人吐"的记载，如《华氏中藏经》首次记载参芦，并有"吐人"的记述。历代医家一直沿用此说，如《雷公炮炙论》："凡使，要肥大，块如鸡腿并似人形者。凡采得，阴干，去四边芦头并黑者，锉入药中。"《本经逢原》记载："参芦能耗气，专入吐剂。"但《中国药典》自 2005 年版起，将参芦收载为人参的药用部位。因此，古今人参的品种没有发生变化，但药用部位有所改变。

二、产地变迁

产地是指中药材生长和种植区域。由于受到自然因素（地域、气候、土壤、环境）、经济和交通因素以及人类活动的影响，中药材具有地域性特色，并逐渐形成道地产区、主产区、传统产区和规范化种植产区，直接影响药材的整体质量。历代医家对产地也有所描述。早在东汉时期，《神农本草经》记载："土地所出，真伪陈新，各有其法""诸药所生，皆有境界"，强调了药材要区分产地、讲究道地的重要性。唐朝《新修本草》记载："窃以动植物生，因方舛性，春秋节变，感气殊功。离其本土，则质同而异"，阐述了特定的生态环境对药材质量的影响。唐代孙思邈在《千金翼方》中指出"用药必依土地"，强调了药材产地的重要性。直到明代刘文泰所著的《本草品汇精要》一书提出"道地药材"这一专有名词，并在每种药物项下专列"道地"条目。此后，明代汤显祖所著的《牡丹亭·诇药》亦提出"好道地药材"。现代对道地药材的认识不断的发展，其概念也不断发展和完善。肖小河研究了种质和人文对道地药材形成的作用。谢宗万指出了生产技术对药材质量的影响。胡世林提出道地药材学术思想是中药标准化的重要组成部分。2006年6月1日颁布的《中药材生产质量管理规范》，指出道地中药材是指传统中药材中具有特定的种质、特定的产区或特定的生产技术和加工方法所生产的中药材。孟祥才等指出道地药材是集地理、质量、经济、文化概念于一身，强调道地药材是经过人们长期医疗实践证明质量优、临床疗效高、地域性强的一类常用中药材。2017年7月1日实施的《中华人民共和国中医药法》法规中所称的道地药材，是指经过中医长期的临床应用择取而出，并且该药材产在特定的区域，与其他地区所产同种药材对比而言品质和使用效果更稳定，在行业内拥有权威知名度。因此，产地的变迁会影响中药的质量和产量。

以经典名方中芍药为例，历代本草对芍药的道地性均有记载。汉魏时期芍药未分赤、白，药材主产区为河南嵩山一带，南北朝移至江苏。唐代始见有赤白之说，赤芍主产于内蒙古地区，白芍主产于江浙一带。宋代及以后芍药划分为赤、白2种。白芍在宋代主产区为安徽，明清时期为皖浙苏，道地产区为浙江杭州，近代以来逐步形成杭州、四川、亳州三大道地产区。赤芍主产区在明代变为江苏，清代为东北三省，民国时期迁移至西北地区，现以内蒙古多伦赤芍为佳，而目前随着野生资源的枯竭，多伦亦不再产出，转至呼伦贝尔等地，且逐步开始人工栽培，受年限影响，性状与品质与野生差异较大。

三、中药代用品及易混品

除基原、产地之外，某些中药还存在代用品或易混品，为了更好地了解经典名方中各药味的情况，应从代用品、易混品2个方面加以考证。中药代用品是指与被代用药具有相同性味、归经、功能主治的药物，即不论在单方或复方，代用品都应该与被代用药具有相同的药理作用性质和相近的作用强度，能够反映该药传统用药经验及具有临床作用的药物。中药作为中医治疗疾病的物质基础，因自然环境、社会人为等因素的变化，其社会需求量逐年加大，已导致许多中药品种供不应求，中药资源严重匮乏，因此，寻找中药代用品具有十分重要的应用价值。古代医家对中药代用品也有描述，张仲景《伤寒论》曰："无猪胆，以羊胆代之。"唐代孙思邈《千金翼方》之调秦王续命十八散用牡荆子，提及"若无，用柏子仁代"。宋代朱肱在《伤寒类证活人书》中提及："瘀血入里，吐血衄血者，犀角地黄汤，乃阳明经圣药。如无犀角，以升麻代之。"明代李中梓在《本草征要》中论及魏氏姜黄散云："偶无姜黄，川芎亦治牙疼，遂以代之。"在古人的基础上，许多现代医家不断学习与实践，总结出很多中药代用品的经验。

中药代用品虽可解决中药资源紧缺的问题，但其质量评定较为复杂。需要经过深入的活性成分、药效作用等研究。如中药肉苁蓉是常用的补肾壮阳中药。但由于长期不合理地采挖利用，其资源濒于枯竭，已被列为国家二级保护植物。本属其他品种，如管花肉苁蓉主产于我国新疆，资源比较丰富，为中药肉苁蓉的主要代用品，自2005年开始被列入《中国药典》作为肉苁蓉药材进行使用。因此，在经典名方的开发中，应采用《中国药典》收录的基原。

中药易混品是指来源或药用部位不符合国家药典或其他法定药品标准的中药材商品，包括物种混乱、药用部位混乱、地方习惯用药、有意造假等。中药材的品质问题由来已久，古人在不断地修改本草，主要就是为了辨别真伪。以人参为例，东汉王符《潜夫论》记载："夫理世得真贤，譬犹疾不得真药也。疾当得真人参，反得萝菔。"明代李时珍《本草纲目》记载："近又有薄夫以人参先浸取汁自啜，乃晒干复售，谓之汤参，全不任用，不可不察。"清·黄宫绣《本草求真》记载："山西太行新出党参其性只能清肺并无补益之功，近因辽参价贵，而好奇居异，乃以山西太行山之苗（指桔梗科党参）及以防风，桔梗，荠苨伪造，相继混行。"指出由于上党人参绝迹，牟利者以山西上党所产桔梗科党参冒名顶替，导致同名异物，这也是造成后世某些本草书籍混乱的原因。近现代，常见的易混品主要有商陆、华山参、锥花土人参、白龙头、板蓝根、峨参、北沙参、桔梗、野豇豆等。由此可见，人参伪品从古至今一直存在，汉代就已存在以萝藦假冒人参。明朝以后，制伪手段提高，制伪情况越来越严重。随着栽培产业的发展，2016 年市场调查显示人参伪品已经很少，但以次充好问题凸显，主要表现为乙醇浸提后再售、硫熏防腐、加工红参掺糖、销售病害人参等。经对 100 首经典名方涉及药味的易混品分析显示，67 味中药存在易混品问题。中药易混品会严重影响复方的质量，甚至消费者的健康问题。因此，为保证经典名方的安全有效，在研发及工业化生产过程中，需严格控制中药材质量，避免混伪品。

第三节　饮片的炮制加工及剂量考证

一、饮片的炮制加工

经典名方在历代沿用中赋以不同时期的内涵，其中组成的药物在不同历史时期的炮制方法是随着时代的发展而延续应用的，历代医家在临床实践中对炮制方法不断创新发展，由早期以生药为主逐步发展到生熟异治，且不同年代炮制规格不尽相同，不同医家同名而异法，不同地域医家因地制宜、因材制宜、因人制宜，发展出不同地区特色的炮制方法。因此炮制的考证宜梳理古今发展脉络，明晰历代主流炮制方法，结合原方所提的炮制要求，结合当前工业化生产水平，综合加以考证。在注重传承古代炮制技术的基础上，应充分考虑社会进程，古代人口数量、社会经济水平均与当前有较大差异。古籍中所记载的炮制方法是建立在当时历史条件之上，时至今日，科技水平日益发展，人口规模不断扩大，中医药走向世界，炮制均需要引入新的技术。为适应新技术、新设备，势必造成古籍所载炮制方法向工业化转换的需求。经典名方开发的最终呈现形式也是工业化的产品，因此炮制需结合当代生产技术、效率等，给出可行的炮制方法。

经典名方中的品名主要依照 2020 年版《中国药典》中的品名作为法定依据，品名前无前缀的视为生品，但经典名方出处原著总论部分有相关炮制方法限定的，则根据总论所指炮制方法进行考证，品名前有前缀的则为其炮制规格要求。

以经典名方中甘草为例，甘草入药时间非常悠久，始见载于东汉时期《神农本草经》，文中描述为："甘草，味甘平。主五脏六府寒热邪气，坚筋骨，长肌肉，倍力，金创，解毒。久服轻身延年（《御览》引云一名美草，一名密甘，《大观本》，作黑字）。生川谷。《名医别录》曰：一名密甘，一名美草，一名密草，一名蕗（当作蘦）草，生河西积沙山，及上郡，二月八日除日，采根暴干，十日成。"此时对于甘草的炮制仅仅只是简单的洗净晒干，并未提到其他完整的炮制方法。后续各种炮制方法陆续发展，甘草的炮制方法才逐渐增加。对于甘草的炮制方式大致可以分为净制、切制、火制和加辅料制。甘草净制始记于南北朝《雷公炮炙论》一书中，提到"凡使，须去头、尾尖处，其头、尾吐人"，即将芦头及甘草梢弃之不用。而宋代《本草图经》一书中提到甘草去芦头及外皮用，后续的本草中也沿用此法。甘草切制大都为"细切"和"锉"，为方便后续炮制和临床应用，也有部分典籍和应用方提到先炙后锉，例如宋·《太平圣惠方》"甘草丸处方：甘草半两（炙微赤，锉）……"；宋·《圣济总录》"甘草汤处方：甘草1两（炙，锉）……"上述两方中提到了"炙甘草"，另外，明·《普济方》曰"炙紫色""去皮炙""炙令黄"，据考证此处提到的"炙"并不是现在的"蜜炙"，推测皆为不加辅料烘烤，可等同理解为南北朝《雷公炮制论》中"火炮令内外赤黄"；宋·《博济方》"炒存性""炒令黄"，此种单纯加热炒制的炮制方法。《得配本草》有记载"粳米拌炒"，这是提到唯一的甘草加固体辅料的制法。

除去清炒法，甘草炮制的发展史上有过多种多样的加辅料炮制法。南北朝《雷公炮制论》关于甘草炮制原文为："……凡修事，每斤皆长三寸剉，劈破作六七片，使瓷器中盛，用酒浸蒸，从巳至午，出，暴干，细剉。使一斤，用酥七两涂上，炙酥尽为度……"提到了酒炙和酥炙两种炮制方法，也是甘草最早的加辅料炙法。据记载，首次将蜜作为辅料炮制甘草的是唐·《千金翼方》："蜜煎甘草，涂之即瘥"。至明清时期蜜炙法也成为甘草炮制的主要方法之一。明·《本草纲目》甘草根修治，时珍曰："方书中炙甘草借用长流水蘸湿炙之……"明·《炮炙大法》言："或以清水蘸炙。"清·《外科全生集》曰："甘草，切三寸一段，水浸透，放铁筛上炭火慢炙，炙至汗将出，即取离火，暂冷再炙，炙至草熟，去皮切片。"三部典籍中提到的"长流水""清水"可以理解为一种液体辅料，此种炮制方法为"水炙法"。此外甘草加辅料炙法还有《证类本草》淡浆水炙；《圣济总录》盐水浸炙、猪胆汁炙、油浸炙；《医宗必读》涂麻油炙、姜汁炒等等。

二、剂量考证

由于经典名方目录中给出的处方剂量仍以两、钱等表述，因而需要将古代度量衡转换为国际单位。目前，古代度量衡转换为国际单位有比较清楚的研究结论，使用时争议最大的是《方剂学》中汉方剂量的换算。《方剂学》在古今度量衡对照表中明确东汉的 1 两等于 13.92g，而涉及《伤寒论》的具体处方时均选择 1 两等于 3g 进行换算。原因可能是按照度量衡折算的经典名方剂量多高于 2020 年版《中国药典》中规定剂量，在不敢质疑《中国药典》剂量的前提下，并依据明代李时珍"古一两今用一钱"的说法，将经方药量调整为目前剂量。经典名方本源剂量问题实际上不是科学问题，而是思想观念问题。"解放思想，实事求是"在经典名方剂量的选择上依然有现实意义。因此，建议原方剂量确定以原著作者所在年代的度量衡标准为准，用量折算关系可参考《经方本原剂量问题研究》。

东汉时期的药物剂量可以从《伤寒论》《金匮要略》两书中找到答案，主要剂量单位有斤、两、铢、斗、升、合等。根据现藏在中国历史博物馆，于东汉光和二年（179 年）铸造，并由当时中央政府为统一全国衡器而颁布的"光和大司农铜权"，折合东汉时期的 1 斤为今 250g，1 两为 15.625g，1 铢约 0.65g。东汉时期的容量根据现藏于上海博物馆的东汉"光和大司农铜斛"、东汉"元初大司农铜斗"、"商鞅铜方升"及现藏于南京博物院东汉"永平大司农铜合"等，折合东汉时期的 1 斗为今之 2000ml，1 升为 200ml，1 合为 20ml。《伤寒论》《金匮要略》中的药物剂量应按此值折算。近年来根据上述剂量用于临床取得良好疗效者屡有报道。当代有度量衡专家认为从百余件汉代有记重刻铭的器物中，折算得 1 斤单位量值的差异很大。而东汉"权"已大多作秤砣使用，无法从每一件权的实测数据上折算出它们每斤的单位量值。以有记重刻铭的权折算 1 斤合 220g，故暂定东汉 1 斤为 220g。

唐朝沿用隋朝的度量衡制度，其量值与隋朝同，并明确了合汤药用小制。《隋书·律历志》记载："开皇（581~604 年）以古斗三升为一升，古秤三斤为一斤；大业（605~618 年）中依复古制"。现藏于日本的"大业铜合"经实测容 19.9ml（标准量当为 20ml），与"东汉大司农铜合"容量相等，说明《隋书》的记载是正确的，也说明隋代的度量衡是从前朝遗留下来的，同样存在着大小两制的状况，而称量还在逐渐增大，这种状况一直延续至唐朝。唐玄宗时修订的《大唐六典》记载："凡权衡，在黍中者，百黍之重为铢，二十四铢为两，三两为大两，十六两为斤。凡积黍为度量权衡者，调钟律，测晷影，合汤药及冠冕之制则用之，内外官私悉用大者。""凡量，以黍中者，容一千二百为龠，二龠为合，十合为升，十升为斗，三斗为大斗，十斗为斛。"与衡制一样，调钟律，测晷影，合汤药用小升，其余公私用大升。这里的大制是指逐渐增大的大斤、大升，小制是大业中依复的古制，也即《汉书》中的"累黍之制"。根据文献记载，显然可见合汤药是用小制，也即 1 斤合 220~250g，1 升合 200ml 的量值。

《太平圣惠方》是宋朝政府颁布的大型方书，书中对药物剂量进行了规范。认为古方药味多以铢两，用水皆言升数，由于年代久远，传写转见乖讹，器量全殊，轻重不等。故削旧方之参差，洽今时之行用。规定："其方中凡言分者，即二钱半为一分也。凡言两者，即四分为一两也。凡言斤者，即十六两为一斤也。凡煮汤，云用水一盏者，约合一升也。一中盏者，约五合也。一小盏者，约三合也。务从简易，庶免参差，俾令修合煎调，临病济急，不更冗繁，易为晓了也。"以上文字也见于淳年间（1241~1252 年）由政府颁布的成药专书《太平惠民和剂局方》所附的《用药指南》中。

也就是说上述规范几乎实施于整个宋朝。沈括在《梦溪笔谈·辨证》中曾对当时的量衡进行过考证，"予考乐律及受诏改铸浑仪，求秦汉以前度量斗升，计六斗当今一斗七升九合；秤，三斤当今十三两（一斤当今四两三分两之一，一两当今六铢半）"，这个数值已是秦汉以前的 3 倍余。丘氏《中国历代度量衡考》据宋代 5 件铜砝码的单位量值，用平均法测算出一斤重合今 634 g。郭正忠在《三至十四世纪中国的权衡变量》中认为宋时一斤约当今 640 g。宋代用药有一个显著的特点，那就是采用煮散的方法，每次用药仅三至五钱，少数也有用"三大钱""四大钱"者。按大制每钱 4 克计算，常用量为 12~20g。宋元时期的量制医家也有论述，庞安时、朱肱等均认为古三升是当时的一升。

清代的衡制与明代基本相同。明清时期的煎药方法，由宋元的煮散为主，逐渐演变为汤剂为主，常用量每味也在 3~5 钱之间，但整个方剂的药量较宋元明显增大。明清时期的量制每升已增大至 1000ml 左右，如现藏于中国历史博物馆的明代"成化兵子铜斗"容 9600ml，按 10 升为 1 斗计则每升为 960ml。现藏于故宫博物院的"户部铁方升"容 1043ml。这一量值是东汉古升的五倍，显然已不宜用来量药，故除古方外常以盏、钟（酒具）、杯、碗等代替。如《景岳全书》用盏，《医宗必读》用盅，《温病条辨》用碗和杯，《医宗金鉴》用盅、碗等，有的方后仅注"水煎服"，而不强调用何种容器。

经典名方中有部分处方以实物个数比拟药物的质量，如"个"（桃仁、杏仁），"枚"（大枣），"粒"（五味子），"升"（半夏），"寸"（灯心草），"片"（生姜），"一弹大"（竹茹）等均难以明确折算到现代剂量"g"。对于这类剂量的换算可通过参考文献考证，同时批量测定取平均值而得客观数值，如白果（10枚），可分别称取 15 批以上药材各 100 枚，算出每批 10 枚质量后再取平均值。

第四节 制备工艺

古代经典名方剂型众多，包括汤剂、丸、散、膏、丹等。2018 年国家中医药管理局公布了《古代经典名方目录（第一批）》，其中共收录方剂 100 首，所涉及的传统剂型包括汤剂 73 首，散剂 3 首，煮散 23 首，外用膏剂 1 首。物质基准制备对应实物的制备，原则以古籍记载的制备方法为依据，主要包括药材饮片的选择及前处理和物质基准的研究。不同剂型的制备工艺不同、使用方法不同，因而其物质基准的制备方式、对应实物和质量评价指标也不同。

一、汤剂制备

汤剂是我国传统中医最常用剂型，传统制备一般将药材放入砂锅或瓦罐中，加水煎煮并控制火候文火或武火，煎煮二到三次，一定时间后，去渣取汁制成液体服用。历来被认为有起效迅速、疗效显著的优点。经典名方中汤剂的物质基准的制备工艺要遵循古籍记载的制备方法，同时对于没有明确制备方法的可参考现代《医疗机构中药煎煮室管理规范》进行细化研究，也可以参考《中药饮片标准汤剂》对于汤剂物质基准的制备方法，《申报资料要求（征求意见稿）》给出了具体步骤和可能需要考察的参数。目前有研究认为，物质基准的制备工艺要本着遵循规范和抓主要问题的原则。对于没有明确煎煮工艺的，如《古代经典名方目录（第一批）》中明清时期记载方子的煎煮方式有16个为水煎服，说明临床实际应用中，只要采用水煎服，遵循常规的煎煮方式即可。其中，现代《医疗机构中药煎煮室管理规范》即是对流传到现代的临床煎药方式的统一规范。因此，对于没有明确工艺的经方，其制备方法只要遵循规范，进行主要工艺参数的标准化即可。

从科学研究角度考察，物质基准的制备过程涉及的变量因素很多，抓住主要影响因素，遵循规范即可，不宜过细考察。有研究过程发现，同一批饮片质量波动带来的差异，远大于煎煮过程中加水量、煎煮时间、过滤方式、浓缩方式等因素对汤剂主要成分含量的影响。该现象说明，物质基准的制备工艺优化的评价参数不宜以具体的微观成分的含量的高低为主要指标，而要考虑具有整体性的指标参数，如出膏率、转移率等，或者指标成分的整体比例，同时更要考虑整个过程的时间、能源消耗及方法的实用性。《申报资料要求（征求意见稿）》提出了经典名方物质基准所对应实物（以下简称对应实物），工艺研究中指出对应实物的制备，原则上以古籍记载的制备方法为依据。如果以古籍记载方法为依据，则汤剂的对应物质为临床患者服用的汤剂。但是在以汤剂为例说明时，列出的对应实物的制备步骤中列出了煎煮、滤过、浓缩与干燥的工序，表明该对应实物不是汤剂，而是汤剂浓缩干燥后的实物。《申报资料要求（征求意见稿）》不同部分列出了经典名方物质基准的对应实物的具体参照物作用。对应实物提出的目的是为了给经典名方物质基准研究提供对照，应保证其在研究期间的稳定性。

二、煮散制备

煮散是把药物制成粗末的散剂加水煮汤服用，是介于汤剂和散剂之间的一种剂型。煮散剂也是传统汤剂的一种改良，它是将药材制成粗末，以水煎取汁服，具有制作简便、吸收较快、节省药材、便于服用和携带的特点，在一定程度上可以弥补汤剂制备和携带贮存不便的缺点。与汤剂相比，煮散剂将药物制成粗颗粒，煎煮时有效成分溶出较快，煎煮时间也会相对减少；另外煮散剂还能有效地节省药材，最大程度地发挥药力，这正如蒲辅周所说："中药煮散，轻舟速行。"煮散发挥了中药简、便、廉、验的价值优势，同时具有剂量小、疗效高的优点。煮散起于先秦，煮散在汉代也已经使用，在宋金时期达到巅峰，曾经达到煮散代替传统汤剂使用的局面，导致方药临床用量的显著下降，而明清后中草药逐渐增多，又恢复到饮片代替了煮散。第一批目录中煮散 23 首，其中 16 个方子注明去渣 / 滓后服用，而 7 个方子同药渣同服。

为了保持与临床使用形式的一致性，其物质基准的制备方法也应与临床实际形式相同。去渣煮散这种特殊的剂型要求对药材炮制品进行粉碎，需要对药材炮制品粒径进行限定。最初受到工具的限制，人们将中药直接放入口中进行破碎即"㕮咀"。之后逐渐使用工具将中药捣碎或切碎。经方目录中煮散粒度主要分 7 种：㕮咀、粗末、末（㕮咀为末）、细末、粗散、锉（剉）、散（锉散、剉散）。其中提到 2 种制散工艺为㕮咀和锉（剉）。基准应为滤掉药粉后的汤剂，而与渣同服煮散的物质基准为药渣和汤剂整体。煮散制备要重点考察饮片粉碎粒度、煎煮时间等的影响。

㕮咀为将药材放入口中咬碎（同咬咀）。剉（锉）为用磨钢、铁、竹、木等或用锉磨药材使其破碎。《太平惠民和剂局方》中关于散剂制作工艺论述最多，有"捣为粗末""细研""捣，罗为末""㕮咀为粗散""剉散""杵，罗为细末""上件拌匀，入于银器内，用水过三指许，以慢火熬令水尽，焙令干，杵为细末"。目录中 26 首煮散或者散剂，有的对粉末规格有描述，即粗散、粗末、细末、末如豆大、散 5 种规格；有的对粉碎的方式有描述，即锉散、㕮咀、剉；而对规格无具体要求，其实规格与当时所能用的器具相关。陈士林和邢丹等对不同规格粉末进行了研究，认为粗散相当于现今最粗粉，过一号筛（10 目）；粗末相当于粗粉，过二号筛（24 目）；末约介于粗末与细末之间，过三号筛（50 目）；细末相当于中粉，过四号筛（65 目）。仝小林教授等一些课题组对煮散和饮片进行了比较研究，结果认为煮散溶出速度和程度远高于饮片，制备时需要加入药材量的 12~20 倍水，煎煮 1 次，其中固形成分和主要指标成分的溶出在 10~20min 即达到平衡。其中粒度成分的溶出量主要受扩散和吸附两个作用的影响，因此，药材粉碎粒径不应过细，最佳粒径选择合理要综合不同指标进行比较研究。

三、散剂制备

"药物研成粉末为散"，既可内服，也可外用，而且起效迅速，制备简单，服用方便，药材利用度高，在历代方剂使用中占有很高的比重，临床应用已有千年的历史。从《五十二病方》始见散剂的形式，到秦汉时期用散剂多于汤剂，及至唐宋时期煮散的兴起与盛行，即使后世汤剂一直盛行，但散剂制备方法多样，应用范围之广，直到现代散剂仍起着不可替代的作用。《五十二病方》中就有了内服和外用的不同给药途径。在内服散剂中又根据应用形式不同，有服散、煮散之别。内服散剂一般溶于或分散于水、稀释液或者其他液体中服用，也可直接用水送服。如"屑芍药，……，以三指大撮，饮之"即是以酒送服芍药末。还有外用散剂的撒布、涂敷，以及眼用、吹鼻、吸入、舌下含等多种应用形式。

散剂起效较汤剂稍缓，多用于久病或含小毒药的制剂，即若四肢病久，风冷发动，次当用散，散能逐邪，风气湿痹，表里移走，居无常处，散当平之。散剂传统制备方法《名医别录》中已有"先切细曝燥乃捣，有各捣者，有合捣者……"的论述，用于处理单味和复方药物。《武威汉代医简》制备单味药散每云"冶"，即研末，两味或两味以上的药物每云"冶，合（或合和）"，即研末后，调匀。散剂制作要根据药物质地、性质不同采用不同的捣、碾、研、锉等方法，将药物制成适宜的碎块或细粉。《普济方》多采用"锉"法处理甘草、黄芪等含纤维量较大的药材，用"捣"法处理种子类药物。因此散剂物质基准的制备方法也是复方饮片粉碎、均匀混合制成的粉末状固体。目前公布的《古代经典名方目录（第一批）》中散剂有 3 个。为了保持与临床使用形式的一致性，其物质基准的制备方法也应与临床实际形式相同。散剂的制备工艺一般包括粉碎、过筛、混合、分剂量、质量检查和包装等。散剂制备要重点考察饮片粉碎粒度、粉碎方式等的影响。

四、膏剂制备

中药膏方又称为膏剂，膏方属于中华传统八大药剂之一，以备料、浸泡、煎煮或者浓缩等不同工艺程序加工制备，也是比较古老的一种方剂。在不同发展时期，人们对于膏方的认知及其处理方法也有较大的区分。以唐朝时期来看，唐朝最著名的医学著作就是《千金方》，其中明确写出了"煎"，即煎药。煎药的方法实际上与现在膏方的制作方法一致，只是当时并未直接提及膏方，如"苏子煎"，王焘《外台秘要》中直接提到了"煎方六首"。直到北宋时期，煎方才彻底被膏方替代。所以说，宋代的膏方基本与唐朝甚至唐之前时期的煎方相同。唯一的区别就是在发展的过程中，膏方不断被完善，再加上各类新草药的发现以及新药方的研究，所以用于治病领域中的用途也不断增加。发展到明清时期，膏方的制作变得更加成熟，并且经过后人不断地整理、归纳，形成了一套可循的中药膏方体系。

与前期各个阶段相比，明清时期的膏方制作，无论是种类、范围、数量、规范性以及方法的严谨程度，均显著提升。传统制备方法关于传统的膏方制备方法包含配料、浸泡、煎药、浓缩、收膏、凉膏、检验等步骤。具体来看，中药材到成膏，至少需要 10h，整个过程主要依靠药工的经验。尤其是到了后续几个阶段，更需要考验药工的娴熟技术和操作控制，一旦某一环节出现一丝小差错，都会影响到膏剂的整体质量。当然，发展到现在，这种传统的膏方制备方法显然不再适用，也难以继续留存下去，其耗时耗力，并不适合滋膏方的大规模推广以及传承发展。其次就是现代膏方的制备。现代中药膏方更多借助于先进的科技手段来完成，尤其是前期的中药饮片提取以及浓缩等环节，品质要求比较高。借助于机器设备，瞬间可干燥成粉状、颗粒状等。2020 版《中国药典》，其中就膏方的质量控制给出了新规范。具体来看，专门将重点改进内容和事项集中在制备工艺过程的控制上来，即要求成品药膏应无糖晶析出，且气味清香，无臭。外观呈现上，应为黑润形态，且要求光亮、细腻、均匀。

《古代经典名方目录（第一批）》所涉及的传统剂型外用膏剂黄连膏，其制备方法为香油十二两，将药煠枯，捞去渣；下黄蜡四两溶化尽，用夏布将油滤净，倾入瓷碗内，以柳枝不时搅之，候凝为度。此证生于鼻窍内，初觉干燥疼痛，状如粟粒，甚则鼻外色红微肿，痛似火炙。若干燥者，黄连膏抹之立效。该膏方的物质基准的制备方法也应按照该制备方法进行制备，质量评价方法要按照其制备工艺推断所含有成分的类型，进而确定分析方法。

第五节　质量评价

经典名方物质基准质量标准的制定，需要建立在对经典名方对应实物的系统研究之上。深入研究、浅出标准，保证标准的实用性、整体性和科学性。为了全面反映对应实物质量，参照国际上质量控制的先进理念，经典名方质量评价中引入了质量属性方面的要求，申请人需对影响药品安全性、有效性或一致性的物理、化学、生物活性等质量属性进行研究，并据此选择评价指标。

一、药材标准

质量是贯穿经典名方研发的始终，高品质是经典名方的基本特征，不管是前期建议还是后期建议,质量始终贯穿经典名方研发的全过程。从投料、中间体、成品各个环节都有如何把控质量的建议。上市后的经典名方同样也要注重质量监控,如重视上市后再评价、设立"试销期"、不良反应监测等措施。因此,经典名方复方制剂与市场上其他中成药的最大区别是赋予高品质内涵,高品质是其基本特征,也是其日后市场存在的根本。根据《申报资料(征求意见稿)》,经典名方申报资料需提供针对不少于 3 个产地(包含道地药材产地、主产区)的不少于 15 批次药材的质量进行分析研究,因此,开展此项工作涉及单味药材的收集和药材质量评价两方面工作。

处方药味收集主要从其代表性和广度性考虑,建议优先在传统道地产区收集,其次是主产区。对于道地产区发生变迁的药材,可结合实际情况做出调整,并附上相应说明性文件。为保障药味收集的质量,建议申报企业指派专人负责,收集药材至少 15 批以上,应注意药材的广泛性,不应仅收道地产区药材;另外,对药材基原、产地批次、采收期、产地加工形式、种养方式、储存养护等信息来源应有准确把握和完善的记录,以防错收错记,增加后期研究工作困难。

处方药材的质量评价研究目的是确定药材的合格性和关键质量属性。对于在 2020 年版《中国药典》有相应标准的药材,应严格按照其规定,针对所收集药材进行必要的采样检测。以性状检验作为首要检验关卡,借用显微镜等仪器对药材的外表特征进行仔细观察和初步鉴别,然后采用薄层色谱法进行深入鉴别,当确定药材合格后,再进行其他项目的检查,同时对含量进行测定,所有检验操作必须严格按照 2020 年版《中国药典》的要求实施。对于传统方法无法鉴别或区分的药材基原,建议采用 DNA 条形码检测,该技术的应用对控制中药材品质起到了决定性作用。对于在现行版《中国药典》中没有相应标准的药材,建议根据药材的质量特点,参考已有的其他药材标准,研究确定药材标准中各检测项目的质量要求,建立或完善药材标准,并作为物质基准的附件进行申报说明。

二、饮片标准

饮片质量评价包含两方面内容:①饮片质量研究的试验资料及文献资料;②建立饮片标准。《申报资料(征求意见稿)》中指出,由收集药材(15 批以上)炮制而得的饮片应"采取措施控制其质量波动"。这句话可理解为 3 种意思：①通过"控制炮制过程"进行控制"饮片的质量波动"；②通过"筛选药材"控制"饮片的质量波动"；③通过"混批"实现"饮片质量波动控制"。由于原文阐述不清晰和开发者理解不同，研究过程中存在较大的意见分歧。

实际市场上的药材和饮片的质量差异较大，经常出现收集到15批药材虽然符合国家标准，检验合格，但品质差距大，含量测定时其指标成分含量出现离散数据（超过3倍RSD或在均值的70%~130%以外）现象。药材收集时希望具有广泛的代表性，而饮片又要求"控制质量波动"，这二者相互矛盾。控制饮片质量波动的要求在制剂生产时更为合理。对于《申报资料（征求意见稿）》饮片标准提到"饮片标准质控水平较低，应研究完善饮片标准"。

三、物质基准质量标准

质量标准研究和制定是经典名方物质基准研制的核心和关键。发布的《申报资料（征求意见稿）》针对其文献和试验研究进行了较为详细的规定。前者主要通过查找文献了解物质基准可能的化学成分及关键质量属性，为试验研究提供基础；后者则涵盖三部分研究内容，即质量相关性研究、分析方法研究、质量分析。选取道地产区至少3个基地的不同质量药材，按照经典著作的炮制要求和规范，制成相应的饮片。继而煎煮工艺严格按照古籍制法，制成10批以上经典名方物质基准。为保证经典名方物质基准的均一、稳定，对质量差异较大的药材，可采用均匀混批的方法。对经典名方物质基准的表征内容应包括定性鉴别、多成分定量分析、有效成分转移率、出膏率、指纹图谱等指标，在可控或可知成分难以达到80%的情况下，建议采用生物测定法（bioassay/biological assay，BA）进行测定。从而得出经典名方物质基准各指标质量参数，便于成品制剂质量评价。

《申报资料（征求意见稿）》指出对于"物质基准"应在系统研究的基础上，建立能较为全面反映对应实物的检测项目，原则上要求含量测定或指纹图谱等项目中体现各药味的信息。建议根据药味的实际情况，选择有针对性的检测方法，争取处方中每一味药都在质量标准中有体现，比如2020年版《中国药典》中无含量测定指标的药味，且在汤剂中找不到合适化学指标的药味，可采用薄层色谱法鉴别项作为定性指标列入物质基准标准，而有含量测定指标，且其指标成分质量分数超过万分之五以上，符合液相色谱法分离要求的，采用含量测定项列入标准。另外，还可采用指纹图谱作为物质基准的定性标准，将定性和定量相结合，形成对应实物的检测项目，达到《申报资料（征求意见稿）》对所有药味的全面质量控制的要求。同时应尽量避免检测重复的质量信息，比如已有定量的指标不需在鉴别项下体现，避免徒增工作量。在整个经典名方研发过程中，还需建立完善的中药质量追溯体系，对种植、加工、流通、使用等关键环节进行追踪和监管，践行"从地头到床头"全过程可追溯的理念，强化全过程质量安全管理和风险防控，保障消费者用药安全。

经过前阶段的研制，经典名方物质基准的申报材料基本可参照《申报资料（征求意见稿）》整理而得。申报者可参考 2020 年版《中国药典》收载的中成药质量标准的格式形成经典名方物质基准正文和起草说明，同时邀请中药注册评审方面专家进行申报资料初步评审和给予专业性建议。物质基准正文需全面反映对应实物的质量信息，包括处方、制法、性状、鉴别、检查、指纹图谱或特征图谱、浸出物、含量测定等。起草说明主要用于简述相关文献资料、研究数据、方法学验证结果等，如各检测项的设立理由、检测项上下限确定依据、未纳入标准的原因等。若对应实物制备中选用药材、饮片不同于 2020 年版《中国药典》的规定，需进行详细说明，并附有执行标准、检测报告及参考文献。

第二部分

现代技术在经典名方制剂开发中的应用

第五章 现代技术在中药前处理中的应用

第一节 粉 碎

　　散剂系指原料药物或与适宜的辅料经粉碎、均匀混合制成的干燥粉末状制剂。其起效较汤剂稍缓，多用于久病或含小毒药的制剂，即"若四肢病久，风冷发动，次当用散，散能逐邪，风气湿痹，表里移走，居无常处，散当平之"。散剂可分为口服散剂和局部用散剂。口服散剂一般溶于或分散于水、稀释液或者其他液体中服用，也可直接用水送服。局部用散剂可供皮肤、口腔、咽喉、腔道等处应用。散剂为药材粉末，因此散剂物质基准的制备方法也是复方饮片粉碎、均匀混合制成的粉末状固体。目前公布的《古代经典名方目录（第一批）》中散剂有 3 个。为了保持与临床使用形式的一致性，其物质基准的制备方法也应与临床实际形式相同。

　　煮散是把药物制成粗末的散剂加水煮汤服用，是介于汤剂和散剂之间的一种剂型。煮散兼具有汤剂和散剂的特点，保持了汤剂的混合煎煮的特点，有节约药材、服用便捷的优点。煮散发挥了中药简、便、廉、验的价值优势，同时具有剂量小、疗效高的优点。煮散始见于唐代孙思邈的《备急千金要方》，兴于汉代，在宋金时期达到巅峰，沈括撰《梦溪笔谈》言："古方用汤最多，用丸者散者殊少。近世用汤者殊少，应汤皆用煮散。"达到煮散代替传统汤剂使用的局面，充分说明煮散的盛行可见一斑。该时期散剂的盛行，一方面是由于唐末至宋代，政权动荡，战争频繁，药材流通受阻且资源紧缺；另一方面则是由于宋代政府重视医药发展，修订方书，积极推广煮散的临床应用。明清后，随着中草药逐渐增多，又恢复到了饮片代替煮散。第一批目录中煮散 23 首，其中 16 个方子注明去渣/滓后服用，而另外 7 个方子则同药渣服一起服用。为了保持与临床使用形式的一致性，其物质基准的制备方法也应与临床实际形式相同。去渣煮散的物质基准应为滤掉药粉后的汤剂，而与渣同服煮散的物质基准为药渣和汤剂整体。煮散制备要重点考察饮片粉碎粒度、煎煮时间等的影响。

目录中 26 首煮散或者散剂，有的对粉末规格有描述，即粗散、粗末、细末、末如豆大、散 5 种规格；有的对粉碎的方式有描述，即：锉散、咬咀、剉；而对规格无具体要求，其实规格与当时所能用的器具相关。粗散相当于现今最粗粉，过一号筛（10 目）；粗末相当于粗粉，过二号筛（24 目）；中末约介于粗末与细末之间，过三号筛（50 目）；细末相当于中粉，过四号筛（65 目）。仝小林教授等一些课题组对煮散和饮片进行了比较研究，结果认为煮散溶出速度和程度远高于饮片，制备时需要加入药材量的 12~20 倍水，煎煮 1 次，其中固形成分和主要指标成分的溶出在 10~20min 即达到平衡。其中粒度成分的溶出量主要受扩散和吸附两个作用的影响，因此，药材粉碎粒径不应过细，最佳粒径的选择要综合考虑不同指标。

通过对目录一百首经典名方进行整理分析，其中竹茹汤、清心莲子饮、当归六黄汤、圣愈汤、厚朴温中汤、大秦艽汤、三化汤、清上蠲痛汤和清肺汤等 9 首方，其煎煮描述对饮片的处理方式与泻白散相同或处理粒度相似，均为"锉散"或"粗末""麻豆大"等。从年代上看，以上"锉散"方均出现在宋代以后（宋 3 首，金 5 首，明 2 首）。从中药材质地发现，各方中均含有大量质地坚硬或柔韧，或纤维性强的根及根茎类药材，如清心莲子饮中 9 味药有 7 味药、清上蠲痛汤中 13 味药有 8 味药。这类药材因其质地，不易粉碎，以上"锉散"方若要进行煮散，粉碎粒度会受限，为方便操作，有必要在保证质量的前提下适当放大粉碎粒度。泻白散方中桑白皮和甘草都属于纤维性强、粉碎难度大的药材，在经典名方"锉散"方中极具代表性，通过探讨所得粉碎粒度为粒径 2.00~4.75mm 为宜，不宜过细，因此上述其他"锉散"类经典名方在进行煎煮工艺研究时也可优先考虑此粒度进行探究。

粉碎是散剂制备的主要工艺操作，现代可以借鉴先进的仪器设备对中药进行粉碎，需要重点考察粉碎方式、粉碎粒度等的影响，粉碎成合适的粒度，既不能损失有效成分的含量，又要确保与经典名方的物质基准相一致。建议煮散的剂型可以适当放大到全粉末入药的胶囊剂。

一、粉碎的目的

粉碎（crushing）系指借机械力或其他方法将大块固体物料破碎成适宜程度的颗粒或粉末的操作过程。粉碎是制备散剂的重要工序，是制剂生产中的基本操作之一。

药物粉碎的目的：①增加药物的表面积，促进药物的溶解与吸收，提高难溶性药物的生物利用度；②有利于进一步制备多种药物剂型，如散剂、颗粒剂、胶囊剂、片剂、丸剂等；③加速中药中有效成分的浸出和溶出；④便于中药材的干燥和贮藏；⑤便于调剂和服用。

二、粉碎的基本原理

物质的形成依赖于其内部存在的分子间的内聚力，内聚力的不同使各种物质显示出不同的硬度和物理特性。固体药物的粉碎过程，一般是通过施加外力，部分地破坏物质分子间的内聚力，使大块固体物料碎裂成小块、颗粒或粉末，表面积增大，根据能量守恒定律，外力做功的能量转化成表面能。因此，粉碎的基本过程就是外力破坏物质分子间的内聚力，机械能转变成表面能的过程。

粉碎时，物料受外力的作用产生应力，当应力超过物料本身分子间内聚力时即可引起物料的破碎。一般情况下，外力主要作用在物料的突出部位，产生很大的局部应力；局部温度升高产生局部膨胀，物料出现小裂纹。随着外力不断地施加，在裂纹处产生应力集中，裂纹迅速伸长和扩散，使物料破碎。如果物料内部存在结构上的缺陷、裂纹，则受力时在缺陷、裂纹处产生应力集中，使物料首先沿这些脆弱面破碎。

为使机械能尽可能有效地用于粉碎过程，应及时将已达到细度要求的粉末分离移去，使粗粒有充分的机会接受机械能，这种粉碎方法称为自由粉碎。反之，若细粉始终保留在粉碎系统中，不仅在粗粒中起缓冲作用，而且消耗大量机械能，称为缓冲粉碎，这种粉碎同时也产生了大量不需要的过细粉末。因此，在粉碎操作中，必须随时分离细粉。在粉碎机内安装药筛或利用空气将细粉吹出，均是为了使自由粉碎得以顺利进行。

三、粉碎的方法

根据物料的性质、使用要求及粉碎设备的性能，粉碎有以下几种不同的方法。

（一）开路粉碎与循环粉碎

物料只通过粉碎设备一次即得到粉碎产品的粉碎称为开路粉碎。开路粉碎一般适用于粗碎或为进一步细碎作预粉碎。

粉碎产品中，若含有尚未达到粉碎粒径的粗颗粒，通过筛分设备将粗颗粒分离出来再返回粉碎设备中继续粉碎，称为循环粉碎（闭路粉碎）。循环粉碎可以达到产品所要求的粒度，适用于细碎或对粒度范围要求较严格的粉碎。

（二）干法粉碎与湿法粉碎

干法粉碎系指将物料经过适当的干燥处理，使物料中的水分含量降低至一定限度（一般少于 5%）再进行粉碎的方法。中药一般均采用干法粉碎。

湿法粉碎系指在药物中加入适量液体并与之一起进行研磨粉碎的方法，又称加液研磨。液体的选用以药物遇湿不膨胀、两者不起变化、不影响药效为原则，通常选用水或乙醇。湿法粉碎由于液体小分子容易通过药物的裂隙渗入到其内部，从而减少药物内部分子间的内聚力而利于粉碎；对于毒剧性、刺激性强的药物，可以避免药物粉尘飞扬和粉碎过程中粒子的凝聚，减少药物的损失，有利于环保和劳动保护。

粉碎冰片、薄荷脑时通常加入少量的乙醇或水；粉碎麝香时常加入少量水，俗称"打潮"，特别是研磨到剩下的麝香渣时，"打潮"就更有必要。对于冰片和麝香的湿法粉碎有个原则，即"轻研冰片，重研麝香"。朱砂、珍珠、炉甘石等采用"水飞法"粉碎，即利用粗细粉末在水中悬浮性的不同，将不溶于水的药物反复研磨制备所需粒度粉末的粉碎方法。"水飞法"的操作方法：将药物粉碎成粗颗粒，除去杂质，放入研钵或球磨机等研磨机械中，加适量水后研磨。研磨过程中当有粉碎成细粉的药物漂浮在水面或悬浮在水中时，倾出混悬液，剩下的药物再加水反复研磨，重复操作直至全部研细为止，合并研得的混悬液，将沉淀得到的湿粉干燥，研散，过筛，即得极细粉。

（三）单独粉碎和混合粉碎

单独粉碎系指将一味中药单独进行粉碎的方法。这种粉碎方法既可以按欲粉碎药材的性质选择较为合适的粉碎机械，又可以避免粉碎时因不同药材损耗不同而引起含量不准确的现象出现。通常需要单独粉碎的药材有：贵重细料药（如牛黄、人参、麝香等，主要目的是避免损失），毒性或刺激性药材（如马钱子、蟾酥、斑蝥、轻粉等，主要目的是避免损失和对其他药材的污染，利于劳动保护），氧化或还原性强药物（如硫黄、雄黄、火硝等，主要目的是避免混合粉碎发生爆炸），质地坚硬不便与其他药材混合粉碎的中药（如磁石、代赭石等）。

混合粉碎系指将中药复方制剂中某些性质和硬度相似的药材全部或部分混合在一起进行粉碎的方法。由于一种物料适度地掺入到另一种物料中，分子间内聚力减少，表面能降低，粉末不易重新聚结，并且粉碎与混合操作同时进行，因此，混合粉碎可以提高生产效率。此外，混合粉碎还可以适当降低含有大量糖分、树脂、树胶、黏液质等黏性药材，含有大量油脂性成分的种子类药材及动物皮、肉、筋、骨等药材单独粉碎的难度。

（四）低温粉碎

低温粉碎系指将药物冷却后或在低温条件下进行粉碎的方法。低温粉碎是利用药物在低温下脆性增强的特性，使药物易于粉碎。采用低温粉碎，不但可以获得粒度较细的产品，较好地保留药物的挥发性成分，而且可以降低粉碎机械的能量消耗。低温粉碎多用于具有热塑性、强韧性、热敏性、挥发性及熔点低的药物。

低温粉碎一般有四种方法：①物料先行冷却或在低温条件下，迅速通过高速撞击或粉碎机粉碎；②粉碎机壳通入低温冷却水，在循环冷却下进行粉碎；③待粉碎的物料与干冰或液氮混合再进行粉碎；④组合运用上述冷却方法进行粉碎。

（五）超微粉碎

超微粉碎系指采用适当的技术和方法将药材粉碎成 $10\mu m$ 以下粉末的粉碎技术，通过对药材的冲击、碰撞、剪切、研磨、分散等手段而实现。超微粉碎具有速度快、时间短、粒径细、分布均匀、节省原料等特点，可增加药材利用率，提高疗效，同时也为剂型改革创造了条件。

超微粉碎的关键是方法和设备，以及粉碎后的粉体分级。在制备过程中除控制粉体的粒径大小外，还要控制粒径的分布，尽可能使粉体的粒径分布在较窄的范围内。

四、粉碎的原则

药物粉碎的原则包括以下几点。

（1）药物粉碎前后的组成成分和药理药效作用应不变。

（2）药物粉碎时应根据药物性质、剂型、应用等选择适当的粉碎方法和机械。

（3）粉碎过程中应将药物粉碎到需要的粒度，同时要及时过筛，以防止药物过度粉碎，从而可以减少能量消耗、提高工作效率及减少药物的损失。

（4）需要粉碎的中药一定要全部粉碎应用，难以粉碎的植物叶脉、纤维、油脂类等，要采取适当的方法加以处理，不能随意丢弃。

（5）粉碎过程中应注意粉碎机械的正确选用、使用和保养，注意药物粉尘的飞扬。

（6）粉碎过程中应注意安全防护，尤其是粉碎毒性、刺激性药物时。

五、气流粉碎技术

气流粉碎技术的应用几乎遍及所有的精细加工行业，如化工、医药、食品、塑料、矿业、金属材料等，据国外不完全统计，可供气流粉碎的产品多达千余种，该种技术在许多特定的粉体领域占有特殊的地位。该技术是利用物料在高速气流的作用下，获得巨大的动能，在粉碎室中造成物料颗粒之间的高速碰撞，剧烈摩擦，以及高速气流对物料的剪切作用，从而达到粉碎物料的目的。这样原料被加工成极细的粉末（$< 10\,\mu m$），使原料具备了原来没有的一系列理化特征。我国有丰富的中药资源，以往粗放的加工手段已不适应于当前的要求，随着超微技术的发展与延伸，开发疗效更好、品种更优的超细中药粉体，将具有深远的理论和现实意义。

1. 粉碎在中药加工中的地位与现状　粉碎是中药材加工和中药制剂生产工艺中的重要环节。中药自古就有"水飞""剉""捣"等精细加工方法，其主要应用对象是矿物药、贵重药和具有特殊性质的中药，但处理量极少。我国现有中药加工传统工艺采用锤击式、球磨式、万能磨粉式、流动式、截切式、滚筒式等多种粉碎机械。由于粉碎方式不同，对于粉末的粒度、出粉率，以及有效成分的保存等方面都有一定局限，且采用非密闭制粉，造成粉尘泄漏大，收粉率不高。对于具有特殊性质的物料如热敏性、低熔点、成分易破坏药材的处理，以及提高收粉率方面仍未得到根本的解决。

2. 气流粉碎技术的特点

（1）粉碎温度低，可粉碎热敏性、低熔点的物料。根据高速喷射气流的焦耳－汤姆逊效应，当气体有喷嘴喷射而绝热膨胀时，气体会自身冷却，从而抵消了物料碰撞和摩擦产生的微热。

（2）生产周期短，收粉率高。气流粉碎是高速碰撞与密闭粉碎，物料间彼此碰撞的概率大，粉尘也无泄漏。

（3）可获得高纯度（污染少）、粒度分布均匀的产品（累计频率达 D 95 以上）。

（4）对一些不得以用湿法粉碎的物料，也能用气流粉碎进行干法粉碎得到均匀而细小的粉末。

（5）可实现多种的联合操作，粉碎同时可实现干燥操作。

3. 气流粉碎技术应用于中药精细加工的可行性分析

（1）中药精细加工是中药材粉碎的需要　中药材粉碎的目的是：①增加药物的比表面积，促进药物的溶解与吸收，提高药物的生物利用度。②便于调剂和服用。③加速药材中有效成分的浸出与溶出。④为制备多种制剂如混悬剂、散剂、丸剂、胶囊剂等剂型奠定基础。

（2）气流粉碎机的发展为中药精细加工提供了可靠的保证　最新一代的 CBF 底部沸腾流化床式及分级系统气流粉碎机是在消化吸收国内外同类设备技术的基础上产生的，集世界上先进的多喷管技术、流化床技术、卧式分级技术以及底部沸腾技术于一身，实现了流场多元化、料层液态化与分级卧式化的优化体系，体现了气动技术应用于超细粉碎和分级工艺中的最新成果，为该技术应用于中药的精细加工提供了技术保证。

（3）气流粉碎技术形成终级产品（中药微粉）的性状和功能描述　①增大表面积，提高溶出率、吸收率，提高生物利用度。②在低温或常温下粉碎，保留活性成分，保证药物的疗效发挥。③经过提取分离，节省原料，提高中药材利用率。④可直接用于制剂，减少后继工艺设备投资，降低生产成本。从上述可见，气流粉碎技术应用于中药的精细加工无论从理论上、技术上还是产品要求上都是切实可行的。

4. 气流粉碎技术应用于中药精细加工存在的问题及其解决措施　气流粉碎技术是一种先进的粉碎技术，它应用于中药的精细加工的研究才刚刚起步，存在的问题很多，归纳起来主要反映在以下几个方面。

1）工艺是否可控　中药与一般的无机矿物既有共同性又有其自身的特点，其粉碎工艺是否可控是该技术是否可应用于中药精细加工的核心问题，要解决工艺的可控性问题需进行以下几个方面的研究。

（1）制备工艺流程的研究　结合粉体的一般特性和中药材自身特点，其工艺流程如下。

药材→初步粉碎→气流粉碎→旋风分离→质检→包装→成品

（2）制备工艺参数的筛选和优化　①干燥水分：烘干的目的是为了控制水分，而水分往往影响物料的特性，一般认为水分越少越易粉碎，要求水分<4%。在确定水分含量的情况下并以此为指标去筛选和优化烘干方式、烘干温度、烘干时间等因素。②气流粉碎参数：气流粉碎机的主要技术参数包括：粉碎室直径（mm）、粉碎压力（MPa）、加料压力（MPa）、耗气量（$m^3 \cdot min^{-1}$）、处理量（$kg \cdot h^{-1}$）、空压机功率（kW）、给料粒度等。选择产品粒度为实验指标，进行正交实验设计和优选气流粉碎机的技术参数。③粉体分级参数：影响分级粒径的主要参数有：离心式空气分级机的转速、加料量、二次风量。以分级粒径为指标正交筛选粉体分级参数。

2）产品鉴定指标的选择　粉体是由众多的单个粒子组成的集合体，粉体各种性质既受单个粒子性质的影响，也与粒子间的相互作用有重要联系，所以全面反映粉体的质量就包含了两类重要参数：单个粒子参数、粉体系数参数。但一般以其基本特性参数：粒径、粒度分布、比表面积、湿润性、流动性为主要研究对象。

3）中药超微粉体应用的关键技术

（1）粉体的聚集及其解决措施　物质经超微化后比表面积显著增加，表面能很高和表面离子荷电，粒子处于非稳定状态，因而有强烈的相互吸引而达到稳定的趋向。为防止此粉体的聚集，使其处于单分散状态，可采取适宜的表面处理和包装技术。

（2）化学提取过程中的糊化问题及其解决措施　中药的应用不外乎两种途径：提取入药和直接入药。从提取角度看有两个问题，其一是粉体的分散问题，其二是提取过程中的糊化问题。关于分散问题就需筛选和优化提取工艺参数（包括提取温度、提取时间、提取溶媒的种类等）。

（3）体外溶出度测定中的技术问题及其解决措施　从中药直接入药的角度来看，用超微中药粉体制成的制剂其最核心的问题是体外溶出技术的确立。解决此问题的措施是筛选溶出介质，溶出方法的方法学考察，指标成分综合选定。

（4）药效学验证的技术问题及其解决措施　药效学是说明中药微粉对有效成分是否保存及增强药效最有力的手段。其验证方法的确立具有重要的现实意义。有文献报道通过原生药材超细微粉制剂和传统工艺制剂的药效学研究表明：微粉可显著提高药材的药效学活性，但验证方法的确立有待深入研究。

5. 气流粉碎技术在中药精细加工中的应用现状和前景

（1）开发现状　目前利用气流粉碎技术开发的中药品种较少，主要局限于一些作用独特的名贵细料中药，已见报道的有西洋参、人参、珍珠、三七、花粉等，但实验数据少，说服力不强，某些保健产品的开发也只是刚刚起步，均未形成广阔的市场。

（2）前景展望　将气流粉碎技术引进中药的加工环节，可创制出全新的粉碎技术工艺，它既丰富了传统炮制的内容，又能为中药的加工和生产带来全新的面貌，成为中药行业的新技术生长点：①超微细中药粉体对中药原料处理工艺的改造：中药超微粉碎后，在提取工艺中其与溶媒的接触面积增加，故而提取方式趋向于简化，提取时间缩短，转移率提高，这样既节约了时间，加快了生产周期，又节约了能源，还提高了原料的综合利用度。②改善现有剂型的品质：散剂、颗粒剂、胶囊剂、片剂等固体制剂多是以粉体为原料，经粉碎、混合、制粒等操作制成。若将原料微粉化后，不但可改观其外观性状，还可改观其溶解度、溶出度、吸收率、附着力、生物利用度等多方面的药学参数。③开发中药新剂型：直接口服制剂是针对一些珍贵的中药材如珍珠、麝香、鹿茸、人参、冬虫夏草等，均可直接制成中药口服散剂、胶囊剂、微囊等剂型。透皮制剂是将中药材微粉化后，直接与基质混合而成，目前这类制剂的前期研究已在进行之中。④开发多品种多系列的保健滋补品：可作为食品添加剂加入饮料与食品中而制成各种保健饮料与保健食品。

第二节　浸　提

浸提（Extraction）系指采用适当的溶剂和方法使中药材所含有效成分或有效部位浸出的操作。矿物药和树脂类药材无细胞结构，其成分可直接溶解或分散悬浮于溶剂中；药材经粉碎后，对破碎的细胞来说，其所含成分可被溶出、胶溶或洗脱下来。对具完好细胞结构的动植物药材来说，细胞内的成分浸出，需经过一个浸提过程。中药材的浸提过程一般可分为浸润、渗透、解吸、溶解、扩散等几个相互联系的阶段。

一、浸提的过程

（一）浸润与渗透阶段

浸提的目的是利用适当的溶剂和方法将药材中的有效成分提取出来。因此，溶剂须在加入药材后能够湿润药材的表面，并能进一步渗透到药材的内部，即必须经过一个浸润、渗透阶段。

溶剂能否使药材表面润湿，与溶剂和药材性质有关，取决于溶剂与药材表面物质之间的亲和性。如果药材与溶剂之间的亲和力大于溶剂分子间的内聚力，则药材易被润湿。反之，药材不易被润湿。

大多数中药材由于含有较多带极性基团的物质（如蛋白质、果胶、糖类、纤维素等），与常用的浸提溶剂（如水、醇等极性溶剂）之间有较好的亲和性，因而能较快地完成浸润过程。但是，如果溶剂选择不当，或药材中含特殊有碍浸提的成分，则润湿会遇到困难，溶剂就很难向细胞内渗透。如欲从含脂肪油较多的中药材中浸提水溶性成分，应先进行脱脂处理；用乙醚、石油醚、三氯甲烷等非极性溶剂浸提脂溶性成分时，药材须先进行干燥。

溶剂渗入药材内部的速度，除与药材所含各种成分的性质有关外，还受药材的质地、粒度及浸提压力等因素的影响。药材质地疏松、粒度小或加压提取时，溶剂可较快地渗入药材内部。

为了帮助溶剂润湿药材，有时于溶剂中加入适量表面活性剂。由于其具有降低界面张力的作用，故能加速溶剂对某些药材的浸润与渗透。

（二）解吸与溶解阶段

溶剂进入细胞后，可溶性成分逐渐溶解，胶性物质由于胶溶作用，转入溶液中或膨胀生成凝胶。随着成分的溶解和胶溶，浸出液的浓度逐渐增大，渗透压升高，溶剂继续向细胞内透入，部分细胞壁膨胀破裂，为已溶解的成分向外扩散创造了有利条件。

由于药材中有些成分相互之间或与细胞壁之间，存在一定的亲和性而有相互吸附的作用。当溶剂渗入药材时，溶剂必须首先解除这种吸附作用（即解吸阶段），才可使一些有效成分以分子、离子或胶体粒子等形式或状态分散于溶剂中（即溶解阶段）。如叶绿素本身可溶于苯或石油醚中，但单纯用苯或石油醚并不能很好地从药材组织中提取出叶绿素，这是因为叶绿素的周围被蛋白质等亲水性物质包围之故。若于苯或石油醚中加入少量乙醇或甲醇，可促使苯或石油醚渗过组织的亲水层，将叶绿素溶解浸出。成分能否被溶解，取决于成分的结构和溶剂的性质，遵循"相似相溶"的规律。

解吸与溶解是两个紧密相连的阶段，其快慢主要取决于溶剂对有效成分的亲和力大小。因此，选择适当的溶剂对于加快这一过程十分重要。此外，加热提取或于溶剂中加入酸、碱、甘油及表面活性剂，由于可加速分子的运动，或者可增加某些有效成分的溶解性，有助于有效成分的解吸和溶解。

（三）浸出成分扩散阶段

当浸出溶剂溶解大量药物成分后，细胞内液体浓度显著增高，使细胞内外出现浓度差和渗透压差。所以，细胞外侧纯溶剂或稀溶液向细胞内渗透，细胞内高浓度的液体可不断地向周围低浓度方向扩散，至内外浓度相等，渗透压平衡时，扩散终止。因此，浓度差是渗透或扩散的推动力。物质的扩散速率可借用 Fick's 第一扩散公式 5-1 来说明：

$$d_s=-DF\frac{d_c}{d_x}d_t \qquad (5-1)$$

式中，d_t 为扩散时间，d_s 为在 d_t 时间内物质（溶质）扩散量，F 为扩散面积，代表药材的粒度和表面状态，d_c/d_x 为浓度梯度，D 为扩散系数，负号表示药物扩散方向与浓度梯度方向相反。

扩散系数 D 值随药材而变化，与浸提溶剂的性质亦有关。可按公式 5-2 求得，式中，R 为摩尔气体常数，T 为绝对温度，N 为阿伏加德罗常数，γ 为扩散物（溶质）分子半径，η 为黏度。

$$D=\frac{RT}{N}\times\frac{4}{6\pi\gamma\eta} \qquad (5-2)$$

从公式 5-1、公式 5-2 可以看出，扩散速率（d_s/d_t）与扩散面积（F），即药材的粒度及表面状态、扩散过程中的浓度梯度 d_c/d_x 和温度（T）成正比；与扩散物质（溶质）分子半径（γ）和液体的黏度（η）成反比。药材的粒度、浸提持续的时间只能依据实际情况适当掌握，D 值随药材而变化。生产中最重要的是保持最大的浓度梯度。如果没有浓度梯度，其他的因素，如 D 值、F 值、t 值都将失去作用。因此，用浸提溶剂或稀浸出液随时置换药材周围的浓浸出液，创造最大的浓度梯度是浸出方法和浸出设备设计的关键。

二、影响浸提的因素

1. 药材粒度　药材粒度主要影响渗透与扩散二个阶段。药材粒度小，在渗透阶段，溶剂易于渗入药材颗粒内部；在扩散阶段，由于扩散面大、扩散距离较短，有利于药物成分扩散。但粉碎得过细的植物药材粉末，不适于浸提，原因在于：①过细的粉末吸附作用增强，使扩散速度受到影响；②粉碎过细，使大量细胞破裂，致使细胞内大量高分子物质（如树脂、黏液质等）易胶溶入浸出液中，而使药材外部溶液的黏度增大，扩散系数降低，浸出杂质增加；③药材粉碎过细，给浸提操作带来不便，如浸提液滤过困难，产品易浑浊。如用渗漉法浸提时，由于粉末之间的空隙太小，溶剂流动阻力增大，容易造成堵塞，使渗漉不完全或渗漉发生困难。

2. 药材成分　由公式 5-2 得知，扩散系数（D 值）与粒径（γ）成反比，即小分子成分先溶解扩散。因此，小分子成分主要在最初部分的浸出液内，大分子的成分主要在继续收集的浸出液内。药材的有效成分多属于小分子物质，大分子成分多属无效成分。但应指出，药材成分的浸出速度还与其溶解性（或与溶剂的亲和性）有关。对于易溶性物质，即使其分子大，也能先浸提出来，这一影响因素在公式 5-2 中未能包括。

3. 浸提温度　浸提温度升高，可使分子的运动加剧，植物组织软化，促进膨胀，从而加速溶剂对药材的渗透及对药物成分的解吸、溶解，同时促进药物成分的扩散，提高浸提效果。而且温度适当升高，可使细胞内蛋白质凝固破坏，杀死微生物，有利于提高制剂的稳定性。但浸提温度高能使药材中某些不耐热成分或挥发性成分分解、变质或挥发散失。如浸提鞣质时，若温度超过 100℃，部分鞣质分解，浸出量反而降低。此外，高温浸提液中，往往无效杂质较多，放冷后会因溶解度降低和胶体变化而出现沉淀或浑浊，影响制剂质量和稳定性。因此浸提过程中，要适当控制温度。

4. 浸提时间　浸提过程的每一阶段都需要一定的时间，因此若浸提时间过短，将会造成药材成分浸出不完全。但当扩散达到平衡后，时间即不起作用。此外，长时间的浸提往往导致大量杂质溶出，某些有效成分分解。若以水作为溶剂时，长期浸泡则易霉变，影响浸提液的质量。

5. 浓度梯度　浓度梯度系指药材组织内的浓溶液与其外部溶液的浓度差。它是扩散作用的主要动力。浸提过程中，若能始终保持较大的浓度梯度，将大大加速药材内成分的浸出。浸提过程中的不断搅拌、经常更换新鲜溶剂、强制浸出液循环流动，或采用流动溶剂渗漉法等，均是为了增大浓度梯度，提高浸提效果。

6. 溶剂 pH 浸提过程中，除根据各种被浸出物质的理化性质选择适宜的溶剂外，浸提溶剂的 pH 与浸提效果有密切关系。在中药材浸提过程中，调节适当的 pH 值，将有助于药材中某些弱酸、弱碱性有效成分在溶剂中的解吸和溶解，如用酸性溶剂浸提生物碱，用碱性溶剂浸提皂苷等。

7. 浸提压力 提高浸提压力可加速溶剂对药材的浸润与渗透过程，使药材组织内更快地充满溶剂，并形成浓浸液，使开始发生溶质扩散过程所需的时间缩短。同时，在加压下的渗透，尚可能使部分细胞壁破裂，亦有利于浸出成分的扩散。但当药材组织内已充满溶剂之后，加大压力对扩散速度则没有影响。对组织松软的药材，容易浸润的药材，加压对浸提影响亦不显著。

此外，新的技术不断发展，如超声波提取法、超临界流体萃取技术、微波提取技术等，不仅使浸提过程加快，浸提效果提高，而且有助于提高制剂质量。

三、现代技术在中药提取中的应用

中药浸提方法的选择应根据处方药料特性、溶剂性质、剂型要求和生产实际等综合考虑。常用的浸提方法主要有煎煮法、浸渍法、渗漉法、回流法、水蒸气蒸馏法等。

动植物的组成成分、代谢产物以及内源性化学成分统称为天然产物，因为其生理活性能够对完善医药、饮食等方面起到重要作用，从而使得其开发和应用越来越受到人们的重视。提取和分离技术是开发天然产物的基础，然而天然产物中的活性成分往往含量较低并且成分复杂，因此传统的提取和分离工艺限制了人们的开发和利用。目前，很多传统提取工艺的弊端没有得到很好地解决，严重制约了天然产物的高效利用，主要问题如下：①提取过程中消耗大量的有机溶剂和水资源；②提取时间过长，或者提取温度比较高，导致高能耗；③提取过程中经常会产生复杂的副产物，提取物纯度较低，增加了进一步纯化的工作难度；④提取过程中具有生物活性的有效成分容易被破坏，导致提取物的活性明显降低。因此，很多研究者开始关注提取工艺的升级换代，现代提取工艺主要包括超临界 CO_2 萃取法、酶辅助提取法、超声辅助提取法、微波辅助提取法等，这些提取工艺在一定程度上可以缓解上述难题，成功运用于天然产物的提取，为天然产物的开发利用奠定了技术基础。

（一）超临界流体提取法

随着科学技术水平的不断提升，药物提取也在不断地发展过程中，其中超临界流体萃取技术的应用就是化工技术提升的一个重要体现方式。其在天然药物提取中的应用，可以有效地提高药物的纯度，保留天然药物固有的成分，其中包括了生物碱类、糖苷类化合物、强心苷类、黄酮类、香豆素、挥发油、对萜类化合物的提取等化学物质。因此，超临界流体萃取技术是目前天然药物提取中应用效果最理想的一种分离方式。

1. **超临界流体萃取的原理及技术分析**　超临界流体提取法（Supercritical Fluid Extraction，SFE）系指利用超临界流体（SuperCritical Fluid，SCF）的强溶解特性，对药材成分进行提取和分离的一种方法。SCF是超过临界温度和临界压力的非凝缩性高密度流体，其性质介于气体和液体之间，既具有与气体接近的黏度及高的扩散系数，又具有与液体相近的密度。在超临界点附近压力和温度的微小变化都会引起流体密度的很大变化，从而可有选择地溶解目标成分，而不溶解其他成分，从而达到分离纯化所需成分的目的。

采用SFE技术提取药材成分时，一般用CO_2作萃取剂。操作时首先将原料装入萃取槽，将加压后的超临界CO_2送入萃取槽进行萃取，然后在分离槽中通过调节压力、温度、萃取时间、CO_2流量四个参数，对目标成分进行萃取分离。

超临界流体萃取主要有两类萃取过程：恒温降压过程和恒压升温过程。前者是萃取相经减压后与溶质分离；后者是萃取相经加热实现溶质与溶剂分离。与传统浸提方法如煎煮法、水蒸气蒸馏法相比，超临界CO_2萃取法既可避免高温破坏，又无溶剂残留，且将萃取和分离合二为一，可节能降耗。超临界流体萃取适用于亲脂性、分子量小的物质的萃取；对于分子量大、极性强的物质萃取时需加改性剂及提高萃取压力。

在对超临界流体萃取技术分析之前要对超临界流体进行分析，超临界流体主要指的是温度和压力都比自身的临界值要高的流体，在研究中对压力与密度的考虑较少，多数考虑的是温度。超临界流体黏性小，溶剂化能力、密度以及扩散能力都是随着温度和压力的变化而不断变化的。超临界流体萃取技术是一项化工分离技术，其是在传统的蒸馏技术之上发展起来，并与有机溶剂进行了融合的一种萃取技术。此项技术在具体的应用过程中分为萃取和分离两个不同的环节。在萃取阶段需要对不同物质的化学特征进行分析，然后根据特征展开萃取工作。在萃取工作完成之后，开展分离工作，以此来实现物质的提取。而超临界流体萃取技术在天然药物中的应用采取的也是这个步骤，能够提升天然药物的提取纯度。超临界流体萃取技术是以二氧化碳为介质的萃取技术，是一种应用范围较为普遍的萃取技术，具有效率高、污染小、便于操作等特点，在应用于天然药物提取中具有非常大的价值。近年来超临界流体萃取技术不断发展，并与 GC 等检测方式进行了联合应用，使得天然药物提取中各种成分含量测定的精准度有了显著的提升。然而以二氧化碳为介质的超临界流体萃取技术在应用中也存在一定的缺陷，其中对设备的高要求就成为了一项重要的阻力。另外，在具体的操作过程中，还存在着连续性不明显的问题，导致操作消耗较大，成本增加，所以对工作人员的素质也提出了更高的要求。但是，超临界流体萃取技术作为目前先进的化工萃取分离技术，其未来也必然是不断发展的，并会随着时代的进步逐渐地顺应环保时代的要求。

2. SFE 技术在中药各类化合物提取中的应用

（1）对黄酮类化合物的提取　黄酮类物质在心脑血管疾病的治疗上具有非常重要的作用，这主要是因为植物黄酮当中有能够使血管更加顺滑的成分，对血管的内皮细胞进行保护，并对血管平滑肌细胞增生进行抑制，从而起到保护血管的作用。超临界流体萃取技术在对黄酮类物质进行提取时，采取的是与乙醇浸取技术对比的方式，以银杏叶为例，对其中的总黄酮进行比较。实验比较后得知，采取乙醇提取的方式需要用 10 倍以上的水量回流提取 3 次，每次的提取时间在 2h。而超临界流体萃取技术利用二氧化碳作为萃取介质，保证压力值在 30~35MPa，温度在 30~50℃，提取时间大于 1h，不超过 2h。

（2）对生物碱类化合物的提取　生物碱在止痛、肌肉松弛、强心、扩张血管、平喘生津等方面具有很好的疗效，在天然药物萃取中应该对生物碱物质进行主要提取。在以往应用醇提水沉的方法进行生物碱的提取时，需要应用 70% 左右的乙醇进行回流提取，在提取后要将提取液进行回收，调节 pH 值，并采取重结晶或上柱分离的方式。但是应用超临界流体萃取技术就比较简单了，需要提前利用碱性试剂对原始物质进行预处理，然后在具体的萃取操作过程中应用乙醇夹带剂即可萃取成功。可见，这种方式效率更好，成效更好。

（3）对糖苷类化合物的提取　糖苷类化合物在肿瘤治疗中的应用是非常普遍的，主要是因为糖苷类化合物中所含有的糖基成分对于化合物所产生的活性和理化性质具有非常重要的作用。在以往对糖苷类化合物进行提取时，多为应用乙醇回流提取的方式。此种方式需要的原材料多，时间长，次数多，纯度有限。但是超临界流体萃取技术的应用，只需要对中药材进行萃取即可，不仅方便快捷，并且能够省下很多的成本，也符合环保的特点。例如，在对芍药中的芍药苷提取的具体操作过程中，要对温度和压力进行科学地选择，一般要将压力控制在 40mPa，温度在 45℃左右，萃取时间在 2h，在这个过程中需要 95% 的乙醇夹带剂，二氧化硫的含量保证 10kg/h。

经典名方中含有芍药的方剂包括 17 首，分别为：芍药甘草汤、真武汤、当归四逆汤、附子汤、桂枝芍药知母汤、黄芪桂枝五物汤、当归建中汤、小续命汤、当归饮子、温经汤、三痹汤、升阳益胃汤、大秦艽汤、保阴煎、化肝煎、达原饮、两地汤。

（4）对挥发油类的提取　挥发油是一种芳香性的天然药物药剂，所以在天然药物中对其进行提取是非常必要的。对于含挥发性成分较多的经典名方，如羌活胜湿汤，该方以羌活、独活、藁本、防风、甘草、川芎、蔓荆子 7 味药组成，其中羌活、藁本、防风、蔓荆子均为解表药，独活、川芎性味辛温，亦含挥发性成分。该方"以水二盏，煎至一盏"约需 6h，煎煮时间较长，挥发性成分大量损失，导致物质基准中该类成分含量极低。从"遵古"的角度来看，古人煎药时可能并未考虑到挥发油损失的问题，但在现代工艺生产中，挥发性成分在提取罐中损失相对较少，势必难以达到与物质基准的一致。而对于改善"脊痛项强，腰似折，项似拔"等症状，似乎与芳香类成分的辛温走窜之功有较大关联性，以"遵古"的方式进行煎煮似乎不太适宜，故该类成分作为一类活性较强的成分，能否考虑单独提取后包合入药，且包合量以及挥发油的分散状态均需开展实验进行深入研究。

天然药物中的挥发油其自身的沸点是非常低的，并且容易出现被氧化的现象，所以在提取中必须要注意各种可能出现的问题，避免对提取结果产生不良的影响。以金银花中挥发油的萃取为例进行说明。如果采用以往的水蒸气蒸馏方式进行萃取，保证萃取工艺保持在了最佳水平下，需要加入多于 6 倍的水量，然后浸泡 8h，提取 8h 之后获得金银花的挥发油。但是超临界流体萃取技术的应用，以二氧化碳作为萃取介质，保证萃取操作环境中压力在12mPa 以下，温度在 35℃，对金银花进行 2h 萃取即可获得挥发油。由此可见，超临界流体萃取技术适于挥发油成分的提取，提取时间短，效率高，表现效果更好。

富含挥发性成分的中药有：川芎、藁本、独活、当归、白术等。

（5）对萜类化合物的提取　在对萜类化合物进行研究中表明，其中主要的单元是戊二烯，这是一种天然的烃类物质。据研究表明：三萜化合物生理活性强，在消炎、抗菌、抗病毒、抗癌、溶血和降低胆固醇等方面具有非常重要的作用。在对萜类化合物进行提取时，采用乙醇浸提与超临界流体萃取相对比的方式，对银杏叶中的萜类化合物进行萃取。乙醇浸提的方式是将银杏叶浸泡在 40%~50% 的乙醇水溶液当中，80℃下以下进行提取，并采用醋酸乙醇的方式进行萃取，使萃取物变成水溶液之后上 DM-130 柱进行精制，然后用水溶解，上聚酰胺柱精制，加入适当用量的盐，采用正己烷与乙酸乙酯混合溶剂萃取的方式，萃取 3 次，将萃取液进行合并，浓缩后挥去有机溶剂干燥后取得。超临界流体萃取技术的应用保证压力在 15mPa，温度在 40℃，夹带剂中乙醇含量在 95%，萃取时间在 1.5h，即可获取。由此可见，超临界流体萃取技术在萜类化合物的萃取中具有非常大的优势，大大提升了萃取效率，并降低了萃取成本，推进了萃取工作的顺利开展，也获得了更加良好的经济效益。

（6）对其他成分的提取　在天然药物提取中还需要对其他的药物成分进行获取，在开展具体的萃取工作时要结合不同物质的不同需求进行。并且在提取过程中，要注意压力与温度都要在规定的范围之内，这也需要根据不同的提取物进行针对性的萃取工作。

超临界流体萃取技术作为一项新的化工分离技术，在实际工作过程中取得了非常显著的效果，其中在天然药物提取中的应用贡献重大，极大地提高了提取效率，节约了提取成本，并有效地保留了天然药物中的化学成分。其作为一项新的技术方式，与传统的提取技术相比优势显著，但是在具体的应用与发展过程中还存在很多有待解决的问题，需要国家的支持和相关科研人员的共同努力，以促进此项技术的健康发展。

（二）酶法

酶辅助提取技术具有多重优势，如：①酶辅助提取通过酶解细胞壁，释放活性物质，从而使提取率明显提高；②因为酶解提取效率较高，所以相对传统工艺，提取时间明显缩短；③酶解反应专一性强，且在温和的条件下进行，反应过程容易控制；④去除细胞壁中不能溶解的成分，提高了提取溶液的透明度；⑤酶解反应促使生理活性较低甚至没有生理活性的组分转化成具有更高利用价值的组分。

1. 酶辅助提取的作用机制　大多数高活性的天然成分在细胞内的含量远远高于在细胞间隙中的含量，因此破坏细胞壁是促进天然产物提取的关键。植物细胞壁的主要成分是纤维素和果胶，纤维素作为细胞壁的框架，是阻碍有效成分提取的主要屏障。纤维素酶可以通过水解反应破坏纤维素，因为当生物酶与底物结合在一起时，酶分子的形状会变成最适合酶和底物之间相互作用的形状，酶分子形状的变化引起底物化学键的变化最终导致键断裂。纤维素的破坏引起细胞壁的瓦解，从而促使有效成分从细胞中流出，溶解到提取液中，实现生物活性化合物的充分释放和高效提取。有些植物中含有蛋白质，蛋白质遇热会凝固，阻碍有效成分的提取，在提取液中适当加入蛋白酶有助于植物中蛋白质的分解析出，进而提高提取率。在天然产物提取过程中，提取体系中除了相关的有效成分，往往还有淀粉、树脂和果胶等成分，这些成分在提取液中呈混悬状态，不利于提取液的过滤。对于该问题，有针对性地加入相应的生物酶，有利于提取液的澄清纯化，同时可提高产品的生物活性和稳定性。

2. 酶辅助提取技术的应用　酶辅助提取法作为绿色高效的提取方法，在天然产物的提取中得到广泛的应用，如应用于对天然色素、多糖、酚类以及油脂等多种天然产物的提取。

（1）天然色素　利用果胶酶从菠菜叶中提取出叶绿素，产率为 0.51mg/g，相对于传统溶剂提取法提高了 39%。将高压萃取技术和酶解提取相结合，利用果胶酶和纤维素酶作为复合酶，从西红柿中同时分离出类胡萝卜素和番茄红素，产率分别为 0.13mg/g 和 0.09mg/g，总产率相对于传统有机溶剂提取提高了 8~10 倍。利用果胶酶和纤维素酶作为复合酶从胡萝卜中分离胡萝卜素，产率为 74.3%，相对于没有酶参与的溶剂提取法提高了 13.95%，且产物的黏度有所降低。将超临界技术和酶解提取相结合，利用纤维素酶从西红柿和榛子的混合物中同时提取番茄红素和脂质物质，产率为40%，相对没有生物酶辅助的超临界提取提高了3倍。

（2）多糖 利用葡萄糖氧化酶从黄芪中分离出多糖，多糖总产率为29.96%，相对传统溶剂提取提高了67.72%，抗氧化活性提高2倍。利用纤维素酶从南瓜中分离出多糖，提取得率为17.34%。利用纤维素酶从无花果中分离出多糖，提取得率为7.98%。

含有黄芪的经典名方：黄芪桂枝五物汤、当归饮子、清心莲子饮、三痹汤、升阳益胃汤、当归六黄汤、圣愈汤、当归补血汤、托里消毒散、保元汤、升陷汤。

（3）酚类 利用蛋白酶、纤维素酶和果胶酶从猴头菌中分离出酚类和多糖，结果表明：产物中水溶性成分的含量明显提高，多酚类的产率达到32.36%。利用纤维素酶、半纤维素酶、木聚糖酶以及三者的复合酶从月桂叶中分离酚类和精油，提取率相对有机溶剂浸提法显著提高。将超临界技术与酶解提取相结合，利用纤维素酶从石榴皮中分离出酚类物质，产物清除自由基的能力和抑制亚油酸过氧化反应的活性相对于超临界提取法都有所提高。利用纤维素酶从西瓜皮中分离出抗氧化酚，不仅目标产物产率提高，其抗氧化活性和自由基清除能力都有所提高。以海藻为原料分离酚类、多糖和含氮化合物，比较了纤维素酶、戊聚糖复合酶和葡萄糖苷酶的酶解提取效果，结果表明：纤维素酶的效果最佳，总产率达48%~62%。

（4）油脂和其他 利用纤维素酶和果胶酶从橄榄中分离出橄榄油，收率为11.0%，相对于传统溶剂提取不仅产物产率提高，而且其存储期延长。利用半纤维素酶从微藻中分离出生物油，收率达到86.1%，产物的结晶化指数也有所提高。利用纤维素酶从栎树种子中分离出植物油，产物中富含不饱和脂肪酸、甾醇类和酚类等具有药用价值的天然产物。

将超声波技术和酶解提取相结合，利用纤维素酶从橄榄中分离出蛋白质，蛋白质产率为1.87~6.64mg/g，优于超声波提取法，同时还减少了有机试剂的使用。将超临界技术与酶解提取相结合，利用α-淀粉酶从黑胡椒中分离出胡椒碱，超临界技术没有破坏酶的活力，反而使其活力提高了2.13倍，提取效率显著提高。

酶辅助提取技术在天然产物提取中的应用不仅可以节省提取时间、减少有机溶剂的使用，还可以提高产率、产品质量和体系的透明度。除此以外，酶辅助提取以及对提取物进行酶法处理还能够起到提高提取体系或者目标产物透明度的作用，在分析检测阶段能起到排除干扰的效果，因此将酶辅助提取法作为目标产物分析检测的预处理方法具有研究价值；还有研究表明，酶解过程可以改变目标产物的活性，因此酶解处理对天然产物生物活性的影响也具有研究价值。总之，酶解提取技术在提取天然产物、提取物含量以及活性分析方面都具有广阔的应用前景。

（三）超声波提取法

近年来，随着医学和生物学研究工作的发展，所用的合成产物大多对人体有害，取而代之的是安全无毒，且具有药理作用的天然产物。超声波作为近年来发展的新技术，具有快速、价廉、高效等优点，在提取天然产物方面，可强化传质，减少生产时间、能源以及废物的产生，在降低费用的同时，又符合环保的要求。对于充分利用中药资源、降低生产成本、提高产品产量具有重要的意义。

1. 超声波萃取的原理及特点　超声波是频率为 20kHz~50mHz 的电磁波，能产生并传递强大的能量，作用于提取介质，当介质处于稀疏状态时，就会被撕裂成空穴，这些空穴瞬间闭合，产生高达 3000mPa 的瞬间压力，即空化效应。产生的高压就像一连串小爆炸不断地冲击物质颗粒表面，使表面及缝隙中的可溶性活性成分迅速溶出。超声波萃取技术利用超声波产生的强烈的空化效应、机械振动、高的加速度，空化中产生的巨大压力会造成生物体细胞壁破裂，且整个破裂过程在瞬间完成，从而增大分子运动频率和速度，增加溶剂穿透力，加速药物有效成分进入溶剂，同时超声波产生的振动作用加强了细胞内产物的释放、扩散及溶解，从而提高提取效率。

超声波技术利用空化效应对物质进行萃取，加快了物质的溶解、扩散，故提取效率高、速度快。与常规法相比，其主要优点：①无需加热，不破坏产物中具有热敏性、易水解或易氧化特性成分；②萃取效率高，萃取时间仅为常规法的 1/3 以下，萃取充分，提取率是常规法的 2 倍以上；③能耗低，无需加热，且时间短，故能耗大大降低；④原料处理量大，成倍提高，杂质少，产物易分离、纯化。某些情况下，超声波萃取（USE）比超临界萃取（SFE）还好。USE 优于 SFE 的方面：①设备简单，萃取成本低；②常压萃取，安全性好，操作简单，维护方便；③超声波萃取与溶剂和萃取物的性质关系不大，USE 可选择的萃取溶剂种类多、萃取范围广，而 SFE 通常下只能用 CO_2 作萃取剂，仅适合非极性物质的萃取。

2. 超声波萃取技术在天然产物上的应用 超声波萃取技术的设备简单，可缩短提取时间，提高有效成分的提取率，避免常用加热提取方法存在的有效成分损失大、周期长、提取率低等缺点，同时可以避免高温对提取成分的影响，故其在提取天然产物中有效成分方面受到了科研人员的高度重视，展示出良好的应用前景。

（1）在色素提取中的应用 合成色素大部分有毒，有的甚至可能导致畸形、癌变，而天然色素安全无毒，且有着巨大的医疗功效，因此开发天然色素对人类的生活至关重要。

以万寿菊为原料，以石油醚为提取剂，料液比 1：8（g/ml），40℃超声波提取 1h，其提取率为 12.6%，并与其他提取方法做比较，热回流提取率为 8.9%，微波提取率为 11.3%，得出超声波提取叶黄素效果较优，可能源于超声的空化作用，使得超声波对叶黄素选择性较高。超声强化勿忘我花色素提取，60% 乙醇为溶剂，料液比 1：80（g/ml），40℃下超声 30min，实验结果表明，提取率比传统的浸泡法提高了 21.3%。

利用超声法提取山核桃色素，超声法提取色素的平均吸光度为 0.799，而常规法提取色素的平均吸光度为 0.575。相比之下，超声波具有提取温度低、时间短的优点，且色素产品提取率高，因此超声在植物色素的提取方面有很好的发展空间。

（2）在多糖提取中的应用 多糖是生命体的基础分子之一，具有多种免疫调节活性，以及降血糖、抗病毒、抗肿瘤、抗氧化、抗辐射等药理活性。近年来，超声波技术因其具有提取条件温和、提取时间短及提取率高等优点，在多糖提取中广受欢迎。

利用超声提取橘红皮多糖，优化条件：料液比 1：40g/ml，功率 120w，超声 40min，相比传统热回流法，时间上由 3h 降到 40min，产物由 8.63mg/100g 变为 9.13mg/100g，使提取时间大大降低，产物量提高。以桑树叶为原料，试验不同的提取方法，超声波法在最佳条件下提取多糖的产率为 10.99%，而常规法产率为 4.77%，微波产率为 9.72%。对比可知，超声波法提取 20min 比常规法 1.5h 所得到的产物高了 6.22%，比微波高了 1.27%，使得产物的得率有了明显的提高。

含有陈皮的经典名方：华盖散、金水六君煎、化肝煎、清肺汤、完带汤、除湿胃苓汤。

含有桑叶的经典名方：沙参麦冬汤、桑杏汤、清燥救肺汤。

（3）在生物碱提取中的应用　生物碱是指中药中一类含氮杂环的有机物，具有碱性和显著的生理活性。目前从植物中分离出的生物碱有五六千种，一些生物碱因其抗癌、抗肿瘤及低毒性、低成本成为近年来研究的热点。

采用冷浸法和超声法提取浙贝母总生物碱，超声波最佳反应条件：体积分数为 75% 乙醇，功率为 200W 超声 2h，实验表明，采用超声波提取技术提取生物总碱的收率比冷浸法显著提高。莲子皮中生物碱的超声工艺：料液比 1∶25，乙醇体积分数为 80%，功率为 70W 超声 45min，总生物碱得率为 1.68mg/g。

含有贝母的经典名方：清金化痰汤、桑白皮汤、化肝煎、清肺汤。

（4）在挥发油提取中的应用　挥发油是萜类物质，植物中提取出的挥发油大多具有发汗、止痛、抑菌等作用。提取、纯化挥发油是中药质量的关键，已成为研究人员关注的焦点。

用水蒸气蒸馏法和超声法提取牡丹中挥发油，在料液比相同时，蒸馏 5h 挥发油得率 1.2%；超声 40min 得率为 2.5%；在时间均为 40min，超声提取率是蒸馏法的 5 倍。超声波提取薰衣草精油的研究，优化工艺：料液比 1∶12，提取 30min，精油得率 1.09%，相对传统提取法，提高了产物的溶出速度，节省了溶剂消耗，而且提高了产物得率。有研究报道采用超声提取法、水蒸馏提取法和微波法提取大蒜中的挥发油，结果发现超声法相比其他 2 种方法，不仅降低了对热敏性物质的破坏，而且易工业化。

（5）在其他产物中的应用　超声波法在提取天然产物的其他成分中也有着优越的性能，用超声波提取沙棘籽油的研究，优化条件为：料液比 1∶9，功率为 800W，超声 17min，沙棘籽油的提取率 9.27%，所得维生素 E 提取率高于传统法的 25%。橘红中柚皮苷的提取工艺，得出超声法提取柚皮苷质量分数为 13.53%，索氏提取法 11.98%，超声波提取的柚皮苷的质量分数高于索氏提取法，且有操作简便、省时的优点。此外，超声波在柿子树叶、橘子皮、牡丹籽等天然植物提取上也有应用。

超声波技术作为一种物理辅助技术，因其独特的性质，在天然产物有效成分提取方面得到了广泛的应用，并逐渐显示出其优越性。但超声波在提取方面仍处于小规模的研究，现阶段存在的主要问题：①超声提取设备的研发相对滞后，现停留在实验室水平，与工业生产存在很大的差距；②在有效成分提取方面，超声在加速产物有效成分溶出的同时，也使一些不必要成分的溶出；③超声波物性参数的技术开发仍然不够灵敏，比如温度、功率等不易控制，传感器的灵敏度不够精确；④超声波提取设备还不能借助计算机软件进行数据的控制，还处于手动的条件上。

针对目前超声存在的问题，今后超声的发展方向：①完善超声机制，改善超声设备，扩大生产，使超声在提取方面上发挥更强的作用；②为了更进一步地纯化分离，可将超声提取技术和其他的分离技术（如膜分离技术、大孔吸附树脂分离技术等）相结合，并结合相应的化学分析仪器（如高效液相、紫外、红外等），在强化其他技术的同时，弥补了自身条件的不足；③采用数控技术记忆的方法进行控制，加强超声中传感器的灵敏度，使其向更高的灵敏性发展，获得参数的有效控制；④开发计算机硬件和软件的超声新技术，进行电子全程检测。最终获取更有效、更稳定、更高质量的产物，从而促进我国综合事业的发展。随着科技的发展，研发出可精确调控的大规模超声设备，使得未来超声辅助提取技术在生产中做出更多贡献。

（四）微波提取法

微波提取，即微波辅助萃取（Microwave assisted extraction，MAE）系指利用微波对中药与适当的溶剂的混合物进行辐照处理，从而在短时间内提取中药有效成分的一种新的提取方法。作为一种新型技术，已广泛应用于从植物药材中提取生物碱类、有机酸、萜类、蒽醌类、黄酮类、皂苷类、多糖、挥发油和色素等活性成分。

1. 微波提取技术的原理及特点　微波提取是利用不同结构的物质在微波场中吸收微波能力的差异，使物质中的某些区域或提取体系中的某些组分被选择性加热，从而使被提取物从物质或体系中分离，进入介电常数较小、微波吸收能力相对差的提取剂中。这种方法的优点是对提取物具有较高的选择性、提取率高、提取速度快、溶剂用量少、安全、节能、设备简单。

微波提取的特点：①微波对极性分子的选择性加热从而对其选择性溶

出；②微波提取只需几秒到几分钟，大大降低了提取时间，提高了提取速度；③微波提取由于受溶剂亲和力的限制较小，可供选择的溶剂较多，同时减少了溶剂的用量；④微波提取应用于大生产，安全可靠，无污染，生产线组成简单，可节省投资。

2. 微波提取在中药领域的应用　到目前为止，已见报道的微波萃取技术主要应用于提取生物碱类、蒽醌类、黄酮类、皂苷类、多糖、挥发油、色素等中药成分。

（1）微波技术用于生物碱类成分的提取　利用微波系统从蓖麻饼中提取蓖麻碱，考查料液比、颗粒度、提取温度、提取时间及微波功率等因素对蓖麻碱提取率的影响规律，通过单因素分析和正交试验设计，确定最佳提取工艺条件。其中微波提取功率的高低对提取率的影响最大。根据微波萃取的原理，提高功率，可使蓖麻饼内分子间相互碰撞、挤压，这样有利于蓖麻碱有效成分的浸出；当提取功率升高至600W时，蓖麻碱的浓度趋向恒定，甚至略有下降。最后确定的最佳提取工艺条件为：料液比1：50；提取温度100℃；提取时间20min。

从可可叶中提取可卡因和苯甲酰芽子碱，考查了提取溶剂、粒径、样品湿度、微波功率及照射时间等参数。所得提取物与传统方法相当，但只用时30s。

（2）微波技术用于苷类成分的提取　以红景天苷的收得率为评价指标，结合大孔吸附树脂分离、精制，比较溶剂提取和微波提取的效率。结果通过微波提取的红景天苷产量明显高于溶剂提取，收得率可达0.406%。得出结论，微波辅助水提取结合大孔吸附树脂技术可以获得较高纯度的红景天苷。

以微波法提取技术从陈皮中提取主要有效成分橙皮苷。考查影响提取率的因素包括提取溶剂浓度、微波加热温度、微波辐照时间、微波输出功率、液固比等。确定了最佳工艺：70%（v/v）甲醇为提取溶剂，微波输出功率550W，温度65℃，辐照14min，按25：1（ml/g）的液固比，提取3次，橙皮苷提取率可达到2.40%。此外，将微波法提取橙皮苷与其他方法进行比较，可见微波法提取工艺具有缩短提取时间且节省生产成本的优点。

先将黄芪浸泡6h，然后提取3次，每次10倍量水、90min。采用该工艺提取黄芪药材，其有效成分黄芪甲苷的提取率高于传统回流提取工艺，并且提取时间缩短 1/4。

含有陈皮的经典名方：华盖散、金水六君煎、化肝煎、清肺汤、完带汤、除湿胃苓汤。

含有黄芪的经典名方：黄芪桂枝五物汤、当归饮子、清心莲子饮、三痹汤、升阳益胃汤、当归六黄汤、圣愈汤、当归补血汤、托里消毒散、保元汤、升陷汤。

（3）微波技术用于蒽醌类成分的提取　以三氯甲烷为溶剂，微波法提取中药材巴戟天中的蒽醌，以 1，8-二羟基蒽醌为对照品，采用分光光度法测定其含量，正交试验研究料液比、提取功率、提取时间对蒽醌提取效果的影响，确定最佳提取条件，并与水浴加热回流法进行比较。试验结果表明，各因素对蒽醌提取效果的影响由大到小依次为：料液比 > 提取功率 > 提取时间。与传统提取法相比，微波法分解速度快，试剂用量少，提取效率高，所测结果的准确度和精密度好，经 t 检验和 f 检验，两种方法的结果没有显著性差异。

（4）微波技术用于黄酮类成分的提取　采用正交实验设计，以微波法对山楂中总黄酮类化合物进行提取。结果微波法提取率高达 8.72%，其最佳工艺条件为：50% 乙醇浓度，微波功率 350W，微波时间 24min，料液比 1∶15。得出结论，微波法具有明显的优势，提取率较热提取法提高 14.1%，较超声波法提高 39.1%；且提取时间大大缩短，产率较高，设备简单，操作方便，是山楂中黄酮类物质的一种高效提取方法。

（5）微波技术用于挥发油的提取　采用均匀设计方案只需进行 6 次试验，可得出提取石菖蒲挥发油的最优工艺方案。其中微波提取石菖蒲挥发油使用溶剂量少，经充分浸泡后，微波辐射 2h，挥发油提取率为 1.2%，而传统水蒸气蒸馏法提取要 6~7h，是微波提取法的 3 倍，故微波法节省时间。与传统的回流法相比，微波提取法具有提取率高、省时、节能、节溶剂等优点。

含有陈皮的经典名方：开心散、地黄饮子。

（6）微波技术用于多糖的提取　运用微波技术用水提醇沉法提取白芥子多糖，用酚 - 硫酸比色法测定多糖含量。结果测得白芥子中多糖含量为 4.023，平均回收率 98.86%，相对标准偏差（RSD）为 1.68（n=5）。反应速度大大加快，收率提高。采用微波技术，通过正交试验探讨白首乌地上部分多糖提取的最佳工艺，用苯酚 - 硫酸法在波长 490 nm 处测定吸光度。试验结果表明，用苯酚 - 硫酸法在波长 490 nm 处测定吸光度，得白首乌地上部分粗多糖含量为 2.57%。

含有白芥子的经典名方：宣郁通经汤、散偏汤。

含有（白）首乌的经典名方：当归饮子。

（7）微波技术用于有机酸的提取　对金银花有效成分绿原酸提取工艺的探讨中，实验测定了金银花采用煎煮、回流和微波工艺制备的提取液中绿原酸的含量。通过对三种提取方法的比较，发现微波提取明显缩短了反应时间，降低了溶剂消耗量，因此，微波法在有效成分绿原酸的提取中具有优势，值得推广。

杜仲叶绿原酸的微波提取工艺，优选最佳提取条件。以绿原酸提取率为指标，考查了提取溶剂、溶剂倍量、辐照时间对微波提取工艺的影响。结果，杜仲叶绿原酸的最佳微波提取条件为：水为提取溶剂，溶剂倍量 9：1，辐照时间为 120s。在此条件下，绿原酸提取率为 2.98。也有学者用微波提取甘草中的甘草酸，与热回流、索氏提取法、室温提取法等传统方法相比，发现微波提取具有提取高效、快速、完全及节省时间、溶剂和能源等优点，是一种适于甘草中快速提取甘草酸的新方法。

含有金银花的经典名方：托里消毒散、新加香薷饮、四妙勇安汤、五味消毒饮。

含有杜仲的经典名方：三痹汤。

（8）微波技术用于色素的提取　微波辅助提取栀子色素的新工艺并确定最佳工艺条件：原料为 2g 栀子干花，用体积分数 50% 的乙醇作提取剂，提取剂用量为 1:60（g/ml），微波功率为 648W，提取时间为 300s，提取次数为 2 次。对比实验的结果表明，与溶剂浸提法和索氏提取法相比，微波提取栀子色素的每次提取时间分别由 48h 和 3h 减小至 300s，提取率分别从 89.5% 和 82.7% 增加到 93.7%。微波提取栀子色素的效果明显优于常规溶剂浸提法和索氏提取法。用微波提取法从茜草属植物中提取茜草素和紫色素，结果微波提取明显优于传统的超声提取和回流提取。

含有栀子的经典名方：化肝煎、宣郁通经汤、除湿胃苓汤。

（9）其他　目前，微波提取技术除应用于以上主要成分之外，对甾体、萜类化合物、植物油、香料等的提取也有报道。有人探讨了白蒺藜中酪氨酸酶抑制剂的微波提取工艺，以提取物的产率和对酪氨酸酶的相对抑制率为评价指标，采用正交试验和单因素试验，结果水为提取剂、水与白蒺藜的质量比 10∶1、微波 450W 提取（5min×2）为最佳提取工艺。提取物（干基）产率为 16.6%，对酪氨酸酶的相对抑制率为 43.8%。与直接加热提取法比较，微波辅助提取能缩短提取时间，并能提高提取物产率和对酪氨酸酶的相对抑制率。

含有白蒺藜的经典名方：当归饮子。

微波提取仅适用于对热稳定的产物，如生物碱、黄酮、苷类等，而对于热敏感的物质如蛋白质、多肽等，微波加热能导致这些成分的变性，甚至失活。由于微波提取技术具有简便快速、高效节能、重复性好、不产生噪音等优点，越来越多地被应用于天然药物的化学成分及中药的有效成分研究，大大简化了样品提取的前处理过程，提高了分析效率，具有十分广阔的应用前景。

（五）半仿生提取法

化学成分是中药发挥预防和治疗作用的物质基础；然而在提取过程中，各类成分之间的增溶、氧化、催化分解等反应影响了中药有效成分的提取及其药效的发挥。基于此，张兆旺与孙秀梅提出了中药口服制剂的半仿生提取法；且经过近年来的验证和完善，现已在中药提取方面发挥了重要作用。中药并非单体成分，而是众多活性成分的特点集合，并且其疗效发挥不仅与原成分相关，也取决于提取过程中相互作用产生的代谢物。

1. 半仿生提取法的原理及特点 中药的半仿生提取法是利用控制论的"灰思维方式"［延伸到中药的提取过程，即为单体成分和多种成分（活性混合物）的统一］，根据中药大部分药效成分未知的特点和中药物质基础整体特征，以提取物的生物活性为向导，在中药和复方的提取时，模拟口服给药经胃肠道吸收和转运的过程，采用活性指导下的导向分离方法，将中药及复方原料经过固定 pH 的酸性、碱性溶剂依次提取，能够在不改变中药功效的基础上，促进中药有效成分的溶出，得到有效成分更高的活性混合物，提高中药材的提取率，缩短生产周期，降低成本。

半仿生提取法以"有成分论，不唯成分论，重在机体药效学反应"的观点为依据，能够提高药效物质的提取率，不改变中药和方剂原有的功能和主治，被认为是有希望替代传统提取方法的新技术。但传统半仿生提取法主要以水作为提取液，仍利用较高温度进行煎煮，在酸、碱提取时，极容易引起中药成分的变化，影响中药的安全性和有效性，制约了热不稳定性药物在半仿生提取中的应用。随着超声波、微波以及酶等辅助半仿生提取法逐渐被应用在半仿生提取中，这种可在接近人体温度而无需高温即可将中药药效成分进行最大程度提取的组合式提取方法，可根据中药的不同特点和目标产物的特性，选择适合的方法进行联合应用，将有效成分尽可能多的提取，更加符合药物在人体内的吸收规律，可适应工业化生产的需要。

2. 半仿生提取法在中药领域的应用 利用响应面分析法对复方金钱草的3种君药（广金钱草、路路通和车前子）进行了半仿生提取，3次提取液的pH分别为4.0、7.0、8.5，提取温度100℃，液料比35ml/g，提取3次，总提取时间2.5h。在此条件下，总黄酮质量分数9.91mg/g，优于水煎煮法。

对柚皮总黄酮进行了半仿生提取工艺研究，以柚皮总黄酮提取量为考察指标，在单因素试验和正交试验基础上，分别以pH 7.5、8.0的磷酸氢二钠-柠檬酸缓冲液和pH 2.5盐酸为提取液，结果柚皮总黄酮提取量50.65mg/g；杨芙莲等以总黄酮提取量为考察指标，研究蜂胶总黄酮的半仿生提取法的工艺，结果总黄酮提取量25.08mg/g。

将酶法及半仿生提取法的最优工艺分别应用于银杏叶黄酮的提取，结果总黄酮提取量6.37mg/g；而利用乙醇-水为溶剂的半仿生法提取的银杏叶黄酮总量6.46mg/g，提取效果较好，提取率高。由于半仿生提取法不仅能在很大程度上将有效成分提取出来，还能适应中药（复方）本身和制剂的发展，近年来已成功将其应用于中药及其复方，如叶下珠总黄酮、柿叶黄酮、葛根复方黄酮等的提取中。

3. 半仿生联合应用提取法

（1）超声辅助半仿生提取法 这种组合式提取方法可在接近人体温度且无需高温时，即可将中药药效成分达最大提取量。在实际应用中，可根据中药的不同特点和目标产物的特性，选择适合的方法进行联合应用，将有效成分尽可能多的提取，更加符合药物在人体内的吸收规律，适合工业化生产的需要，推进中药制剂的应用和发展。

超声提取法是利用超声波的空化效应、机械效应、热效应，加之粉碎、搅拌等综合作用，使分子内部温度迅速升高，增大物质分子运动频率和速度，增加溶剂穿透力，从而提高目标成分浸出率的方法。由于中药的大多活性成分存在于植物细胞中，故利用有机械振动作用的超声波提取法与半仿生提取联用，可降低细胞壁的影响，提高活性成分提取率。

利用超声辅助半仿生提取半枝莲总黄酮，通过单因素试验得到最佳超声条件为超声功率 60w，提取时间 30min，提取温度 60℃，液料比 30ml/g；以 60% 乙醇为提取液，半仿生提取分别以盐酸和磷酸氢二钠 – 柠檬酸缓冲液将提取液 pH 调节为 2.0 和 7.5 进行超声提取 1 次，合并滤液，此条件下半枝莲总黄酮的提取率 2.14%。在单因素试验基础上，通过正交试验对羽衣甘蓝叶黄素的多种提取方法进行优化，结果发现浸提法的提取率最低，其次为单一半仿生提取法、先超声后半仿生提取法、单一超声波提取法，而超声波协同半仿生提取法的提取率最高，该最优工艺以无水乙醇为提取剂，液料比 25ml/g，起始 pH 5.5，超声功率 240W，提取时间 15min，叶黄素提取量达 0.247mg/g。

（2）微波辅助半仿生提取法　微波提取主要利用了微波的热特性，可使细胞内的极性物质吸收微波能量产热，尤其使水等极性物质气化而破坏细胞壁，将细胞内的物质释放出来。该提取法代替传统的加热提取法，可缩短中药材的提取时间，提高有效成分的提取纯度，与半仿生法联合提取，可减少提取剂用量，有效地避免长时间加热而造成的有效成分破坏，降低实验成本。

利用均匀设计法优化了藤茶的微波辅助半仿生工艺，以水为提取溶剂，pH 分别为 6.0、7.5、9.0，相应的微波提取时间分别为 3min、1.5min、1.5min，合并提取液，通过 HPLC 测得指标成分蛇葡萄素的平均质量浓度 $5.12g \cdot L^{-1}$，相比单一微波提取方式，微波辅助半仿生提取法的提取量增加了 60%。

以多糖得率为考察指标，采用响应面法优化五味子粗多糖的微波辅助半仿生提取工艺条件，结果表明五味子多糖的提取率 14.70%，高于传统的水提醇沉法。

含有五味子的经典名方：厚朴麻黄汤、地黄饮子、固阴煎、清肺汤。

（3）半仿生 – 酶法　中药经口服进入人体后，其消化和吸收除了 pH 的调节外，还有多种酶在起着催化作用，半仿生 – 酶法是建立在半仿生提取法基础上，在中药的提取过程中加入适当的酶以破坏细胞结构，从而加快有效成分溶出的一种新提取方法。较传统半仿生提取法而言，该方法可加快有效成分的溶出、提高提取效率、缩短提取时间等。由于酶的参与，该方法的提取温度一般在 37~60℃，尤其适用于热不稳定性成分的提取。半仿生 – 酶法对三萜皂苷类、糖苷类、酚酸类、黄酮类及生物碱类的研究文献均有报道。在对复方药与单味药的研究中，与其他传统溶剂提取法相比，半仿生－酶法提取不同有效成分都有一定优势。

对房陵丹参水溶性成分进行半仿生－纤维素酶提取法的工艺优选，第1、3次提取的pH分别为2.0、8.0，提取时间依次为1.0h、1.5h，加热回流；第2次酶法提取以丹酚酸B得率、总酚酸得率和干浸膏收率为综合评价指标，得酶法提取的最佳工艺为料液比22ml/g，水解酶用量3mg/g，酶解温度50℃，酶解时间2h。对鹿衔草中总黄酮的酶联半仿生法提取工艺进行了优化，与传统醇提法相比，总黄酮提取率明显提高，达5.54%。

通过优选两面针的超声－酶法辅助半仿生提取工艺条件，结果氯化两面针碱和总生物碱得率与乙醇回流法接近或稍低，而干膏收率显著提高，为两面针的工业化生产提供了参考。采用不同溶剂法提取半夏白术天麻汤中天麻素及甘草次酸时，结果以半仿生－酶法为最优。不同种类酶对中药材有效成分提取也有一定的影响。

半仿生－酶法在拐枣七的总生物碱提取中，半仿生－复合酶提取法得到的总生物碱含量比单一半仿生法提高了29.30%，比复合酶提取法提高15.40%；半仿生－纤维素酶法得到的总生物碱含量比半仿生法提高6.30%，比纤维素酶提取法提高了15.20%；半仿生－β－葡聚糖酶法得到的总生物碱含量比半仿生法提高了3.90%，比β－葡聚糖酶法提高了58.00%。

分别采用均匀设计法优选菱壳和杭白菊中抗胃癌活性成分的半仿生－酶法提取工艺，结果证实胃蛋白酶和胰蛋白酶均可影响提取物的抗胃癌活性。

含有菊花的经典名方：清上蠲痛汤、石决明散、五味消毒饮。

通过比较不同种类酶对三七皂苷类成分半仿生－酶法提取工艺的影响，并进行了正交试验优化。结果表明半仿生－α－淀粉酶酶解提取三七皂苷的方法最经济有效。

含有三七皂苷类的中药主要为人参、三七，经典名方包括：旋覆代赭汤、竹叶石膏汤、吴茱萸汤、半夏泻心汤、黄连汤、附子汤、大建中汤、橘皮竹茹汤、麦门冬汤、温脾汤、小续命汤、开心散、温经汤、清心莲子饮、三痹汤、升阳益胃汤、圣愈汤、固阴煎、托里消毒散、养胃汤、保元汤、二冬汤、丁香柿蒂散、完带汤、枇杷清肺饮、清燥救肺汤。

对丹参水溶性成分的提取研究中，发现半仿生－纤维素酶法所得综合评价指标最优。此外，半仿生－酶法在提取不同中药及成分中的应用，证实了半仿生－酶法更加适用于水溶性成分的提取。

传统中药提取方法主要存在两个问题：①对中药及复方的提取以单体化学成分的理化性质为参考，选择适宜溶剂和方法进行提取，如生物碱类、糖苷类、挥发油等，但此种方法忽视了药物成分的层次性和联系性，无法体现中药及复方的整体作用，也不符合中医临床用药思维；②通常采用水提醇沉法，该法能提取多数药物成分，其提取的有效部位能够代表或部分代表原方剂的疗效，有利于发挥其综合功能，符合中医用药特点，然而这种工艺对有些成分的提取并不适用，如游离生物碱并不溶于水，再比如采用醇沉可能会除去多糖类成分，而有些在水提液中含量不高的成分经几次醇沉处理后，有一部分可能被沉淀滤除。

半仿生提取模拟药物在胃肠道的转运过程，能够充分发挥混合物成分的综合作用特点，有利于以单体成分来控制提取物质量，同时也符合体内药物代谢、发挥药效的过程。尤其是对于作用物质基础不明确而又疗效确切的药物，半仿生提取法更能确切反应药物真正的药效物质基础，且随着包括酶催化等新技术的引入，提取温度改为接近人体的温度，模拟人工胃和人工肠为基础环境，克服了传统半仿生提取法高温煎煮易破坏有效成分的缺点。这些均可为探索中药新药研究与开发的现代化新方法提供帮助。

第三节　浓　缩

浓缩（concentration）系指在沸腾状态下，经传热过程，利用气化作用将挥发性大小不同的物质进行分离，从液体中除去溶剂得到浓缩液的工艺操作。

中药提取液经浓缩制成一定规格的半成品，或进一步制成成品，或浓缩成过饱和溶液使析出结晶。蒸发是浓缩药液的重要手段，此外，还可以采用反渗透法、超滤法等使药液浓缩。

一、影响浓缩效率的因素

蒸发浓缩是在沸腾状态下进行的，沸腾蒸发的效率常以蒸发器的生产强度来表示，即单位时间、单位传热面积上所蒸发的溶剂或水量。可用式 5-3 表示，式中，U 为蒸发器的生产强度 [kg/（m²h）]；W 为蒸发量（kg/h）；A

为蒸发器的传热面积（m²）；K 为蒸发器传热总系数 [kJ/（m²·h℃）]；Δt_m 为加热蒸气的饱和温度与溶液沸点之差（℃）；r' 为蒸气二次的气化潜能（kJ/kg）。由式 5-3 可以看出，生产强度与传热温度差及传热系数成正比，与蒸气二次的气化潜能成反比。

$$U=\frac{W}{A}=\frac{K \cdot \Delta t_m}{r'} \qquad (5-3)$$

（一）传热温度差（Δt_m）的影响

依照分子运动学说，气化是由于获得了足够的热能，使分子振动能力超过了分子间内聚力而产生的。因此，在蒸发过程中必须不断地向料液供给热能。良好的传导传热也必须有一定的 Δt_m。

提高加热蒸气的压力可以提高 Δt_m，但是，不适当的提高 Δt_m 可能导致热敏性成分破坏。借助减压方法适当降低冷凝器中二次蒸气的压力，可降低料液的沸点和提高 Δt_m，且可及时移去蒸发器中的二次蒸气，有利于蒸发过程顺利进行。

但是，Δt_m 的提高也应有一定的限度。因为要维持冷凝器中二次蒸气过低的压力，则真空度过高，既不经济，也易因料液沸点降低而引起黏度增加，使传热系数（K）降低。

蒸发操作过程中，随着蒸发时间的延长，料液浓度增加，其沸点逐渐升高，会使 Δt_m 逐渐变小，蒸发速率变慢。

在蒸发过程中还需要控制适宜的液层深度。因为下部料液所受的压力（液柱静压头）比液面处高，相应地下部料液的沸点就高于液面处料液的沸点，形成由于液柱静压头引起的沸点升高。沸腾蒸发可以改善液柱静压头的影响。一般不宜过度加深液层的深度。

（二）传热系数（K）的影响

提高 K 值是提高蒸发器效率的主要因素

$$K=\frac{1}{\dfrac{1}{\alpha_1}+\dfrac{1}{\alpha_i}+R_W+R_S} \qquad (5-4)$$

式中，α_0 为管间蒸气冷凝传热膜系数 [kJ/（m²h·℃）]；α_i 为管内料液沸腾传热膜系数 [kJ/（m²·h·℃）]；R_W 为管壁热阻 {1/[kJ/（m²·h·℃）]}；R_S 为管内垢层热阻，{1/[kJ/（m²h·℃）]}。

由式 5-4 可知，增大 K 的主要途径是减少各部分的热阻。通常管壁热阻（R_W）很小，可略去不计；在一般情况下，蒸气冷凝的热阻在总热阻中占的比例不大，但操作中应注意对不凝性气体的排除，否则，其热阻也会增大。管内料液侧的垢层热阻（R_S），在许多情况下是影响 K 的重要因素，尤其是处理易结垢或结晶的料液时，往往很快就在传热面上形成垢层，致使传热速率降低。为了减少垢层热阻（R_S），除了要加强搅拌和定期除垢外，还可以从设备结构上改进。

二、浓缩方法与设备

由于中药提取液有的稀，有的黏；有的对热较稳定，有的对热极敏感；有的蒸发浓缩时易产生泡沫；有的易结晶；有的需浓缩至高密度；有的浓缩时需同时回收挥散的蒸气。所以，必须根据中药提取液的性质与蒸发浓缩的要求，选择适宜的蒸发浓缩方法与设备。

（一）减压蒸发

减压蒸发系指在密闭的容器内，抽真空降低内部压力，使料液的沸点降低而进行蒸发的方法，又称减压浓缩。减压蒸发的特点：能防止或减少热敏性物质的分解；增大传热温度差，强化蒸发操作；并能不断地排除溶剂蒸气，有利于蒸发顺利进行；同时，沸点降低，可利用低压蒸气或废气加热。但是，料液沸点降低，其气化潜热随之增大，即减压蒸发比常压蒸发消耗的加热蒸气的量多。

减压蒸发常用的设备有以下 2 种。

1. 减压蒸馏装置 又称减压浓缩装置，系通过抽气减压使药液在减压和较低温度下浓缩的设备。减压浓缩装置可以在浓缩过程中回收乙醇等有机溶剂。减压浓缩时应避免由于冷凝不充分或真空度过大，造成乙醇等有机溶剂损失。

2. 真空浓缩罐 对于以水为溶剂提取药液，常用真空浓缩罐进行浓缩。

（三）薄膜蒸发

薄膜蒸发系指使料液在蒸发时形成薄膜，增加气化表面进行蒸发的方法，又称薄膜浓缩。薄膜蒸发的特点是蒸发速度快，受热时间短；不受料液静压和过热影响，成分不易被破坏；可在常压或减压下连续操作；能将溶剂回收重复利用。

薄膜蒸发的进行方式有两种：①使液膜快速流过加热面进行蒸发；②使药液剧烈沸腾产生大量泡沫，以泡沫的内外表面为蒸发面进行蒸发。前者在短暂的时间内能达到最大蒸发量，但蒸发速度与热量供应间的平衡较难掌握，料液变稠后易黏附在加热面上，加大热阻，影响蒸发，故较少使用。后者目前使用较多，一般采用流量计控制液体流速，以维持液面恒定，否则也易发生前者的弊端。

薄膜浓缩常用的设备有升膜式蒸发器、降膜式蒸发器、刮板式薄膜蒸发器、离心式薄膜蒸发器等。

（四）多效蒸发

多效蒸发系将两个或多个减压蒸发器并联形成的浓缩设备。操作时，药液进入减压蒸发器后，给第一个减压蒸发器提供加热蒸气，药液被加热后沸腾，所产生的二次蒸气通过管路通入第二个减压蒸发器中作为加热蒸气，这样就可以形成两个减压蒸发器并联，称为双效蒸发器。同样可以有三个或多个蒸发器并联形成三效或多效蒸发器。制药生产中应用较多的是二效或三效浓缩。多效蒸发的特点：由于二次蒸气的反复利用，多效蒸发器是节能型蒸发器，能够节省能源，提高蒸发效率。为了提高传热温差，多效蒸发器一般在真空下操作，使药液在较低的温度下沸腾。

多效蒸发器的类型，按加料方式可分为 4 种，如图 5-1 所示。

1. **顺流式**　又称并流式，料液与加热蒸气走向一致，随着浓缩液稠度逐渐增大，蒸气温度逐渐降低。适用于随温度的降低黏度增高不太大，或随浓度增大热敏性增加，温度高溶解度反而变小的料液。

2. **逆流式**　料液与加热蒸气走向相反，随着加热蒸气温度逐渐升高，浓缩液稠度逐渐增大，适用于顺流式相反的情况。

3. **平流式**　料液与加热蒸气走向一致，料液分别通过各效蒸发器，适用于从各效易于析出结晶的料液。

4. **错流式**　兼具顺流与逆流的特点。料液走向是先进入二效，流向三效，再反向流入一效。加热蒸气由一效顺次走向三效，料液最后浓缩温度高。

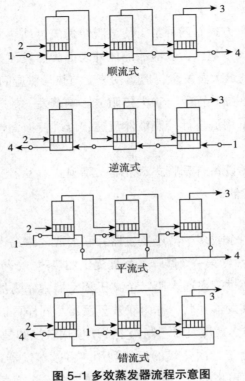

图 5-1 多效蒸发器流程示意图

1. 料液；2. 加热蒸气；3. 蒸气；4. 浓缩液

第四节　干　燥

　　干燥（Drying）系指利用热能除去含湿的固体物质或膏状物中所含的水分或其他溶剂，获得干燥物品的工艺操作。在制剂生产中，新鲜药材除水，原辅料除湿，颗粒剂、片剂、水丸等制备过程中均用到干燥。干燥的好坏，将直接影响到中药的内在质量。中药制剂常用的干燥设备有烘箱、喷雾干燥器、沸腾干燥器、减压干燥器及微波干燥器等。这些设备分别用于中药半成品（如药液和浸膏等）或者成品（如颗粒剂和片剂等）的干燥。近些年来，喷雾干燥法在微胶囊、中药胶剂等新制剂方面的开发应用正受到人们的注目。喷雾通气冻干新技术以及一些国际上新型干燥设备的引入，必将改善中药制剂生产工艺，提高中药生产的技术水平，进而提高中药制剂质量。

一、干燥的基本理论

（一）干燥原理

在对流干燥过程中，湿物料与热空气接触时，热空气将热能传至物料表面，再由表面传至物料内部，这是一个传热过程；与此同时，湿物料得到热量后，其表面水分首先汽化，物料内部水分以液态或气态扩散透过物料层而达到表面，并不断向空气主体流中汽化，这是一个传质过程。因此物料的干燥是由传热和传质同时进行的过程，两者间有着相互联系。

物料表面温度为 t_w，湿物料表面的水蒸气分压为 p_w（物料充分湿润时 p_w 为 t_w 的饱和蒸气压）；紧贴在物料表面有一层气膜，厚度为 δ（类似传热边界层的膜）；气膜以外是热空气主体，其温度为 t，空气中水蒸气分压为 p。因为热空气温度 t 高于物料表面温度 t_w，热能从热空气传递到物料表面，传热的推动力就是温差（$t-t_w$）。由于热空气以高速流过湿物料的表面，所以热量的传递过程主要以对流的方式进行，对流干燥由此而得名。而物料表面产生的水蒸气压 p_w 大于空气中的水蒸气分压 p，水蒸气必然从物料表面扩散到热空气中，其传质推动力为（p_w-p）。

当热空气不断地把热能传递给湿物料时，湿物料的水分不断地汽化，并扩散至热空气的主体中由热空气带走，而物料内部的湿分又源源不断地以液态或气态扩散到物料表面，这样湿物料中的湿分不断减少而干燥。因此，干燥过程应是水分从物料内部物料表面气相主体的扩散过程。

干燥过程得以进行的必要条件是被干燥物料表面所产生的水蒸气分压大于干燥介质中的水蒸气分压，即 $p_w-p > 0$；如果 $p_w-p = 0$，表示干燥介质与物料中水汽达到平衡，干燥即行停止；如果 $p_w-p < 0$，物料不仅不能干燥，反而吸潮。

物料的干燥速率与物料内部水分的性质、空气的性质有关。

（二）物料中所含水分的性质

1. 结晶水　系化学结合水，一般用风化方法去除，在药剂学中不视为干燥过程。如芒硝（$Na_2SO_4 \cdot 10H_2O$）经风化，失去结晶水而成玄明粉（Na_2SO_4）。

2. 结合水　系指存在于细小毛细管中的水分和渗透到物料细胞中的水分。结合水难以从物料中去除。因为毛细管内水分所产生的蒸气压较同温度时水的蒸气压低；物料细胞中的水分被细胞膜包围和封闭，如不扩散到膜外，则不易蒸发去除。

3. 非结合水　系指存在于物料表面润湿水分，粗大毛细管中水分和物料孔隙中水分。非结合水与物料结合力弱，易于去除。因为它所产生的蒸气压等于同温度水的蒸气压。

4. 平衡水分与自由水分　某物料与一定温度、湿度的空气相接触时，将会发生排出水分或吸收水分的过程，直到物料表面所产生的蒸气压与空气中的水蒸气分压相等为止，物料中的水分与空气处于动态平衡状态，此时物料中所含的水分称为该空气状态下物料的平衡水分。平衡水分与物料的种类、空气的状态有关。物料不同，在同一空气状态下的平衡水分不同；同一种物料，在不同的空气状态下的平衡水分亦不同。

物料中所含的总水分为自由水分与平衡水分之和，在干燥过程中可以除去的水分只能是自由水分（包括全部非结合水和部分结合水），不能除去平衡水分。

（三）干燥速率与干燥速率曲线

干燥速率是指在单位时间内，在单位干燥面积上被干燥物料中水分的气化量。可用式 5-5 微分形式表示：

$$U=\frac{dw'}{sdt} \tag{5-5}$$

式中，U 为干燥速率 $[kg/(m^2 \cdot s)]$；s 为干燥面积（m^2）；w' 为气化水分量（kg）；t 为干燥时间（s）。

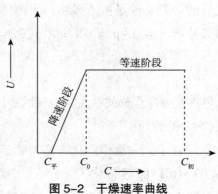

图 5-2　干燥速率曲线

物料干燥过程是被气化的水分连续进行内部扩散和表面气化的过程。所以，干燥速率取决于内部扩散和表面气化速率，可以用干燥速率曲线来说明。

图5-2为干燥介质状态恒定时典型的干燥速率曲线，其横坐标为物料的湿含量（C），纵坐标为干燥速率（U）。从干燥曲线可以看出，干燥过程明显地分成两个阶段，等速阶段和降速阶段。在等速阶段，干燥速率与物料湿含量无关。在降速阶段，干燥速率近似地与物料湿含量成正比。干燥曲线的折点所示的物料湿含量是临界湿含量（C_0），与横轴交点所示的物料湿含量是平衡水分（C_{Ψ}）。因此，当物料湿含量大于（C_0）时，干燥过程属于等速阶段；当物料湿含量小于（C_0）时，干燥过程属于降速阶段。

1. 等速阶段 在干燥的初期，由于水分从物料内部扩散速率大于表面气化速率，物料表面停留有一层非结合水。此时水分的蒸气压恒定，表面气化的推动力保持不变，因而干燥速率主要取决于表面气化速率，所以出现等速阶段。此阶段又称为表面气化控制阶段。在等速阶段，凡能影响表面气化速率的因素均可影响等速阶段的干燥。如干燥介质的温度、湿度、流动情况等。

2. 降速阶段 当干燥进行到一定程度（C_0），由于物料内部水分的扩散速率小于表面气化速率，物料表面没有足够的水分满足表面气化的需要，所以干燥速率逐渐降低了，出现降速阶段。此阶段又称为内部迁移控制阶段。在降速阶段，干燥速率主要与内部扩散有关，因此，物料的厚度、干燥的温度等均可影响降速阶段的干燥。此时热空气的流速、相对湿度等已不是主要因素。实践证明，某些物料在降速阶段，由于内部扩散速率太小，物料表面就会迅速干燥，而引起表面呈现假干现象或龟裂现象，不利于继续干燥。为了防止此种现象的发生，必须采取降低表面气化速率的措施。如利用"废气循环"，使部分潮湿空气回到干燥室中。

二、影响干燥的因素

（一）被干燥物料的性质

这是影响干燥速率的最主要因素。湿物料的形状、大小，料层的厚薄，水分的结合方式均会影响干燥速率。一般说来，物料呈结晶状、颗粒状、堆积薄者，较粉末状、膏状、堆积厚者干燥速率快。

（二）干燥介质的温度、湿度与流速

在适当范围内，提高空气的温度，可使物料表面的温度亦相应提高，加快蒸发速度，有利于干燥。但应根据物料的性质选择适宜的干燥温度，以防止某些热敏性成分被破坏。空气的相对湿度越低，干燥速率越大。降低有限

空间的相对湿度亦可提高干燥效率。实际生产中常采用生石灰、硅胶等吸湿剂吸除空间水蒸气，或采用排风、鼓风装置等更新空间气流。空气的流速越大，干燥速率越快。但空气的流速对降速干燥阶段几乎无影响。这是因为提高空气的流速，可以减小气膜厚度，降低表面气化的阻力，从而提高等速阶段的干燥速率。而空气流速对内部扩散无影响，故与降速阶段的干燥速率无关。

（三）干燥速度与干燥方法

在干燥过程中，首先是物料表面液体的蒸发，然后是内部液体逐渐扩散到表面继续蒸发，直至干燥完全。当干燥速度过快时，物料表面的蒸发速度大大超过内部液体扩散到物料表面的速度，致使表面粉粒黏着，甚至熔化结壳，从而阻碍了内部水分的扩散和蒸发，形成假干燥现象。假干燥的物料不能很好地保存，也不利于继续制备操作。

干燥方式与干燥速率也有较大关系。若采用静态干燥法，则温度只能逐渐升高，以使物料内部液体慢慢向表面扩散，源源不断地蒸发。否则，物料易出现结壳，形成假干现象。动态干燥法颗粒处于跳动、悬浮状态，可大大增加其暴露面积，有利于提高干燥效率。但必须及时供给足够的热能，以满足蒸发和降低干燥空间相对湿度的需要。沸腾干燥、喷雾干燥由于采用了流态化技术，且先将气流本身进行干燥或预热，使空间相对湿度降低，温度升高，故干燥效率显著提高。

（四）压力

压力与蒸发量成反比。因而减压是改善蒸发、加快干燥的有效措施。真空干燥能降低干燥温度，加快蒸发速度，提高干燥效率，且产品疏松易碎，质量稳定。

三、干燥方法与设备

在制药工业中，由于被干燥物料的形状是多种多样的，有颗粒状、粉末状、丸状，也有浆状（如中药浓缩液）、膏状（如流浸膏）；物料的性质各不相同，如热敏性、酸碱性、黏性、易燃性等；对干燥产品的要求亦各有差异，如含水量、形状、粒度、溶解性及卫生要求等；生产规模及生产能力各不相同。因此，采用的干燥方法与设备亦是多种多样的。

（一）真空冷冻干燥法

冷冻干燥法系将浸出液浓缩至一定浓度后预先冻结成固体，在低温减压条件下将水分直接升华除去的干燥方法。其特点是物料在高度真空及低温条件下干燥，可避免成分因高热而分解变质，适用于极不耐热物品的干燥，如天花粉针、淀粉止血海绵等；干燥制品外观优良，质地多孔疏松，易于溶解，且含水量低，一般为 1%~3%，利于药品长期贮存。但冷冻干燥需要高度真空及低温，设备特殊，耗能大，成本高。

中药在疾病的预防和治疗中起着至关重要的作用，与人民的日常生活息息相关。对于中药质量的控制显得极为重要，尤其是中药制剂中有效成分的稳定性和疗效的控制。然而，中药在干燥、制成制剂、长期的保存过程中，有的活性成分并不稳定或易被破坏失去药效，可能造成严重的不良反应，这些都制约着中药在临床中的应用和发展。随着中药现代化的发展，真空冷冻干燥技术应用于中药领域的研究也越来越广泛，冷冻干燥技术在中药领域中的应用如下。

1. 真空冷冻干燥技术原理及特点　真空冷冻干燥是利用低温条件下水的升华性能，使物料低温脱水而达到干燥目的一种干燥方法。先将湿物料在其冰点温度下冻结，得到稳定的固体骨架，然后在适合的真空度下进行升温，使冰直接升华为水蒸气，再利用真空系统的冷凝器将水蒸气凝结，从而获得干燥产品。此干燥过程是低温低压下水的物态变化和移动过程，基本原理就是低温低压下的传热传质。该技术与其他干燥方法相比有很多优点：①可避免药品中热敏性成分分解变质；②可使物料中的易氧化成分不致氧化变质，尤其适合中药中热敏性高，极易氧化且不稳定物料的干燥；③所得制品质地疏松，呈多孔结构，复水性好，能够恢复药液原有的性状；④冻干制品含水量低，有利于产品的长期保存；⑤易实现无菌操作，整个过程污染机会相对较少，所得产品临床效果好，过敏现象少、副作用小。

2. 真空冷冻干燥技术在中药领域中的应用

1）中药材　经典名方中含有人参的方剂有 26 个，如麦门冬汤、温脾汤、小续命汤、开心散等。普通干燥方法（烘干法）使人参皂苷及热敏性成分损失较多，常用冷冻干燥技术进行干燥。冷冻干燥技术能较好地保持药材的外观品质、颜色、气味，脱水彻底，保存性好，同时使有效成分的分解和散失降低到最小限度，保持药用有效成分的活性。冻干法同样适用于西洋参、冬虫夏草、山药、枸杞、鹿茸、三七等的加工。将冻干技术应用于人参的干燥，得出人参在冻干工艺条件下,其皂苷含量变化小,与鲜人参相比,其特有的热敏感性成分丙二酰基人参皂苷 Rb_1 差异很小。而烘干人参片不仅人参总皂苷和热敏性成分丙二酰基人参皂苷 Rb_1 损失较多,且单体皂苷组成比例也发生了变化,说明冷冻干燥法是一种比较理想的人参干燥方式。鹿茸的冻干新工艺及性质研究中,得到了鹿茸片和整枝鹿茸的冻干工艺,纤维观察和成分分析结果表明,真空冷冻干燥得到的鹿茸性状和化学成分上比传统方法更优。采用冷冻干燥法生产的冻干三七成品和传统方法干燥的三七相比,质地疏松、复水性好、气味浓、切分和粉碎更容易,皂苷含量仅比鲜三七略低,比传统干燥三七含量高出近2%,品质更优。

2)中药提取物 经典名方物质基准的制备方法要求与传统制备工艺相一致,以水为溶剂进行提取,得到的中药提取物中常常含有多种成分,特别是水溶性成分在保存的过程中极不稳定,还有很多中药提取物中含有大量蛋白质、氨基酸类等成分,有的中药提取物的有效成分本身就对热敏感或极易氧化,因此对含有这类成分的中药提取物宜采用真空冷冻干燥,以最大限度地保留药材提取物的活性,防止氧化变质。

经典名方暖肝煎、一贯煎中均含有枸杞药材,把枸杞作为研究对象,以冻干率与升华耗时为指标,采用正交设计试验对枸杞多糖的冷冻干燥工艺进行优化,所得产品质地疏松、色泽美观、便于制剂,解决了多糖在高温干燥过程中易降解而失去药性的问题。

对于含有白芷药材的经典名方包括辛夷散、大秦艽汤、托里消毒散、清上蠲痛汤、散偏汤5首方剂,考察常压干燥、减压干燥、冻干、微波干燥4种方法对白芷醇提物中欧前胡素和异欧前胡素含量的影响,采用HPLC测定白芷醇提物中欧前胡素和异欧前胡素的含量,发现冷冻干燥法对白芷醇提物欧前胡素和异欧前胡素的损失最小,优于其他方法。

3)中药新型制剂的研究

(1)中药冻干粉针制剂研究 很多临床治疗效果良好的中药注射剂,尤其对于需静脉注射的中药复方或单方而言,因在水中不稳定,造成临床使用的局限性。然而将此类中药制成冻干粉针剂后,大大增强了其成型性、稳定性,所得产品质地疏松,加水后能迅速溶解。粉针剂不仅剂量准确,且含水量低,粉针包装可保持真空或充填惰性气体,有利于增强药物的稳定性。故将中药复方或单方制成粉针剂，有着广阔的市场前景。对由紫丁香、朝鲜丁香和洋丁香为原材料组成的经典名方丁香柿蒂散，采用冷冻干燥技术制成粉针剂，所得产品性质稳定，疗效迅速，可长期储存，为经典名方丁香柿蒂散的进一步推广提供了依据。采用冷冻干燥技术制备注射用冻干雪莲，可比注射液更好地反映提取液的指纹图谱特征，且经室温留样 12 个月质量稳定。制备苦碟子冻干粉针，按照优化后的工艺制备的粉针剂中黄酮和腺苷含量分别不低于25% 和 0.1%，其 HPLC 指纹图谱能与提取液或冷冻干燥前后中间制品的图谱特征基本吻合，其室温留样 12 个月稳定性良好，所得制剂处方合理，制备工艺可行，质量可控。在改进葛根素冻干粉针剂的制剂工艺研究中，通过调节pH 值或羟丙基 – β – 环糊精包合比例使葛根素冻干粉针剂达到良好的物理性质，制成的粉针剂外观完整，溶解性及溶液稳定性良好。

（2）中药脂质体制剂研究　液态脂质体是一种混悬乳剂，性质不稳定，易发生凝聚、融合，并导致其包封药物泄漏，贮存时间短，使其应用受限。冷冻法既可单独制备脂质体，同时延长药物作用时间，降低其毒副作用，提高生物利用度，增加其稳定性便于储存，为中药脂质体研究开辟了一个崭新的空间。从苦参中提取得到苦参碱，选用冷冻干燥技术，所得苦参碱冻干脂质体注射剂的工艺可行，其制品符合 2020 年版《中国药典》（四部）中有关脂质体指导原则的各项规定，初步动物试验表明本产品有一定的肝靶向性，基本达到试验设计的预期目的。采用冷冻干燥技术制备了紫杉醇脂质体，提高了紫杉醇在水中的溶解度，并大大增加了紫杉醇的稳定性。

（3）中药其他制剂研究　采用冻干技术，对藏药制剂 20 味肉豆蔻片的原药材提取物在低温低压下进行干燥；所得制品颜色基本不变，且结构疏松；所制备的片剂有效成分崩解、溶出较完全，且易挥发成分的损失较低，避免了高温高压下易挥发成分的分解、挥发及蛋白质变性。利用冻干方法制得的新伤去瘀口服冻干颗粒剂，解决了通过沸腾干燥法制成颗粒剂的缺点，使之溶解性好、口感好、服用量降低且遇水迅速溶解、不含赋形剂等优点。药材提取物经冻干后，可以制备出粒度较均一、颗粒成型性好、工艺简单、方便服用的益寿地仙颗粒。将哈蟆油采用冻干后粉碎加适当辅料制备颗粒剂，所得制品为黄白色或类白色的颗粒，气腥，味微甘，水分为 4.68%，质量标准可控，符合中国药典标准。取林蛙油提取物冻干后得冻干粉，以该冻干粉制成的软胶囊生物利用度较好,工艺条件合理,能够最大限度地保证药品的质量和疗效。利用冻干方法制备蜂王浆软胶囊并对其稳定性及影响因素进行研究,结果显示软胶囊成品冷藏质量稳定,制剂成型工艺可行。

中药组分多且复杂,将其制备成药用制剂,往往稳定性较差,尤其是对溶液型注射液,在放置过程中易产生沉淀、变色,从而导致澄明度不合格。将冷冻干燥技术引入到中药制剂研究与开发,使其在保证药物制剂的稳定性上发挥更大作用,又为传统中药的炮制提供了一种新的现代化的技术手段。研究中药在冻干过程中的损伤和保护机制是药物制剂在进行冻干时不可或缺的条件之一,这样才能保证在冻干技术的基础之上研制出高质量且经济的冻干产品。随着冻干技术在中药中的应用不断发展,以及冻干理论的日益完善,该技术必将对中药及其制剂现代化发展做出巨大的贡献。

(二)微波干燥法

微波干燥系指把物料置于高频交变电场内,从物料内部均匀加热,迅速干的一种方法。微波是一种高频波,其波长为 1mm 到 1m,频率为 300mHz 到 300kMHz。制药工业上微波加热干燥只用 915mHz 和 2450mHz 两个频率,后者在一定条件下兼有灭菌作用。

微波干燥的特点是:①穿透力强,可以使物料的表面和内部能够同时吸收微波,使物料受热均匀,因而加热效率高,干燥时间短,干燥速度快,产品质量好;②有杀虫和灭菌的作用;③设备投资和运行的成本高。适用于含有一定水分而且对热稳定药物的干燥或灭菌,中药中较多应用于饮片、药物粉末、丸剂等干燥。

微波干燥起源于 20 世纪 40 年代,直到 20 世纪 60 年代末,微波才被当作一种能源来加以利用,进行加热、干燥、杀虫、灭菌、医疗等项目。由于微波干燥不同于传统干燥方式,在干燥过程中温度梯度、传热和蒸气压迁移方向均一致,具有干燥速度快、受热均匀、效率高等优点。

1. 微波干燥的原理及特点 微波加热利用的是介质损耗原理,物料中的水分子是极性分子,且水是强烈吸收微波的物质,在微波作用下,其极性取向随着外电磁场的变化而变化。915mHz 的微波可使水分子运动达 18.3 亿次 / 秒,致使分子急剧摩擦、碰撞,使物料产生热化和膨化等一系列过程而达到加热目的。微波加热改变了常规加热干燥过程中某些迁移势和迁移势梯度方向，具有独特机制。物料小的水分介质损耗较大，能大量吸收微波能并转化为热能，物料的升温和蒸发是在整个物体中同时进行的，在物料表面，由于蒸发冷却的缘故，使物料表面温度略低于里层温度，同时由于物料内部产生热量，以致于内部蒸气迅速产生，形成压力梯度。初始含水率越高，压力梯度对水分排除的影响越大，即有一种"泵"效应，驱使水分流向表面，加快干燥速度。因此，在微波干燥过程中，温度梯度、传热和蒸气压迁移方向均一致，从而大大改善了干燥过程中的水分迁移条件，同时由于压力迁移动力的存在，使微波干燥具有由内向外的干燥特点，即对物料整体而言，将使物料内层首先干燥。克服了常规干燥中因物料外层首先干燥而形成硬壳板结阻碍内部水分继续外移的缺点，很好地保证了产品的质量。

2. 微波干燥的设备和联合干燥设备　微波干燥设备主要有直流电源、微波管、传输线或传导、微波炉及冷却系统等几个部分所组成。核心部件微波发生器由微波管和微波管电源两个部分组成。微波管电源把常用的交流电能变成直流电能，微波管则可利用微波管电源提供的直流电能，产生稳定的微波能。微波管有调速管、磁控管、行波管和正交场放大管等多种，目前常用的是连续波磁控管。随着微波干燥应用领域的拓宽，国内企业不仅开发了常规的厢式、滚筒式、平板式和隧道式的微波干燥设备，也根据处理对象的不同开发了专门的中药粉、中药丸、中药饮片、中药浸膏的微波干燥设备和口服液微波设备，而且还开发了微波和其他干燥技术联合的干燥设备。wzld 系列微波真空冷冻干燥设备是将微波技术与真空冷冻干燥技术结合为一体的新型设备，whz、wzd 系列微波真空干燥设备以及带有干燥气体喷流的加热真空干燥装置的 vagas 系列单锅式一步造粒机，这些多技术联合的干燥设备将有助于克服单一干燥方法导致的产品质量控制困难、受热均匀性差和干燥时间长等不足。

3. 微波干燥技术在制药领域中应用研究现状　微波干燥技术具有干燥速度快、节能环保、受热均匀、效率高等优点，目前被广泛应用于中药材、中药提取物、浸膏、散剂、丸剂、胶囊剂、片剂等方面。

（1）微波干燥在中药材中的应用研究　通过比较自然晾晒、室内通风阴干、烘箱鼓风干燥、真空干燥和微波干燥 5 种干燥方法对黄芩叶有效成分含量的影响，得到了采用微波干燥的方式黄芩叶中总黄酮含量最高，达到 23.00%，但如果微波连续加热会使总黄酮和野黄芩苷含量下降。

首批经典名方中包括 15 首含有黄芩药材的经典名方，分别为半夏泻心汤、甘草泻心汤、小续命汤、清心莲子饮、甘露饮、当归六黄汤、大秦艽汤、清金化痰汤、桑白皮汤、保阴煎、清肺汤、达原饮、二冬汤、宣郁通经汤、凉血地黄汤。

采用微波干燥丹参药材，通过指标测定，微波干燥丹参药材具有速度快、效率高、质地和外观质量好，切不易返潮、霉变等优点，然而丹参酮 I 和丹参酮 II $_a$ 的含量低于阴干和晒干。但采用低于 60℃ 控温微波辐射干燥却可以有效保持丹参酮 I 和丹参酮 II $_a$ 的含量。因此，微波干燥在中药材的应用中有些不足之处。

（2）微波干燥在中药提取物和浸膏中的应用研究　微波干燥在中药领域中的应用越来越广泛，通过比较不同干燥方法对甘草醇提物中甘草苷含量的影响，发现微波干燥法虽然操作和控制都很方便，具有干燥速度快、加热均匀等一些优点，但甘草苷的含量有很大的损失，将近 40%，甘草作为中药中的国老，在经典名方中的应用占一半以上，有效避免甘草苷的损失，对于开发经典名方具有重要意义。通过比较喷雾干燥、真空干燥、冷冻干燥及微波干燥对益母浸膏粉、复方板蓝大青浸膏粉及肾石通浸膏粉物理性质的影响，发现了微波干燥产物的吸湿性均最小。因此，如果是吸湿较严重的中药水提复方，可以考虑选用微波干燥。利用微波炉干燥浸膏的过程中，发现功率过高则易炭化，过低会使水分挥发不足，干燥时间在 2min 内样品失重明显，与烘箱干燥相比，节省了大量的能量和时间。因此，微波干燥应用于提取物和浸膏时，在干燥速度上具有明显的优势，但也有易使有效成分损失的缺点。我们可以通过优选功率和干燥时间等工艺条件来加以改进，或应用联合的干燥设备克服这些不足。

（3）微波干燥在散剂、丸剂中的应用研究　利用微波炉干燥胃舒散，通过正交设计法对干燥功率、干燥时间等因素进行了优化，发现高功率时容易导致胃舒散中挥发油降低，采用低功率、间歇干燥的效果较好。干燥是丸剂在生产过程中的重要环节，不仅要达到药物干燥的效果，而且还需要有对药物灭菌的作用，使丸剂的质量达到药典要求。而微波干燥既干燥速度快，又灭菌效果好。

以丹皮酚含量损失、灭菌率、溶散时限为指标，比较六味地黄丸两种不同干燥的效果，结果表明，微波干燥优于烘箱干燥。马俊峰等采用隧道式微波干燥灭菌机干燥了各种丸剂，发现干燥后丸药产生膨化作用，不变形，色泽一致，表面圆整均匀。中试结果表明，痔瘘舒丸和五子衍宗丸的溶散时限超过了药典标准。可能是由于微波加热，大部分水分被蒸发，使油脂类成分占据了丸药的大部分孔隙。而油脂类亲水性较弱，在测定溶散时限时水分不易渗入丸药的内部，导致其溶散时限变长。因此，应根据油脂含量或挥发油含量的高低等，选用合适的微波干燥工艺条件。

（4）微波干燥在胶囊剂中的应用研究　通过比较真空微波干燥和真空厢式干燥两方法对香菊胶囊进行处理后的质量，通过水分、水溶性浸出物、堆密度、吸湿性、含量等质量相关指标的测定，发现微波干燥时间较短，不到真空厢式干燥的1/100，而且干燥温度低，有效成分损失少等优点。研究表明，微波干燥在香菊胶囊的生产过程中具有可行性。

（5）微波干燥在片剂中的应用研究　为了探讨真空微波干燥在妇炎康片生产过程中的可行性和工艺参数，通过比较微波干燥和传统箱式干燥，结果表明在微波干燥条件下，苦参碱含量、芍药苷含量、浸膏粉含水量方面均有显著性差异，而且在该条件下，药效成分的保留比较好。然而箱式干燥，由于加热时间过长，物料受热也不是很均匀，导致局部加热温度过高，因此有效成分含量大大下降。增大稠膏相对密度，调整物料/功率比为$1.5kg \cdot kW^{-1}$，同时适当减少物料厚度，都可以提高干燥效率。微波干燥技术在妇炎片的生产过程中具有可行性，相比于传统的箱式干燥有一定的优势。

4. 微波干燥存在的局限性　微波干燥对干燥的中药材也有选择性，如富含有挥发性或热敏性成分的中药材和含有大量淀粉、树胶的天然植物都不适合使用微波干燥，同时要求被处理的物质具有良好的吸水性。在采用微波真空干燥时，会有大量的气泡产生，可能会导致满溢现象，因此需要特别地控制好真空度、微波的功率、加热时间等。微波真空干燥好的干膏由于疏松多孔，表面积大，极易吸潮，需要立即粉碎，密封保存。微波干燥由于对机械化、程序化、自动化的要求较高，且技术评价标准又不够全面，尤其在应用过程中对系统的安全性、系统的GMP要求、药物料的尺寸、药物料的性状等方面要求较高，因此在应用和推广中存在一些问题。

微波干燥具有能量利用率高、干燥速度快、自动控制容易、干燥效果均匀、灭菌能力强等优点，有利于提高生产效率、改善劳动条件。通过优选的干燥条件，改变产品物理性状，可以减少有效成分损失，有利于提高产品品质。因此微波干燥是一种有效、实用、有前景的新型干燥技术。尽管应用微波技术进行中药材干燥也有很多不足之处，且技术上还有待改进，但因其具有独特的加热方式和干燥速度快、产品质量高等优点，在中药材及其制剂干燥应用方面具有广阔的前景，将会给传统中药制药产业带来革命性的巨大改变。

第六章 新技术在经典名方制剂开发中的应用

第一节 环糊精包合技术

经典名方中包括较多含挥发性中药的方剂，如羌活胜湿汤，该方以羌活、独活、藁本、防风、甘草、川芎、蔓荆子7味药组成，其中羌活、藁本、防风、蔓荆子均为解表药，独活、川芎性味辛温，亦含挥发性成分。该方"以水二盏，煎至一盏"约需6h，煎煮时间较长，挥发性成分大量损失，导致物质基准中该类成分含量极低。从"遵古"的角度来看，古人煎药时可能并未考虑到挥发油损失的问题，但在现代工艺生产中，挥发性成分在提取罐中损失相对较少，势必难以达到与物质基准的一致。而对于改善"脊痛项强，腰似折，项似拔"等症状，似乎与芳香类成分的辛温走窜之功有较大关联性，以"遵古"的方式进行煎煮似乎不太适宜。该类成分作为一类活性较强的成分，能否单独提取后包合入药，且包合量以及挥发油的分散状态均需开展实验进行深入研究。可对挥发性成分进行单独研究，考虑如何将该类成分纳入经典名方物质基准制备的评价体系，最大限度地保留经方的药效是难点。在"遵古"的同时也要考虑该制备方法的合理性，从而制定出既遵从古籍精髓，又符合现代制剂规范，同时又能保证原方药效的最佳工艺。

一、基本概念和实验原理

（一）基本概念及特点

包合技术系指一种分子被包藏于另一种分子的空穴结构内，形成包合物的技术。这种包合物是由主分子和客分子两种组分组成，主分子即是包合材料，具有较大的空穴结构，足以将客分子（药物）容纳在内，形成分子囊。

药物作为客分子经包合后，溶解度增大，稳定性提高，液体药物可粉末化，可防止挥发性成分挥发，掩盖药物的不良气味或味道，调节释放速率，提高药物的生物利用度，降低药物的刺激性与毒副作用等。

环糊精所形成的包合物通常都是单分子包合物，药物在单分子空穴内包入，而不是在材料晶格中嵌入。单分子包合物在水中溶解时，整个包合物被水分子包围使溶剂化较完全，形成稳定的单分子包合物。大多数环糊精与药物可以达到摩尔比 1∶1 包合，若环糊精用量少，则药物包合不完全；若环糊精用量偏多，则包合物的含药量低。

（二）环糊精的结构和理化性质

1. 环糊精　环糊精（Cyclodextrin，CD）系淀粉用嗜碱性芽孢杆菌经培养得到的环糊精葡萄糖转位酶作用后形成的产物。是由 6~12 D-葡萄糖分子以 1，4-糖苷键连接的环状低聚糖化合物，为非还原性白色结晶状粉末，常见的有 α、β、γ 三型，分别由 6、7、8 个葡萄糖分子构成。在三种环糊精中，以 β-环糊精（β-CD）最为常用，它为 7 个葡萄糖分子以 1，4-糖苷键连接而成。筒状结构，内壁空腔为 0.6~1nm，由于葡萄糖的羟基分布在筒的两端并在外部，糖苷键氧原子位于筒的中部并在筒内，β-环糊精的两端和外部为亲水性，而筒的内部为疏水性，可将一些大小和形状合适的药物分子包合于环状结构中，形成超微囊状化合物。

环糊精对碱、热和机械作用都相当稳定，对酸较不稳定，常发生水解反应生成线性低聚糖，其开环速率随分子中空腔尺寸增大而增大，即 α-CD< β-CD< γ-CD。在溶解性方面，β-CD 在水中的溶解度最小，最易从水中析出结晶，其溶解性随水温的升高而增大。若水中含 20% 乙醇，常温下溶解度可增至 5.5%。这些性质对 β-CD 包合物的制备提供了有利条件。

2. 环糊精衍生物　通过对 β-CD 进行结构修饰，改善某些方面的性质，可使之更适于药物的包合。β-CD 在圆筒两端有 7 个伯羟基与 14 个仲羟基，其分子间或分子内的氢键阻止水分子的水化，使 β-CD 水溶性降低。将甲基、乙基、羟丙基、羟乙基等基团通过与分子中的羟基进行烷基化反应引入到 β-CD 分子中，可以破坏 β-CD 分子内的氢键形成，使其理化性质特别是水溶性发生显著改变。

甲基 β-CD、羟丙基 β-CD、糖基 β-CD 等均易溶于水，为亲水性 β-CD 衍生物，能包合多种药物，使溶解度增加，毒性和刺激性下降，如 2，3-二羟丙基 β-CD 使一些难溶性药物的溶解度和稳定性增加，降低了局部刺激性和溶血性。

疏水性 β-CD 衍生物，目前主要为乙基化 β-CD，按取代程度不同而降低水中溶解度。用乙基化 β-CD 包合水溶性药物后可降低药物溶解度，可用作水溶性药物的缓释载体。

（三）包合作用的影响因素

1. 药物的极性或缔合作用的影响 由于 CD 空穴内为疏水区，疏水性或非离解型药物易进入而被包合，形成的包合物溶解度较小；极性药物可嵌在空穴口的亲水区，形成的包合物溶解度大。自身可缔合的药物，往往先发生解缔合，然后再进入 CD 空穴内。

2. 包合作用竞争性的影响 包合物在水溶液中与药物呈平衡状态，如加入其他药物或有机溶剂，可将原包合物中的药物取代出来。

（四）包合物的制备方法

1. 饱和水溶液法 将 CD 制成饱和水溶液，药物（难溶性药物应先溶于有机溶剂中）按一定的比例加入，在一定温度下搅拌或振荡适当的时间，冷藏，过滤，洗涤，干燥，即得饱和水溶液。

2. 研磨法 取 CD 加入 2~5 倍量水混合，研匀，加入药物（难溶性药物应先溶于有机溶剂中）充分混匀，置研磨机中研磨成糊状，低温干燥洗涤，干燥，即得包合物。

3. 超声波法 将 CD 配制成饱和水溶液，加入药物溶解后，在适当的强度（功率、频率）下超声处理一定时间，使药物被 CD 包合，滤过，洗涤，干燥，即得。此法是利用超声波替代饱和水溶液法中的搅拌力来促进药物的包合。

4. 冷冻干燥法 将 CD 配制成饱和水溶液，加入药物溶解，搅拌一定时间使药物被 CD 包合，置于冷冻干燥机中冷冻干燥，即得。此法适于干燥过程中易分解、变质，且所制得到的包合物溶于水，在水中不易析出结晶而难于获得包合物的药物进行包合。所得包合物外形疏松，溶解性能好，常用于制成粉针剂。

5. 喷雾干燥法 将 CD 配制成饱和水溶液，加入药物溶解，搅拌一定时间使药物被 CD 包合，然后用喷雾干燥设备进行干燥，即得。此法适用于遇热性质稳定、所制得的包合物溶于水的药物进行包合。

（五）包合物的验证及质量评价

1. 薄层色谱法 将药物及其包合物分别用适当的同种溶剂溶解制成供试

液，通过选择适当的溶剂系统，在同样的条件下进行薄层色谱展开，观察所得色谱图中药物对应的斑点位置有无斑点及斑点数，若药物与 β–CD 已形成包合物，则包合物色谱的相应位置不出现斑点。

2. 热分析法　热分析法包括差示热分析法（DTA）和差示扫描量热法（DSC），是鉴定药物和 CD 是否形成了包合物的常用验证方法。

3. X 射线衍射法　晶体药物在用 X 射线衍射时显示该药物的结晶的衍射特征峰，而药物的包合物是无定形态，没有衍射特征峰。

4. 红外光谱法　通过比较药物包合前后在红外区吸收的特征，根据吸收峰的变化情况（吸收峰的降低、位移或消失），证明药物与 CD 间的包合作用，并确定包合物的结构。

5. 核磁共振谱法　从核磁共振谱上碳原子的化学位移大小，推断包合物的形成。一般对于含有芳香环的药物，可采用 ^{1}HNMR 技术，而对于不含有芳香环的药物可采用 ^{13}CNMR 技术。

6. 荧光光谱法　比较药物与包合物的荧光光谱，从曲线中吸收峰的位置和高度来判断是否形成包合物，如儿茶素 β–CD 包合物。

7. 圆二色谱法　对有光学活性的药物，可分别作药物与包合物的 Cotton 效应曲线，即圆二色谱，从曲线形状可判断包合与否。

8. 紫外分光光度法　从紫外吸收曲线中吸收峰的位置和峰高可判断是否形成了包合物。

二、示例

（一）β–环糊精包合物的制备

例 1：薄荷油 β–环糊精包合物的制备

【处方】β–CD 4g，薄荷油 1ml，蒸馏水 50ml。

【制法】取 β–CD 置烧杯中，加入水，加热溶解，降温至 50℃，缓慢滴加薄荷油（无水乙醇 1∶1 溶解），恒温搅拌 2.5h，冷却，有白色沉淀析出，待沉淀完全后抽滤。沉淀用无水乙醇 5ml 分 3 次洗涤，至表面近无油迹，将沉淀置干燥器中干燥，即得。

【注解】①本实验采用饱和水溶液法（亦称共沉淀法）制备包合物，主分子 β–CD 的水溶解度为 1.79%（25℃），但在 45℃时溶解度可增加至 3.1%。故在实验过程中应控制好温度，使其从水中析出沉淀。②包合率取决于环糊精的种类、药物与环糊精的配比量以及包合时间，应按照实验内容的要求进行操作。③加入薄荷油后，烧杯上应以适当物品覆盖，以防薄荷油过度挥发。④提取薄荷油时，以提取量不再增加为提取完成的标志。⑤注意正确使用挥发油提取器。

例2：肉桂挥发油包合物的制备

经典名方暖肝煎、保元汤、除湿胃苓汤均含有肉桂，可以单提肉桂挥发油，制备 β–CD 包合物。

【处方】肉桂挥发油 1ml， β–CD 8g。

【制法】按处方量称取 β–CD 8g，加入 15 倍量的蒸馏水，水浴加热至 β–CD 完全溶解，制得 β–CD 饱和溶液，置于 40℃ 水浴中保温。移取肉桂挥发油 1ml，以无水乙醇 1∶1 溶解，缓慢加至 β–CD 饱和溶液中，超声 30min。置冰箱中冷藏 24h，抽滤，沉淀用无水乙醇洗涤至表面无油迹，40℃ 干燥，即得。

【注解】肉桂挥发油为有效成分；β–CD 为包合材料。制备方法为超声法，在包合温度 40℃，油∶β–CD 为 1∶8，超声包合时间 30min，肉桂挥发油包合条件稳定。

例3：陈皮挥发油包合物的制备

经典名方华盖散、金水六君煎、化肝煎、清肺汤、完带汤、除湿胃苓汤中均含有陈皮，可以单提陈皮挥发油，制备 β–CD 包合物。

【处方】陈皮挥发油 1ml， β–CD 6g。

【制法】取 6g β–CD 置乳钵中，加入一定量蒸馏水，研磨均匀，取陈皮挥发油 1ml，用无水乙醇配成 50%（v/v）溶液，缓慢加至研钵中，连续研磨至糊状，冷藏，抽滤，洗涤，干燥，即得。

【注解】β–CD 为包合材料。制备方法为研磨法。

例4：冰片–β–环糊精包合物的制备

【处方】冰片 0.66g， β–环糊精 4g。

【制法】取 β–环糊精 4g，加水 100ml 加热使溶解，于 55℃ 保温。另取冰片 0.66g，用乙醇 20ml 溶解。在搅拌下缓缓滴加冰片乙醇溶液于 β–环糊精水溶液中，滴加完后继续搅拌 30min，冰箱放置 24h，抽滤，蒸馏水洗涤，40℃ 干燥，即得。

【注解】冰片具有挥发性，制备其 β–环糊精包合物主要是防止其挥发散失。制备方法为饱和水溶液——搅拌法。

对于组方中含有挥发油的多种中药，可以混提挥发油，制备包合物。

白术、桂枝是经典的药对之一，《金匮要略》（汉·张仲景）所含的两首经典名方桂枝芍药知母汤与苓桂术甘汤中均含有白术、桂枝，其混合挥发油具有挥发性，制备其 β–环糊精包合物主要是防止其挥发散失。制备方法为饱和水溶液–搅拌法。

例5：白术、桂枝挥发油包合物的制备

（1）白术、桂枝混合挥发油的提取　按处方比例取处方量的6倍，桂枝60g，已粉碎成中粉（四号筛）的白术72g，置2000ml圆底烧瓶中，加入10倍量的水，浸泡6h，水蒸气蒸馏提取4h，收集桂枝、白术中的挥发油，后将芳香水进行二次蒸馏提取挥发油。将所收集的挥发油在温度为15℃，转速3000 r/min的条件下离心6min。用无水硫酸钠干燥，过滤，得白术、桂枝混合挥发油。

（2）饱和水溶液法制备 β–环糊精包合物

【处方】β–CD 10g，薄荷油1ml，蒸馏水50ml。

【制法】称取 β–CD 置烧杯中，加蒸馏水使 β–CD 的浓度为6%，使之完全溶解，制成环糊精饱和溶液。取薄荷油1ml，用无水乙醇溶解（挥发油：无水乙醇 =1∶1，v/v），缓慢滴入约40℃的 β–CD 溶液中，边加边搅拌，滴完之后继续磁力搅拌至规定时间3h后，自然冷却至室温，放入4℃冰箱冷藏24h，有白色沉淀析出，抽滤。沉淀用无水乙醇或环己烷洗涤3次，10ml/次，至表面近无油迹，并于40℃条件下真空干燥，取出，即得干燥包合物。

（二）计算包合物的含油率、利用率及收得率

称取包合物，记录重量。将包合物置250ml圆底烧瓶中，加水150ml，用挥发油提取器提取出薄荷油，记录体积（1ml薄荷油约重0.9g），按公式6-1计算：

$$\text{包合物的含油率} = \frac{\text{包合物中实际含油量（g）}}{\text{包合物重量（g）}} \times 100\% \quad （6\text{-}1\text{-}A）$$

$$\text{包合物中薄荷油的利用率} = \frac{\text{包合物中实际含油量（g）}}{\text{投油量（g）}} \times 100\% \quad （6\text{-}1\text{-}B）$$

$$包合物收得率 = \frac{包合物实际量（g）}{\beta-CD（g）+薄荷油投入量（g）} \times 100\% \quad （6-1-C）$$

第二节　固体分散技术

经典名方中含黄酮类化合物的常用中药有黄芩、槐花，首批一百首经典名方中含有黄芩的方剂共计 15 首。黄芩中含有黄芩苷、黄芩素、汉黄芩苷、汉黄芩素等黄酮类化合物，黄芩苷是黄芩的主要有效成分，具有抗菌、消炎等药理作用，2020 年版《中国药典》以黄芩苷为指标成分进行鉴别和含量测定。黄芩苷几乎不溶于水，可以考虑将含有黄芩苷等难溶于水的经典名方做固体分散剂。

含有黄芩的经典名方有半夏泻心汤、甘草泻心汤、小续命汤、清心莲子饮、甘露饮、当归六黄汤、大秦艽汤、清金化痰汤、桑白皮汤、保阴煎、清肺汤、达原饮、二冬汤、宣郁通经汤、凉血地黄汤。含有槐花的经典名方有槐花散。

一、基本概念和实验原理

（一）固体分散体概述

1. 简介　固体分散体（Solid Dispersion，SD）是指药物与载体混合制成的高度分散的固体分散物。药物在载体材料中以分子、胶态、微晶或无定形状态分散，这种技术称为固体分散技术。固体分散体作为制剂的中间体，根据需要可以进一步制成胶囊剂、片剂、软膏剂、栓剂等，也可以直接制成滴丸。

2. 固体分散体的特点

（1）可利用不同性质的载体达到速效、缓释、控释的目的，如选用水溶性载体，将药物形成分子分散状态，则可改善药物溶解性能，提高溶出速率，从而提高药物的生物利用度；也可选用难溶性高分子载体制成缓释固体分散体；还可用肠溶性高分子载体控制药物在小肠释放。

（2）可增加药物的化学稳定性，因为载体材料对药物分子具有包蔽作用。

（3）可使液体药物固体化，有利于液体药物的广泛应用。

其缺点主要是储存过程中的老化，溶出速度变慢等。

3. 固体分散体的类型

（1）速释型固体分散体　指用亲水性载体制成固体分散体。它可改善难溶性药物的润湿性，从而加快溶出速率，提高其生物利用度。

（2）缓释、控释型固体分散体　指以水不溶性或脂溶性载体制成的固体分散体。其释药机制与缓释和控释制剂相同。

（3）肠溶性固体分散体　是指利用肠溶性物质作载体，制成肠道释药的固体分散体。

4. 固体分散体中药物的分散状态

（1）低共熔混合物药物与载体按适当比例混合，在较低温度下熔融，骤冷固化形成固体分散体。药物仅以微晶状态分散于载体中，为物理混合物。

（2）固态溶液药物溶解于熔融的载体中，呈分子状态分散，成为均相体系。

（3）玻璃溶液或玻璃混悬液药物溶于熔融的透明状的无定形载体中，骤然冷却，得到质脆透明状态的固体溶液。

（4）共沉淀物又称共蒸发物，是固体药物与载体以适当比例形成的非结晶性无定形物（有时也称玻璃态固熔体，因其有如玻璃一样的质脆、透明及无确定的熔点）。常用载体为蔗糖、枸橼酸、PVP等多羟基化合物。

药物在载体中的分散状态，并不一定以上述的某一种情况单独出现，往往是多种类型的混合体。

（二）固体分散体的常用载体及特性

固体分散体中应用的载体要求是生理惰性，易溶于水，不与药物发生化学反应，不影响药物的化学稳定性。常用的有聚乙二醇、聚维酮、尿素、脱氧胆酸、琥珀酸和枸橼酸等。

1. 水溶性载体

（1）聚乙二醇类　聚乙二醇类（PEG）最常用的是PEG-4000和PEG-6000，它们的熔点低（55~60℃），毒性小，能显著增加药物的溶出速率，提高其生物利用度。

（2）聚维酮类　聚维酮类（PVP）对热稳定性好（但150℃变色），易溶于水和多种有机溶剂，对有些药物有较强的抑晶作用，但成品对湿的稳定性差，易吸湿而析出药物结晶。

（3）表面活性剂类　作为载体的表面活性剂大多含聚氧乙烯基，其特点是溶于水或有机溶剂，载药量大，在蒸发过程中可阻滞药物产生结晶，是较理想的速效载体材料。常用的有泊洛沙姆-188（Poloxamer-188），为片状固体，毒性小，对黏膜的刺激性极小，可用于静脉注射。增加药物的溶出效果大于PEG载体。

（4）糖类与醇类　作为载体的糖类常用的有右旋糖酐、半乳糖和蔗糖等；醇类有甘露醇、山梨醇、木糖醇等。这些材料的特点是水溶性强，毒性小，分子中的多个羟基与药物以氢键结合而成固体分散体。

（5）有机酸类　可作为载体的有枸橼酸、酒石酸、琥珀酸、去氧胆酸等，均易溶于水而不溶于有机溶剂。但这些有机酸不适于对酸敏感的药物。

2. 水不溶性载体

（1）乙基纤维素　乙基纤维素（EC）无毒，无药理活性，能溶于有机溶剂，黏性较大，稳定性好，不易老化。

（2）含季铵基团的聚丙烯酸树酯类　此类产品在胃液中可溶胀，在肠液中不溶，不被吸收，对人体无害，可被用作缓释固体分散物的载体。

（3）脂质类　常用的有胆固醇、β–谷甾醇、棕榈酸甘油酯、巴西棕榈蜡及蓖麻油蜡等，均可作为缓释固体分散体的载体材料。

3. 肠溶性载体

（1）纤维素类　常用的有醋酸纤维素酞酸酯（CAP）、羟丙甲纤维素钛酸酯（HPMCP，其有两种规格：HP–50、HP–55）、羧甲乙纤维素（CMEC），均能溶于肠液中，可用于制备胃中不稳定的药物，在肠道释放和吸收、生物利用度高的固体分散体。

（2）聚丙烯酸树酯类　常用Ⅱ号或Ⅲ号聚丙烯酸树酯，前者在pH 6以上的介质中溶解，后者在pH 7以上的介质中溶解。将两者联合使用，可制得较理想的缓释速率的固体分散体。

（三）固体分散体的制备方法

1. 熔融法

（1）物料的选择与处理　该法需要加热至较高温度，主要适用于对热稳定的药物和载体。一般多选用熔点低、不溶于有机溶剂的载体材料，如PEG类、枸橼酸、糖类等。为便于药物与载体材料混合均匀，缩短熔融时间，可将药物与载体材料加以适当粉碎。

（2）混合与熔融　取药物与载体材料，混合均匀，然后在搅拌下加热至熔融。为缩短药物的受热时间，也可将载体材料先加热熔融后，再加入已粉碎的药物（过 60~80 目筛），搅拌使溶解或分散均匀。

（3）冷却 一般在剧烈搅拌下使熔融物迅速冷却成固体，或将熔融物倾倒在不锈钢板上形成薄层，用冷空气或冰水，使骤冷成固体，即得。也可将熔融物滴入冷凝液中使之迅速收缩、凝固成丸，这样制成的固体分散体俗称为滴丸。

注意事项：①本法的关键是应由高温迅速冷却，以达到高的饱和状态，使多个胶态晶核迅速形成，得到高度分散的药物，而不是析出粗晶。另外，在冷却过程中容易吸潮，故在制备过程中应采取防潮措施。②大规模生产和实验室制备的固体分散体因加热和冷却速度的不同，其物理化学特性及稳定性也可能不同，如以 PEG-6000 为载体大规模制备时，PEG-6000 分子链可能会出现分裂现象。

2. 溶剂法（共沉淀法或共蒸发法）

（1）物料的选择 该法的优点是避免了高温，适于对热不稳定或易挥发的药物。可选用能溶于水、有机溶剂及熔点高、对热不稳定的载体材料，如 PVP 类（熔化时易分解）、甘露糖、半乳糖、胆酸类等。常用的有机溶剂有三氯甲烷、无水乙醇、95% 乙醇、丙酮等。

（2）溶解 取药物与载体材料，置于适宜的容器中，加入适量有机溶剂，搅拌使溶解。

（3）蒸发溶剂与干燥 将含有药物与载体的溶液，用适宜的方法蒸去有机溶剂，使药物与载体材料同时析出，即可得到药物在载体材料中混合而成的共沉淀物，再经低温干燥，即得。

注意事项：①此法使用有机溶剂的用量较大，成本高，且有时难以将有机溶剂完全除去。残留的有机溶剂不但对人体有害，还易引起药物的重结晶而降低药物的分散度。②同一药物，采用不同的有机溶剂，可得到分散度不同的固体分散体，其溶出速度亦不相同。

3. 溶剂 – 熔融法 将药物先溶于少量有机溶剂中，然后加入到已熔融的载体材料中搅拌混匀，再按熔融法冷却固化，即得。本法所用载体材料与熔融法相同，溶剂应选用毒性小、易与载体材料混合的溶剂，可适用于液态药物或剂量小于 50mg 的固体药物。

注意事项：①药物溶液在固体分散体中所占的量一般不得超过 10%(W/W)，

否则难以形成脆而易碎的固体。②药物溶液与熔融载体材料混合时，必须搅拌均匀，以防固相析出。

4. 溶剂 – 喷雾（冷冻）干燥法 将药物与载体材料共同溶于溶剂中，经喷雾（冷冻）干燥除去溶剂，即得。载体材料常用 PVP 类、PEG 类、β – 环糊精、甘露醇、乳糖、水解明胶、纤维素类、聚丙烯酸树脂类等。溶剂 – 喷雾干燥法可连续生产，溶剂常用 $C_1 \sim C_4$ 的低级醇或其混合物。溶剂 – 冷冻干燥法适用于易分解、对热不稳定的药物，此法污染少，产品含水量可低于 0.5%。

5. 研磨法 将药物与较大比例的载体材料混合后，强力持久地研磨一定时间，即得。载体材料常用微晶纤维素、乳糖、PVP 类、PEG 类等。研磨时间的长短因药物而异。

6. 双螺旋挤压法 将药物与载体材料置于双螺旋挤压机内，经混合、捏制，即得。本法可用两种以上的载体材料，制备温度可低于药物熔点和载体材料的软化点，故药物不易破坏，制得的固体分散体也稳定。

（四）固体分散体的质量评价

固体分散体的质量评价，主要包括固体分散体中药物分散状态、固体分散体的稳定性，以及药物的溶解度与溶出速率等方面。

药物在固体分散体中呈分子状态、亚稳定及无定形状态、胶体状态、微晶或微粉状态。检测方法目前还只有一些粗略方法，例如 X– 射线衍射法、红外光谱测定法、差示热分析法及核磁共振谱法等，较粗的分散体系也有用显微镜测试的。溶出速率的测定有多种方法，一般可根据《中国药典》收载的方法测定。固体分散体贮存时间过长，可出现硬度变大、药物溶出度降低等老化现象，所以需注意其稳定性。这可以从改善贮存环境，采用联合载体，调整载体理化性质等方面来提高固体分散体的稳定性。

固体分散体提高药物溶出速率的机制：①药物在载体中高度分散，粒子显著减小，表面积增大，有的甚至达到分子分散水平，水溶性载体在水中迅速溶解，药物粒子溶出速率提高。②载体包衣在粒子外围，增加粒子的可湿性，有的形成胶体溶液。③载体与药物形成可溶性复合物，药物溶解度增大。④药物在载体中呈亚稳定型晶型存在，亚稳定型晶体比稳定型晶体溶解度大。

二、示例

例1：黄芩苷固体分散体

含有黄芩的经典名方包括：半夏泻心汤、甘草泻心汤、小续命汤、清心莲子饮、甘露饮、当归六黄汤、大秦艽汤、清金化痰汤、桑白皮汤、保阴煎、清肺汤、达原饮、二冬汤、宣郁通经汤、凉血地黄汤。

【处方】黄芩苷1g，PEG 2000 0.27g，PEG 4000 0.63g。

【制法】将PEG 2000与PEG 4000组成的混合载药材料于60℃熔融，强力搅拌下加入黄芩苷使之均匀分散，之后放入冰浴中快速完全冷却，取出放至真空干燥箱中干燥，粉碎即得。

【注解】黄芩苷为有效成分，PEG 2000与PEG 4000组成了混合载药材料。制备采用熔融法，将PEG 2000与PEG 4000按3∶7混合，加热熔融，将黄芩苷按药载比（丹参提取物∶PEG）1∶9投药，制备黄芩苷固体分散体。

例2：槐花提取物固体分散体

（1）槐花的提取、纯化　取65℃干燥槐花粉末（过四号筛）200g，加12倍量85%乙醇，回流提取2次，每次2.5h，合并滤液，回收乙醇至无醇味，加水稀释成含0.2g（生药）/ml药液，离心，双层滤纸过滤，备用。采用AB-8型大孔树脂，层析柱径高比为1∶6，上样液为0.2g生药/ml，上样量约为3BV，药液pH为5，75%乙醇进行洗脱。收集洗脱液回收乙醇，浓缩成稠浸膏，备用。

（2）槐花滴丸制备成型工艺

【处方】槐花稠浸膏1g，PEG 4000 3g，液体石蜡适量。

【制法】将PEG 4000在干燥蒸发皿中水浴加热熔融后，加入槐花稠浸膏搅拌使之均匀分散，药料温度70℃保温，滴入液体石蜡冷却液中（冷凝柱长度不少于120cm）。待迅速完全冷却后，取出，擦干，放入干燥器备用。

【注解】槐花的有效成分是黄酮类，用大孔树脂进行纯化。PEG 4000为载体制备滴丸。制备方法为熔融法。

第三节　微囊化技术

传统"中药毒性"包括3个方面：其一是"毒"和"药"相通，即"毒"

可以指药物本身，两者在古籍中通常放在一起谈论；其二是药物偏性，即中药的寒热温凉、性味归经等药性，包含了其治疗效果的内涵；其三是中药的毒副作用。传统"中药毒性"与现代"中药毒性"概念中所谓的引起功能障碍、病理变化及死亡的含义有所不同。2020年版《中国药典》将毒性药材与饮片的毒性分为"大毒""有毒""小毒"3级，本批经典名方中使用的有毒药包括"有毒"的半夏、附子、白果和"小毒"的苦杏仁、吴茱萸、蒺藜、川楝子，并不包含"大毒"药。首批经典名方有33首使用有毒中药，大部分只使用1味有毒中药，部分方剂同时使用2味，如厚朴麻黄汤（唐代）、桑白皮汤（明代）和藿朴夏苓汤（清代）中使用了半夏和杏仁，小续命汤使用附子和杏仁。有毒中药应严格遵循使用剂量要求，对于一些有毒中药，可以做成微囊，避免大剂量服用而导致中毒。对于附子、苦杏仁等有毒中药，可以提取其有效部位，做成微囊制剂。

对于经典名方中含有挥发油类的中药，也可以做成微囊，如当归中含有挥发油阿魏酸，首批经典名方中含有当归的方剂有25首，分别为当归四逆汤、当归建中汤、当归饮子、温经汤、三痹汤、清胃散、当归六黄汤、圣愈汤、乌药汤、当归补血汤、大秦艽汤、金水六君煎、暖肝煎、济川煎、托里消毒散、清上蠲痛汤、清肺汤、蠲痹汤、一贯煎、宣郁通经汤、清肝止淋汤、四妙勇安汤、身痛逐瘀汤、黄连膏、桃红四物汤。

一、基本概念和实验原理

（一）基本概念

微囊系指利用天然的或合成的高分子材料（囊材）作为囊膜，将固体或液体药物（囊心物）包裹而成的微小胶囊。制备微囊的过程称为微型包囊工艺，即微囊化。其特点如下。

（1）掩盖药物的不良气味及口味。

（2）提高药物的稳定性。

（3）防止药物在胃内失活或减少对胃的刺激性。

（4）使液态药物固态化，便于贮存或再制成各种剂型。

（5）减少复方药物的配伍变化。

（6）使药物具有缓释或控释性能。

（7）使药物具有靶向性，可提高药物的疗效、降低毒副作用。

（8）可将活细胞或活性生物材料包裹，从而使其具有很好的生物相容性与稳定性。

（二）微囊的囊心物及囊材

微囊的囊心物可以是固体，也可以是液体，囊心物与内容物除主药外可以包括附加剂，如稳定剂、稀释剂以及控制释放速率的阻滞剂和促进剂等。

微囊囊材一般要求是：①性质稳定；②能控制适宜的药物释放速率；③无毒、无刺激性，注射用材料应具有生物相容性和可降解性；④能与药物配伍，不影响药物的药理作用；⑤成型性好，微囊囊材应能完全包封囊心物。

常用的囊材可以分为下述 3 大类。

1. 天然高分子　天然高分子材料是最常用的囊材与载体材料，因其稳定、无毒、成型性好。

（1）明胶（gelatin）　明胶是胶原蛋白温和水解的产物，其平均分子量在 15000~25000 之间。根据水解条件不同，明胶分酸法明胶（A 型）和碱法明胶（B 型）。A 型明胶与 B 型明胶的等电点分别为 7~9、4.7~5.0，10g/L 溶液（25℃）的 pH 值分别为 3.8~6.0、5.0~7.4。两者的成囊性或成球性无明显差别，溶液的黏度均在 2~18MPa·s 之间，可生物降解，几乎无抗原性。通常可根据药物对酸碱性的要求选用 A 型或 B 型，用于制备微囊的用量为 20~100g/L。

（2）阿拉伯胶（acacia）　为糖及半纤维素的复杂聚集体，其主要成分为阿拉伯酸的钙盐、镁盐、钾盐的混合物。阿拉伯胶不溶于乙醇，能溶解于甘油或丙二醇。水中溶解度为 1：2.7，5% 水溶液的 pH 为 4.5~5.0，溶液易霉变。一般常与明胶等量配合使用，作囊材时的用量为 20~100g/L，亦可与白蛋白配合作复合材料。

（3）海藻酸盐（alginate）　系多糖类化合物，为褐藻的细胞膜组成成分，一般以钙盐或镁盐存在。海藻酸钠可溶于不同温度的水中，不溶于乙醇、乙醚及其他有机溶剂及酸类（pH 3 以下）；其黏度因规格不同而有差异。也可与甲壳素或聚赖氨酸配合作复合材料。因海藻酸钙不溶于水，故海藻酸钠可用 $CaCl_2$ 固化成囊。

（4）壳聚糖（chitosan）　是壳多糖在碱性条件下，脱乙酰基后制得的一种天然聚阳离子型多糖，可溶于酸或酸性水溶液，无毒、无抗原性，在体内能被溶菌酶等酶解，具有优良的生物降解性和成膜性，在体内可溶胀成水凝胶。

2. 半合成高分子 作囊材的半合成高分子材料多为纤维素衍生物，其特点是毒性小、黏度大、成盐后溶解度增大，容易水解，需临用前配制。

（1）羧甲基纤维素盐 羧甲基纤维素盐属阴离子型的高分子电解质，如羧甲基纤维素钠（CMC–Na）常与明胶配合作复合囊材。CMC–Na 遇水溶胀，体积可增大 10 倍，在酸性溶液中不溶。水溶液黏度大，有抗盐能力和一定的热稳定性，不会发酵，也可以制成铝盐 CMC–Al 单独作囊材。

（2）醋酸纤维素酞酸酯（CAP） CAP 不溶于乙醇，可溶于丙酮与丁酮及醚醇混合液；在强酸中不溶解，可溶于 pH 大于 6 的水溶液，分子中游离羧基的相对含量决定其水溶液的 pH 值及能溶解 CAP 的溶液的最低 pH 值。用作囊材时可单独使用，用量一般为 30g/L，也可与明胶配合使用。

（3）乙基纤维素（EC） 比化学稳定性高，不溶于水、甘油和丙二醇，可溶于乙醇、甲醇、丙酮和二氯甲烷等，遇强酸水解，故不适用于强酸性药物。

（4）甲基纤维素（MC） MC 在冷水中可溶，不溶于热水、无水乙醇、三氯甲烷、丙酮与乙醚。用作微囊囊材的用量为 10~30g/L，亦可与明胶、CMC–Na、聚维酮（PVP）等配合作复合囊材。

（5）羟丙甲纤维素（HPMC） HPMC 能溶于冷水成为黏性溶液，不溶于热水、乙醇、乙醚及三氯甲烷。配制 HPMC 水溶液时宜将其先分散于热水中。水溶液长期贮存稳定，有表面活性，表面张力为 $42 \sim 56 \times 10^{-5} \text{N/cm}$。

3. 合成高分子 合成高分子材料分为可生物降解和不可生物降解两类。近年来，可生物降解高分子囊材日益受到人们的重视，其主要优点是无毒、成膜性好、化学稳定性高，可用于注射或植入，目前已应用于研究或生产的有聚碳酯、聚氨基酸、聚乳酸（PLA）、丙交酯乙交酯共聚物（PLGA）、聚乳酸 – 聚乙二醇嵌段共聚物（PLA–PEG）、ε – 己内酯与丙交酯嵌段共聚物等，其中，研究最多、应用最广的是聚酯类，它们基本上都是羟基酸或其内酯的聚合物。

（三）微囊的制备

微囊的制备方法可分为物理化学法、物理机械法和化学法三大类。可根据药物和囊材的性质、微囊所需的粒径、释放及靶向要求，选择不同的制备方法。

1. 物理化学法　本法在液相中进行，通过改变条件使溶解状态的囊材从溶液中凝聚析出，并将囊心物包裹形成微囊。由于这一过程药物与囊材形成新相析出，故本法又称相分离法。根据形成新相方法的不同，相分离法又分为单凝聚法、复凝聚法、溶剂－非溶剂法、改变温度法和液中干燥法。常用单凝聚法与复凝聚法。

1）单凝聚法　系将药物分散于高分子囊材的水溶液中，以电解质或强亲水性非电解质为凝聚剂，使囊材凝聚包封于药物表面而形成微囊，再采用适宜的方法使凝聚囊固化，即得不可逆的微囊。

（1）囊材与凝聚剂的选择　囊材常用明胶、CAP、MC、PVA 等。凝聚剂有两类，一类是强亲水性非电解质，如乙醇、异丙醇、叔丁醇、丙酮等；另一类是强亲水性电解质，如 Na_2SO_4、$(NH_4)_2SO_4$ 等，其中阴离子起主要作用，常见的阴离子胶凝作用次序为 SO_4^{2-}>$C_6H_5O_7^{3-}$（枸橼酸根）>$C_4H_4O_6^{2-}$（酒石酸根）>$CH3COO^-$>Cl^->NO_3^->Br^->I^-；阳离子也有胶凝作用，其电荷数越高，胶凝作用越强。

（2）配制囊材溶液　根据成囊系统各组分产生凝聚的比例范围，配制适宜浓度的囊材溶液。

（3）药物混悬或乳化　单凝聚法在水中成囊，一般要求作为囊心物的药物难溶于水。若药物为固体，则将其微粉化，均匀分散于囊材溶液中制成混悬液；若为液体，则将其加入囊材溶液中通过乳化制成乳浊液。

（4）凝聚成囊　调节温度与 pH，于药物的混悬液（或乳浊液）中加入适宜的凝聚剂，使囊材凝聚包封于药物表面而形成微囊。成囊的好坏与成囊的温度、pH 及凝聚囊与水相间的界面张力等有关。如以 CAP 为囊材，用 Na_2SO_4 作凝聚剂，形成的凝聚囊与水相的界面张力较大，囊形不好，需适当升高温度并加入一定量的水以降低界面张力，才能改善囊形。再如用 A 型明胶制备微囊时，滴加少许醋酸控制溶液的 pH 值在 3.2~3.8 之间，可使明胶分子中带有较多的 $-NH_3^+$ 离子，吸附较多的水分子，降低凝聚囊与水间的界面张力，得到体积更小、流动性好的球形囊；若调节溶液的 pH 值至碱性，因接近等电点（pH 8.5），有大量黏稠块状物析出，则不能成囊。B 型明胶不调 pH 值也能成囊。

（5）胶凝固化　为制得不变形的微囊，待凝聚囊形成后，需将其移至低温处（温度愈低愈易胶凝，常控制在 15℃ 以下）使囊材发生胶凝，并加入交联剂进一步固化。如以 CAP 为囊材，可利用 CAP 在强酸性介质中不溶的特性，在凝聚囊形成后，立即倾入强酸性介质中进行固化。以明胶为囊材时，可加入甲醛作交联剂，通过胺醛缩合反应使明胶分子互相交联而固化。其交联反应式如下。

$$R-NH_2+HCHO+NH_2-R \rightarrow R-NH-CH_2-NH-R+H_2O$$

交联程度与甲醛的浓度、反应时间、介质 pH 值等因素有关，最佳 pH 值为 8~9。若交联不足则微囊易粘连；若交联过度，则明胶微囊脆性太大。若囊心物在碱性环境中不稳定，可改用戊二醛替代甲醛，在中性介质中完成明胶的交联固化。戊二醛对明胶的交联固化作用，可用席夫氏反应（Schiff'sreaction）表示如下。

$$R-NH_2+OHC-（CH_2）_3-CHO+NH_2-R \rightarrow R-N=CH-（CH_2）_3-CH=N-R+2H_2O$$

（6）洗涤与干燥　微囊经固化处理后，滤过并用水洗去微囊表面的交联剂及碱性溶液，然后在 60℃ 左右干燥，即得。

注意事项： ①药物与囊材、水的亲和力大小可影响其微囊化。一般来说，药物同囊材的亲和力强时，易被微囊化。而药物与水的亲和力应适宜，若过分亲水则易被水包裹，只存在于水相中而不能混悬于凝聚相中成囊，如淀粉或硅胶作囊心物均因过分亲水而不能成囊；若药物过分疏水，因凝聚相中含大量的水，使药物既不能混悬于水相中，又不能混悬于凝聚相中，也不能成囊（仅可形成不含药物的空囊），此时可考虑加入适量的表面活性剂（如司盘 20 等）增大药物的亲水性来解决其成囊问题。②囊材的分子量不同，使用的凝聚剂不同，成囊 pH 值也不同。如以明胶作囊材时，用乙醇作凝聚剂，明胶分子量 3 万的在 pH 6~10、4~5 万的在 pH 6~8、6 万的在 pH 8~12 时，均可成囊；用叔丁醇作凝聚剂，明胶分子量 3~5 万的在 pH 2~12、6 万的在 pH 6~12 时，均可成囊；而用硫酸钠作凝聚剂，明胶分子量 3~6 万的在 pH 2~12 均可凝聚成囊。③凝聚过程具有可逆性。一旦解除促进凝聚的条件，如加水稀释就可发生解凝聚，使微囊很快消失。这种性质在制备过程中可反复利用，直至凝聚微囊形状满意为止（可用显微镜观察）。最后再采取措施加以交联固化，使之成为不粘连、不可逆的球形微囊。④囊材浓度与温度可影响胶凝过程。浓度增加可促进胶凝，浓度太低则不能胶凝，而温度升高不利于胶凝。浓度与温度的相互关系是：浓度愈高，可胶凝的温度上限愈高。通常以明胶为囊材时，应在 37℃ 以上凝聚制备微囊，凝聚成囊后在较低的温度下胶凝。⑤加入增塑剂可使制得的明胶微囊具有良好的可塑性，不粘连、分散性好。在单凝聚法制备明胶微囊时加入增塑剂，可减少微囊聚集、降低囊壁厚度，且加入增塑剂的量同释药 $t_{1/2}$ 之间呈负相关。常用的增塑剂有山梨醇、聚乙二醇、丙二醇及甘油。

2）复凝聚法　是利用两种具有相反电荷的高分子材料为囊材，将囊心物分散（混悬或乳化）在囊材的水溶液中，在一定条件下，相反电荷的高分子互相交联后，溶解度降低，自溶液中凝聚析出而成囊。本法操作方便，适合于难溶性药物的微囊化。常用的复合材料，主要有明胶与阿拉伯胶、海藻酸盐与聚赖氨酸、海藻酸盐与壳聚糖、海藻酸与白蛋白、白蛋白与阿拉伯胶等。下面以明胶 – 阿拉伯胶复合材料为例，说明复凝聚法制备微囊的工艺过程。

（1）配制囊材溶液　复凝聚法中，明胶与阿拉伯胶常分别配成 3%~5% 的水溶液。

（2）药物混悬或乳化　难溶性液体药物（如挥发油）或固体药物，常通过乳化或混悬先分散于上述的一种囊材溶液（如阿拉伯胶溶液）中。

（3）混合　将明胶溶液与含药的阿拉伯胶溶液，在搅拌下混合均匀，并使混合液温度保持在 50℃ 左右。

（4）凝聚成囊　常用稀醋酸将溶液 pH 值调至明胶的等电点（pH 4.5）以下使之带正电（pH 4.0~4.5 时明胶带的正电荷多），而阿拉伯胶带负电，由于电荷互相吸引交联形成正、负离子的络合物，溶解度降低而凝聚成囊。加适量温水稀释，有助于微囊充盈并避免黏结。

（5）胶凝固化　将微囊溶液在搅拌下先放冷至 30℃ 左右，然后在不断搅拌下急速降温至 10℃ 以下（5~6℃）使凝聚囊发生胶凝，再加入适量甲醛液搅拌一定时间进行交联固化，最后用氢氧化钠液调 pH 8~9 搅拌一定时间使交联固化完全。

（6）洗涤与干燥　同单凝聚法。

注意事项：①复凝聚法制备微囊时也要求药物表面能被囊材凝聚相润湿，从而使药物能混悬或乳化于该凝聚相中，随凝聚相分散而成囊。因此，可根据药物的性质，适当加入润湿剂。②应使凝聚相保持一定的流动性，如在成囊过程中，控制温度避免溶液黏度过高或加水稀释等，这是保证囊形良好的必要条件。

2. 物理机械法　本法是将固态或液态药物在气相中进行微囊化的方法，需要一定设备条件。该法又分为喷雾干燥法（spray drying）、空气悬浮法（air suspension）、喷雾凝结法（spray congealing）、多孔离心法（multiorifice-centrifugal process）、锅包衣法、挤压法、静电结合法、粉末床法等，其中常用的方法是喷雾干燥法和空气悬浮法。

3. 化学法　化学法系指利用溶液中的单体或高分子通过聚合反应或缩合反应产生囊膜而制成微囊的方法。本法的特点是不加凝聚剂，先制成 W/O 型乳状液，再利用化学反应或射线辐照交联固化。常用界面缩聚法和辐射交联法。

二、示例

例 1：苦杏仁苷微囊

含有杏仁的经典名方包括：麻黄汤、厚朴麻黄汤、小续命汤、华盖散、桑白皮汤、清肺汤、桑杏汤、藿朴夏苓汤、清燥救肺汤。

【处方】苦杏仁苷 4g，明胶 4g。

【制法】用 40ml 37℃的注射用水溶解 4g 明胶（A 型）制备出明胶溶液，将需要包囊的 4g 苦杏仁苷混悬于明胶溶液中，置 50℃恒温水浴中，缓慢地搅拌，用 10% 的醋酸调 pH 3.5~3.6，然后不断搅拌加入 20ml 60% 的硫酸钠溶液，使其凝聚，从水浴中取出，待温度降至 30℃以下时，加入 200ml 21.5% 硫酸钠稀释液，于 15℃的恒温水浴中搅拌，然后放置 24h，倾去上清液，用 21.5% 硫酸钠溶液洗涤 3 次，按每毫升微囊液加 1ml 37% 的甲醛固化，搅拌 15min，滤过，用注射用水洗至 pH 7，冷冻干燥，密封贮存备用。

【注解】明胶为囊材，甲醛为固化剂，制备方法为单凝聚法，微囊化调节 pH 值时，可一次性加入醋酸，以减少挥发，苦杏仁苷需微粉化，使粒度直径在 6~10μm 之间，以便形成粒度适宜的微囊。

例 2：阿魏挥发油微囊

【处方】阿魏挥发油 1ml，阿拉伯胶 2.255g，明胶 2.255g。

【制法】将等量等浓度的明胶和阿拉伯胶溶液混匀，作为复合囊材，吸取阿魏挥发油 1ml 加入至 110ml 4.1% 的复合囊材溶液中，置组织捣碎机中乳化 1min，使其成乳状液，40℃下搅拌并滴加 10% 醋酸调至 pH 4，保温 15min，冰浴使体系降温至 10℃ 以下，并用 10% 氢氧化钠溶液调至 pH 6，加入 37% 甲醛，维持低速搅拌，使微囊固化，得到微囊分散液，静置、分离、干燥，得微囊。

【注解】等量等浓度的明胶和阿拉伯胶为复合囊材，甲醛为固化剂，制备方法为复凝聚法。

例 3：大蒜油微囊

【处方】大蒜油 1g，阿拉伯胶粉 0.5g，3% 阿拉伯胶液 30ml，3% 明胶液 40ml，甲醛适量，淀粉适量。

【制法】取阿拉伯胶粉 0.5g 置于乳钵中，加大蒜油 1g，研匀，加蒸馏水 1ml，迅速研磨成初乳，并以 3% 阿拉伯胶液 30ml 稀释成乳剂。将乳剂移至 250ml 烧杯中，边加热边搅拌，待温度升至 45℃ 时缓缓加入 3% 明胶液 40ml（预热至 45℃），胶液保持 45℃ 左右，继续搅拌，并用 10% 醋酸液调 pH 4.1~4.3，显微镜下可观察到乳滴外包有凝聚的膜层。加入温度比其稍低的蒸馏水 150ml，继续搅拌。温度降至 30℃ 以下时移至冰水浴继续搅拌，加入甲醛液 1ml，搅拌使固化定形，并用 5% 的氢氧化钠液调 pH 7.0~7.5，使凝胶的网孔结构孔隙缩小，再搅拌 30min。加入 10% 生淀粉混悬液 4ml，10℃ 左右再搅拌 1h。滤取微囊，洗涤，尽量除去水分，二号筛制粒，60℃ 干燥，即得。

【作用与用途】大蒜油对多种球菌、杆菌、霉菌、病毒、阿米巴原虫、阴道滴虫、蛲虫等均有抑制和灭杀作用。用于肺部和消化道的霉菌感染、隐球菌性脑膜炎、急慢性细菌性痢疾和肠炎、百日咳及肺结核等。

【注解】大蒜油的主要成分为大蒜辣素、大蒜新素等多种烯丙基、丙基和甲基组成的硫醚化合物，为不饱和硫化烯烃化合物的混合物，分子结构上存在活泼双键，因而化学性质不稳定，且有刺激性，所以制成微囊。由于在碱性条件下不稳定，所以固化时调 pH 7.0~7.5，而不是通常的 pH 8~9。

例 4：液体石蜡微囊

【处方】液体石蜡（ρ=0.91）6ml，阿拉伯胶 5g，明胶 5g，37% 甲醛溶液 2.5ml，10% 醋酸溶液适量，20% NaOH 溶液适量，蒸馏水适量。

【制法】

（1）明胶溶液的配制　称取明胶 5g，用蒸馏水适量浸泡溶胀后，加热溶解，加蒸馏水至 100ml，搅匀，50℃ 保温备用。

（2）阿拉伯胶溶液的配制　取蒸馏水 80ml 置小烧杯中，加阿拉伯胶粉末5g，加热至 80℃左右，轻轻搅拌使溶解，加蒸馏水至 100ml。

（3）液体石蜡乳剂的制备　取液体石蜡 6ml 与 5% 阿拉伯胶溶液 100ml置组织捣碎机中，乳化 10s 钟，即得乳剂。

（4）乳剂镜检　取液体石蜡乳剂 1 滴，置载玻片上镜检，绘制乳剂形态图。

（5）混合　将液体石蜡乳转入 1000ml 烧杯中，置 50~55℃水浴上加 5%明胶溶液 100ml，轻轻搅拌使混合均匀。

（6）微囊的制备　在不断搅拌下，滴加 10% 醋酸溶液于混合液中，调节pH 至 3.8~4.0（广泛试纸）。

（7）微囊的固化　在不断搅拌下，将约 30℃蒸馏水 400ml 加至微囊液中，将含微囊液的烧杯自 50~55℃水浴中取下，不停搅拌，自然冷却，待温度为32~35℃时，加入冰块，继续搅拌至温度为 10℃以下，加入 37% 甲醛溶液 2.5ml（用蒸馏水稀释 1 倍），搅拌 15min，再用 20%NaOH 溶液调其 pH 8~9，继续搅拌 20min，观察至析出为止，静置待微囊沉降。

（8）镜检　显微镜下观察微囊的形态并绘制微囊形态图，记录微囊的大小（最大和最多粒径）。

（9）过滤（或甩干）　待微囊沉降完全，倾去上清液，过滤（或甩干），微囊用蒸馏水洗至无甲醛味，抽干，即得。

【操作注意】

（1）复凝聚法制备微囊，用 10% 醋酸溶液调节 pH 是操作关键。因此，调节 pH 时一定要把溶液搅拌均匀，使整个溶液的 pH 为 3.8~4.0。

（2）制备微囊的过程中，始终伴随搅拌，但搅拌速度以产生泡沫最少为度，必要时加入几滴戊醇或辛醇消泡，可提高收率。

（3）固化前勿停止搅拌，以免微囊粘连团。

例 5：薄荷油微囊

【处方】薄荷油 3g（3.3ml），阿拉伯胶 4g，A 型明胶 3g，37% 甲醛 2.5ml，10% 醋酸适量，20%NaOH 适量。

【制法】取阿拉伯胶 3g 溶于 100ml 蒸馏水中，得 3% 阿拉伯胶溶液备用。另取阿拉伯胶粉 1g 在乳钵中研细，加薄荷油 3g（3.3ml）研匀，加水 4.0ml，急速顺一个方向研磨制成初乳后逐渐加入 3% 阿拉伯胶溶液混匀，于显微镜下观察是否乳化完全，并记录结果。将此液转入 1000ml 烧杯中，置 50℃恒温水浴中恒温，另取 3% 明胶溶液 100ml，预热至 50℃左右，在搅拌下将此明胶溶液加入 1000ml 烧杯中，用 10% 醋酸调至 pH ≈ 4.1，于显微镜下见许多油粒外面有一层薄薄的膜，即已成囊。在不断搅拌下加入原体积 2 倍量的 30~40℃的蒸馏水，自然降温至 28℃左右，再在冰水浴中降温至 10℃以下，加 2.5ml 甲醛，继续搅拌 15~30min，以 20% NaOH 液调至 pH=8~9，继续搅拌 30min，除去上面悬浮的泡沫，过滤，用水洗至无甲醛味即可。抽干，加入 6% 淀粉，过 14 目筛，于 50℃烘干，称重。

【注解】

（1）根据生产方法的不同，明胶有 A 型和 B 型之分，A 型明胶的等电点为 pH 7~9，B 型明胶的等电点为 pH 4.8~5.2。制备微囊所用的明胶为 A 型。

（2）甲醛可使囊膜的明胶变性固化。甲醛用量的多少能影响明胶的变性程度，从而影响药物的释放快慢。

（3）当降温接近凝固点时，微囊容易粘连，故应不断搅拌并用适量水稀释。

（4）用氢氧化钠液调节 pH 至 8~9 时，可增强甲醛与明胶的交联作用，使凝胶的网状结构空隙缩小而提高热稳定性。

第四节　脂质体的制备技术

一、基本概念和实验原理

脂质体系将药物包封于类脂质双分子层内而形成的微型小囊，也称为类脂小球或液晶微囊。其粒径大小可从几十纳米到几十微米，双分子层的厚度约 4nm。由于其结构类似生物膜，脂质体又被称为"人工生物膜"，可包封水溶性和脂溶性药物，并可根据临床需要制成供静脉注射、肌内注射和皮下注射、口服给药、眼内给药、肺部给药、外用（包括皮肤给药）以及鼻腔给药等不同给药途径的脂质体。

（一）脂质体的组成、结构、特点、分类

脂质体是以类脂质（如磷脂和胆固醇）构成的双分子层为膜材包合而成的微粒。磷脂与胆固醇都是两亲性物质，磷脂含有一个磷酸基团和一个含氮的碱基（季铵盐），均为亲水基团，还有两个较长的烃链为亲油基团。胆固醇

的亲油性强于亲水性。用它们作脂质体的膜材时，须先将它们溶于有机溶剂中，然后蒸发除去有机溶剂，在器壁上形成均匀的类脂质薄膜，此薄膜系由磷脂与胆固醇混合分子相互间隔定向排列的双分子层组成。其中磷脂分子的亲水基团呈弯曲的弧形，形如手杖，与胆固醇分子的亲水基团结合，在亲水基团的上边两侧上端各连接有一个亲油基团，形如"U形"结构，两组U形结构疏水链相对，形成双分子层结构的薄膜。薄膜形成后，加入磷酸盐缓冲液振荡或搅拌使磷脂膜水化，即可形成单室或多室的脂质体。在不断搅拌中，使水膜中容纳大量的水溶性药物，而脂溶性药物则容纳在双分子层的亲油基部分。在电镜下脂质体常见的是球形或类球形。

1. 脂质体的特点

（1）靶向性和淋巴定向性　脂质体能选择性地分布于某些组织和器官，增加药物对淋巴系统的定向性，提高药物在靶部位的浓度。因此，以脂质体为载体的药物，可提高疗效，减少剂量，降低毒性。

（2）缓释性　将药物包封于脂质体中，可减少肾排泄和代谢而延长药物在血液中的滞留时间，使某些药物在体内缓慢释放，从而延长药物作用时间。

（3）降低药物毒性　药物被脂质体包封后，主要由网状内皮系统的吞噬细胞所摄取，在肝、脾和骨髓等网状内皮细胞较丰富的器官中浓集，而使药物在心、肾中累积量比游离药物低得多，从而降低药物的毒性。

（4）细胞亲和性　与组织相容性脂质体结构和生物膜相似，对正常细胞和组织无损害和抑制作用，有细胞亲和性与组织相容性，可增加被包封药物透过细胞膜的能力，增强疗效。

（5）提高药物的稳定性　某些不稳定的药物被脂质体包封后受到脂质体双层膜的保护，可提高稳定性。

2. 脂质体的分类

（1）按脂质体的结构和粒径分为单室脂质体、多室脂质体和大多孔脂质体。

（2）按脂质体性能可分为一般脂质体和特殊性能脂质体。

（3）按脂质体荷电性可分为中性脂质体、负电荷脂质体和正电荷脂质体。

（二）脂质体的膜材

脂质体的膜材主要由磷脂与胆固醇构成，它们是形成双分子层的基础物质。

1. 磷脂类 磷脂类包括天然的卵磷脂、脑磷脂、大豆磷脂以及合成磷脂。其中合成磷脂分为饱和磷脂与不饱和磷脂，就水溶性药物而言，饱和磷脂相对于不饱和磷脂排列更加紧密，所制备的脂质体更加稳定，药物泄漏少。

2. 胆固醇类 胆固醇具有调节膜流动性的作用，故可称为脂质体"流动性缓冲剂"。当低于相变温度时，胆固醇可使膜减少有序排列，而增加膜的流动性；高于相变温度时，可增加膜的有序排列而减少膜的流动性。胆固醇的参与，可提高脂质体膜的稳定性和药物的包封率。

（三）脂质体的制备

1. 制备方法 脂质体的制备方法很多，根据药物装载机制的不同，可分为主动载药与被动载药。主动载药是先制成空白脂质体，然后通过脂质体内外水相的不同离子或化合物梯度进行载药，两亲性物质常采用这种方法。被动载药是首先把药物溶于水相（水溶性药物）或有机相（脂溶性药物）中，然后按所选择的脂质体制备方法制备含药脂质体。

（1）薄膜分散法 将磷脂、胆固醇等类脂质及脂溶性药物溶于三氯甲烷（或其他有机溶剂）中，然后将三氯甲烷溶液在烧瓶中旋转蒸发，使其在瓶的内壁上形成薄膜；将水溶性药物溶于磷酸盐缓冲液中，加入烧瓶中不断搅拌水化，即得。药物在水溶液中的浓度越高，则包封率越高。所制脂质体通常为粒度分布不均，几微米至十几微米的多层脂质体。

（2）注入法 将磷脂与胆固醇等类脂物质及脂溶性药物共溶于有机溶剂（多采用乙醚）中，然后将此药液经注射器缓缓注入于搅拌下的 50~60℃ 的磷酸盐缓冲液（可含有水溶性药物）中，不断搅拌直至有机溶剂除尽为止，即制得大多室脂质体。其粒径较大，不宜静脉注射。也可进一步处理，将脂质体混悬液通过高压乳匀机两次，则成品大多为单室脂质体，粒径绝大多数在 2μm 以下。

（3）逆相蒸发法 将磷脂等膜材溶于有机溶剂中，加入待包封的药物水溶液进行短时超声，直至形成稳定 W/O 型乳状液，然后减压蒸发除去有机溶剂，达到胶态后滴加缓冲液，旋转帮助器壁上的凝胶脱落，在减压下继续蒸发，制得水性混悬液，通过分离，除去未包入的游离药物，即得大单室脂质体。本法适合于包裹水溶性药物及大分子生物活性物质。

（4）超声波分散法 将水溶性药物溶于磷酸盐缓冲液，加至磷酯、胆固醇及脂溶性药物的有机溶液中，搅拌蒸发除去有机溶剂，残留液经超声波处理，然后分离出脂质体，再混悬于磷酸盐缓冲液中，即得。该法所得脂质体大多为单室脂质体，可制成脂质体混悬型注射剂。

（5）冷冻干燥法　将磷脂（亦可加入胆固醇）超声波处理高度分散于缓冲盐溶液中，加入冻结保护剂（如甘露醇、葡萄糖、海藻酸等）冷冻干燥后，再将干燥物分散到含药物的缓冲盐溶液或其他水性介质中，即得。该法适合于包封对热敏感的药物。

（6）pH 梯度法　根据弱酸、弱碱药物在不同 pH 介质中的解离不同，通过控制脂质体膜内外 pH 梯度，可使药物以离子形式包封于脂质体的内水相中。该法包封率特别高，可适应于工业化生产。

2. 制备注意事项

（1）磷脂水化条件　应控制合适的磷脂水化条件，如水化温度、缓冲液的种类、浓度及 pH 等，使其充分水化，否则产品粒度不均匀，甚至有可能产生磷脂沉淀，严重影响产品质量。

（2）处方组成　药脂比、类脂质膜材料的投料比、类脂质的品种对于药物的包封率与载药量都有重要影响，如增加胆固醇含量，可提高水溶性药物的载药量。

（3）药物溶解度　极性药物在水中溶解度愈大，在脂质体水层中的浓度就越高；非极性药物的脂溶性越大，体积包封率越高，水溶性与脂溶性都小的药物体积包封率低。

（4）粒径大小与粒度分布　脂质体粒径大小与载药量有关，当类脂质的量不变，类脂质双分子层的空间体积越大，则载药量越多；水层空间越大能包封极性药物越多，多室脂质体的体积包封率远比单室的大。另外，脂质体的粒径可影响其在体内的行为，为了达到所需的粒度与分布，可选择适当的制备工艺或通过一些后处理操作（如高压均质、超声处理）来达到要求。

（5）工艺参数　工艺参数的控制会显著影响脂质体的质量，如冷冻干燥法制备过程中冻干温度、速率及时间等因素对形成脂质体的包封率和稳定性都有影响。

（6）制备的容器　管状容器制备的多室脂质体比圆底容器制备的包封率高，梨形与圆底相同。

（四）脂质体的质量评价

1. 粒径与形态　可用高倍光学显微镜观察脂质体的粒径大小与形态，小于 $2\mu m$ 时须用扫描电镜或透射电镜。也可用库尔特法（Coulter）、激光散射法、离心沉降法等测定脂质体的粒径大小及其分布。

2. 包封率　测定脂质体中的总药量后，采用适当的方法（如葡聚糖凝胶滤过法、超速离心法、透析法、超滤膜滤过法等）分离脂质体，分别测定脂质体中包封的药量和介质中未包封的药量，按公式 6-2 计算包封率（作为产品开发时，包封率不得低于 80%）。

$$包封率 = \frac{药物总量-介质中未包封的药量}{药物总量} \times 100\% \qquad （6-2-A）$$

$$包封率 = \frac{脂质体中包封的药量}{脂质体中包封的药量+介质中未包封的药量} \times 100\% \qquad （6-2-B）$$

3. 渗漏率　渗漏率表示脂质体产品在贮存期包封率的变化情况，是反映脂质体稳定性的主要指标。可根据给药途径的不同，将脂质体分散贮存在一定的介质中，保持一定的温度，于不同时间进行分离处理，测定介质中的药量，与贮藏前包封的药物量比较，按公式 6-3 计算渗漏率。

$$渗漏率 = \frac{贮存后渗漏到介质中的药量}{贮存前包封的药量} \times 100\% \qquad （6-3）$$

4. 主药含量　可采用适当的方法通过提取、分离处理后测定脂质体中主药的含量。

5. 释放度　体外释放度是脂质体制剂的一项重要质量指标。通过测其体外释药速率可初步了解其通透性的大小，以便适当调整释药速率，达到预期要求。

6. 药物体内分布的测定　将脂质体静注给药，测定动物不同时间的血药浓度，并定时将动物处死，取脏器组织，匀浆分离取样，以同剂量药物作对照，比较各组织的滞留量，并进行药动学统计处理，评价脂质体在动物体内的分布情况。

7. 磷脂的氧化程度　磷脂易被氧化，这是脂质体的突出问题。在含有不饱和脂肪酸的脂质混合物中，磷脂的氧化分 3 个阶段：单个双键的偶合；氧化产物的形成；乙醛的形成及键断裂。因为各阶段产物不同，氧化程度很难用一种试验方法评价。

8. 有机溶剂残留量　生产过程中使用有机溶剂时，应测定其有机溶剂残留量，并符合 2020 年版《中国药典》或 ICH 相关限度要求。

二、示例

例 1：盐酸小檗碱脂质体

黄连、黄柏中含有盐酸小檗碱，经典名方中包括这两味中药的方剂，则可以做成脂质体。

经典名方中含有黄连或黄柏的方剂有 15 首，分别为半夏泻心汤、甘草泻心汤、黄连汤、升阳益胃汤、清胃散、当归六黄汤、桑白皮汤、保阴煎、清骨散、易黄汤、清经散、清肝止淋汤、枇杷清肺饮、黄连膏、凉血地黄汤。

【处方】注射用大豆卵磷脂 0.6g，胆固醇 0.2g，盐酸小檗碱 30mg。

【制法】按处方量称取磷脂、胆固醇，置于 100ml 烧瓶中，加入无水乙醇 2~3ml，置 65~70℃水浴中，搅拌使溶解，于旋转蒸发仪上旋转，使磷脂的乙醇液在壁上成膜，减压除去乙醇，制备磷脂膜。另称取适量的盐酸小檗碱，用磷酸盐缓冲液（pH 约 5.7）配成 1mg/ml 浓度的溶液，预热至 65~70℃，加至含有磷脂膜的烧瓶中，在 65~70℃水浴中水化 10~20min。取出脂质体混悬液于烧杯中，置于磁力搅拌器上，室温，搅拌一段时间，即得。

【注解】盐酸小檗碱为有效成分。大豆卵磷脂、胆固醇为成膜材料。制备方法为薄膜分散法，制备时磷脂膜的水化过程，一定要充分保证所有脂质水化，不得存在脂质块。

例 2：注射用柴胡挥发油脂质体

经典名方升阳益胃汤、清骨散、升陷汤、宣郁通经汤、完带汤、散偏汤均含有柴胡，柴胡中的挥发油为有效成分，这些含有柴胡的方剂可以做成脂质体。

【处方】柴胡挥发油 3.2ml，大豆磷脂 12.0g，胆固醇 4.0g。

【制法】按处方量称取豆磷脂适量，按比例加入磷酸盐缓冲溶液（pH 6.8）搅拌，使溶解，另称取处方量胆固醇，用少量乙醚溶解后，用滴管将其滴入 60~70℃保温的豆磷脂溶液中，搅拌使混合均匀，超声处理 30min；按比例加入挥发油溶液，再超声处理 50min，用磷酸盐缓冲溶液（pH 6.8）调整体积至规定量，再将混悬液通过高压乳匀机 2 次，过滤，即得挥发油脂质体。

【注解】处方中需要满足大豆磷脂：胆固醇为 3：1，空白脂质体：挥发油溶液为 5：1。制备方法为高压乳匀法。

例3：黄芩苷脂质体

含有黄芩的经典名方包括：半夏泻心汤、甘草泻心汤、小续命汤、清心莲子饮、甘露饮、当归六黄汤、大秦艽汤、清金化痰汤、桑白皮汤、保阴煎、清肺汤、达原饮、二冬汤、宣郁通经汤、凉血地黄汤。

【处方】黄芩苷 50mg，卵磷脂 160mg，胆固醇 40mg，三氯甲烷与异丙醇 30ml，磷酸盐缓冲液适量。

【制法】按处方量称取卵磷脂和胆固醇，溶于三氯甲烷与异丙醇混合溶液（14：1）30ml 中。将黄芩苷溶于磷酸盐缓冲液（PBS，pH 7.0）10ml 中。再将含有药物的 PBS 与有机相混合，水浴式超声处理 8min，直至形成稳定的 W/O 型乳剂（水浴 20℃），然后于旋转蒸发仪中减压蒸发除去有机溶剂，达到胶态后滴加 1~2ml PBS，水化，继续短时减压蒸发，即得淡乳黄色脂质体混悬液。

【注解】黄芩苷为有效成分，卵磷脂和胆固醇为载体材料。制备方法为逆相蒸发法，制备的黄芩苷脂质体粒径小，包封率高。

第五节　纳米乳与亚微乳的制备技术

一、基本概念和实验原理

（一）概述

纳米乳液（nanoemulsion），又称微乳液，是由水、油、表面活性剂和助表面活性剂等自发形成，粒径为 1~100 nm 的热力学稳定、各向同性、透明或半透明的均相分散体系。亚纳米乳是指粒径在 100~1000 nm 之间，由水、油、乳化剂和稳定剂组成。纳米乳具有许多其他制剂无可比拟的优点：①为各向同性的透明液体，属热力学稳定系统，经热压灭菌或离心也不能使之分层；②工艺简单，制备过程不需特殊设备，可自发形成，纳米乳粒径一般为 1~100 nm；③黏度低，可减少注射时的疼痛；④具有缓释和靶向作用；⑤提高药物的溶解度，减少药物在体内的酶解，可形成对药物的保护作用，提高胃肠道对药物的吸收及药物的生物利用度。因此纳米乳作为一种药物载体受到广泛的关注。

1. 纳米乳的分类

（1）水包油型纳米乳（O/W）。

（2）油包水型纳米乳（W/O）。

（3）双连续型纳米乳（B.C）。

2. 纳米乳的组成成分

（1）油相　常选用短链或中长链的药用一级植物油作为油相，也有用油酸乙酯、肉豆蔻酸异丙酯等作为油相。

（2）水相　常用超纯水或去离子水，也可用蒸馏水代替。

（3）表面活性剂　常用聚氧乙烯基非离子表面活性剂，如：Tween-80、泊洛沙姆。

（4）助表面活性剂　多选短链醇和中链醇。如：乙醇、1，2-丙二醇、丙三醇等。

3. 纳米乳的制备方法及原理
乳化大致可分为机械法和物理化学法两大类。纳米乳剂是非平衡体系，它的形成需要外加能量，一般来自机械设备或化学制剂的结构潜能。利用机械设备的能量（高速搅拌器、高压均质机和超声波发生器）制备纳米乳通常被认为是高能乳化法，而利用结构中的化学潜能的方法通常被认为是浓缩法或低能乳化法。

（1）机械法制备纳米乳剂　常规过程有两步：①粗乳液的制备，通常按照工艺配比将油－水、表面活性剂及其他稳定剂成分混合，利用搅拌器得到一定粒度分布的常规乳液；②利用动态超高压微射流均质机或超声波与高压均质机联用对粗乳液进行特定条件下的均质处理，得到纳米乳剂。

利用高压均质机或超声波发生器能量的方法通常被叫作高能乳化法。研究表明，这些设备能在最短的时间内提供所需要的能量并获得液滴粒径最小的均匀流体。动态超高压微射均质机在国内外纳米乳剂领域的研究中被广泛应用。超声波乳化在降低液滴粒径方面相当有效，仅仅适用于小批量生产。

（2）低能乳化法　低能乳化法是利用在乳化作用过程中曲率和相转变发生的原理。乳剂转换点法由 Marszall 和 Shick 首先发明，在恒定温度下，乳化过程中不断改变组分就可以观察到相转变。Sadurni 等研制的 O/W 型纳米乳剂，粒径小至 14nm，同时还具有高动力学稳定性。转相乳化法由 Shinoda 和 Saito

首先发明，在恒定组分条件下，调节温度得到目标乳化体系。此法在实际应用中多用来制备 O/W 型乳液。研究表明，在不添加任何表面活性剂的情况下，自发的乳化也会产生，并可获得纳米乳剂。

4. 质量评价

（1）乳滴粒径及其分布。

（2）药物的含量。

（3）稳定性。

5. 纳米乳的给药方式

（1）口服给药　在口服给药时，药物要受到两种首过效应的影响，即胃肠道上皮细胞中的酶系和肝脏中各酶系的生物代谢。很多药物因首过效应而代谢失效，尤其是蛋白质和多肽类药物。因此，将此类药物制成纳米乳制剂，口服给药后由于药物包裹于纳米乳的内部，可免受胃肠道中各种代谢酶的降解，同时因其表面张力较低而易于通过胃肠壁的水化层，使药物能直接与胃肠道上皮细胞接触，从而促进药物的吸收，提高药物的生物利用度。

（2）经皮给药　纳米乳作为经皮给药优于一般乳剂和洗剂，这是因为纳米乳具有较低的表面张力，易于润湿皮肤，使角质层结构发生变化，增加其脂质双层流动性，破坏其水性通道，降低其屏障作用，从而增大药物的渗透浓度梯度，促进药物经皮进入体内；纳米乳中的一些弱酸性或弱碱性药物可形成离子对通过皮肤。

（3）注射给药　难溶性药物的非肠道给药，尤其是静脉给药，是药剂工业上的难题之一。由于纳米乳的粒径一般小于 100 nm，并在注射给药方面具有独特的优势：①增加难溶性药物的溶解度；②缓释作用；③靶向作用；④降低过敏反应；⑤降低毒性。因此，纳米乳可用于静脉注射或肌内注射给药。

（4）黏膜给药　以纳米乳作为眼部药物载体进入角膜上皮后，可延长药物在眼部的滞留时间及与角膜的接触时间，增加药物的角膜通透性，减少给药次数，提高药物的生物利用度，克服传统滴眼液中 95% 药物由于结膜吸收或泪液排放而损失的缺点。

（5）其他　纳米乳粒径小，易被皮肤吸收，具有很好的皮肤触感及视觉效果，因此非常适合做护肤品；纳米乳在基因治疗领域用作 DNA 载体，可防止核酸被血液中的酶降解；由于纳米乳制备条件温和，对生物大分子的破坏作用小，故成为蛋白类药物载体的重要选择。疫苗单独使用时，极易被内环境中的体液稀释并被各种酶降解，而采用纳米乳包合疫苗，可有效提高疫苗的利用率。

二、示例

例1：白藜芦醇纳米乳

【处方】白藜芦醇，聚氧乙烯氢化蓖麻油（RH-40），肉豆蔻酸异丙酯，乙酸乙酯，无水乙醇蒸馏水。

【制法】以RH-40为表面活性剂，无水乙醇为助表面活性剂，肉豆蔻酸异丙酯为油相，按表面活性剂和油的比例为9∶1，助表面活性剂和油的比例为2∶1，配制混合液，再向混合液中加入含有白藜芦醇的助表面活性剂，搅拌均匀，边加蒸馏水边搅拌，此时为油包水型纳米乳，随着蒸馏水量的增加，体系突然变黏稠，此时体系出现液晶态，继续滴加蒸馏水，当体系变稀时，此时产生的即是稳定的无色透明纳米乳。

【注解】白藜芦醇是一种植物抗毒素，具有广泛的生物学活性，如抗氧化、保护肝脏、免疫调节等，随后又发现其具有很强的抗肿瘤功效，且对正常的人体细胞无损伤，被认为是最有潜力的天然化学防癌剂之一。

例2：鼻腔给药尼莫地平纳米乳

【处方】尼莫地平，肉豆蔻酸异丙酯，巴斯夫增溶剂，甘油，水。

【制法】将混合表面活性剂（巴斯夫增溶剂Solutol®HS-15与甘油按4∶1的比例混合）与适量肉豆蔻酸异丙酯混合。避光操作，精密称量尼莫地平溶于处方量的混合表面活性剂和肉豆蔻酸异丙酯的混合物中，常温慢速搅拌24h，缓慢滴加处方量水至澄清透明状液体（最终尼莫地平质量浓度为6mg/ml），持续避光搅拌24h，用0.2μm微孔滤膜过滤即得，避光密封保存备用。

【注解】尼莫地平为第二代二氢吡啶类钙离子通道拮抗剂，能抑制脑血管平滑肌细胞和脑神经细胞钙离子内流，可选择性扩张脑血管，增加脑血流量，保护缺血的神经细胞，促进记忆和智力恢复，兼有神经和精神药理作用。临床上用于缺血性脑出血疾病、偏头痛、突发性耳聋、老年性痴呆、蛛网膜下腔出血和高血压，尤其对原发性高血压等疾病的疗效甚佳。

例3：复方蜂胶纳米乳

【处方】聚氧乙烯氢化蓖麻油32ml，无水乙醇16ml，乙酸乙酯5.5ml，蜂胶 6ml，黄芪多糖 14ml（加去离子水至 100ml）。

【制法】采用转相乳化法制备复方蜂胶纳米乳。具体制备方法：室温条件下，先将蜂胶完全溶于助表面活性剂（无水乙醇），并加入表面活性剂（聚氧乙烯氢化蓖麻油）和油相（乙酸乙酯）混匀，逐滴加入黄芪多糖水溶液，其间不断搅拌，直至形成均匀透明的体系，即复方蜂胶纳米乳。

【注解】经过纳米化，能够携带远大于常规免疫佐剂量的免疫活性物质，易于被抗原提呈细胞摄取，有效地增强了免疫效应，降低了刺激性；同时纳米佐剂可以改良常规佐剂的缺点，提高疫苗的稳定性、安全性，降低疫苗的黏度。

第六节　纳米囊与纳米球的制备技术

一、基本概念和实验原理

（一）概述

1. 纳米囊（Nanocapsules）　就是在纳米尺度（十亿分之一米）的胶囊。当物质小到 $1\sim100nm$（$10^{-9}\sim10^{-7}m$）时，由于其量子效应、物质的局域性和巨大的表面及界面效应，使物质的很多性能发生质变，呈现出许多既不同于宏观物体，也不同于单个孤立原子的奇异现象。

纳米囊是纳米材料的一个重要分支，是零维纳米材料的重要组成部分。纳米囊可以看作是微米胶囊概念的延伸，而微米胶囊无论从合成技术还是从实际应用来说都早已是一个非常成熟和庞大的产业。由于传统药物胶囊是将药物封装在处于具有保护性外壳内形成具有一定功效的内核。因此，借用"胶囊"这一概念具有壳（核）结构的特点，将各种尺度上介于 $1\sim100nm$ 之间的，具有壳（核）结构特点的金属、非金属以及有机物的包裹体统称为"纳米囊"。纳米囊在医药领域主要用于包覆药物，使制成纳米微囊的药物用于静脉注射，因其颗粒极其微小，可顺利通过人体最细的毛细血管而不会造成血管堵塞，用于皮下注射时有利于药物集中于注射部位，并使药物释放。

2. 纳米球　全称"原子自组装纳米球固体润滑剂"，是具有二十面体原子团簇结构的铝基合金成分并采用独特的纳米制备工艺加工而成的纳米级润滑剂。采用高速气流粉碎技术，精确控制添加剂的颗粒粒度，可在摩擦表面形成新表面,产生修复作用。其成分设计及制备工艺具有创新性,填补了润滑油合金基添加剂的空白技术。纳米球是一种以多元合金为原料的纳米级尺度的球状原子团簇,能够吸附在受损的摩擦表面,形成新的超高硬度、极低摩擦系数、抗磨损、耐腐蚀的保护膜,实现润滑、修复和保护作用,实验显示其摩擦阻力仅为普通润滑剂的1/3。同时,纳米球润滑剂在润滑和修复的同时,提高了机械密封型,控制燃料和空气比重,燃料燃烧更充分,增强发动机动力,减少不完全燃烧过程中产生的多种有害气体污染,实现节能和减排的目的。

(二)纳米囊的主要成分

纳米胶囊种类繁多。外壳物质有石墨、CNx、氮化硼、二硫化物(MX_2,M=W,Mo,Nb,Ta;X=S,Se,Te)等层状物质、高分子聚合物和磷酸盐、SiO_2、半导体、氧化物等。内核物质有各类金属、非金属元素和化合物等。纳米胶囊作为介于宏观物体和原子之间的介观体系,它与宏观物体和原子既有共同的地方,又有其很多独特的性质和用途。它集合了由壳(核)结构所带来的特性和纳米体系由尺寸变化引起的效应。纳米胶囊的外壳具有许多功能,如:①保护内核免受环境的破坏;②增加纳米团簇的稳定性以避免其长大;③促进纳米颗粒在不同介质中的分散性;④增加物质的活性;⑤改变内核的光学、电学、磁学性质等。

(三)纳米囊和纳米球的制备

1.囊材 纳米囊的囊材分为生物可降解型和生物不可降解型。聚氰基丙烯酸烷酯(Polyalkylcyanoaylate,PACA)由于可生物降解及其在外科临床应用中的安全性而成为应用较早也较成熟且具有前景的纳米材料。聚氰基丙烯酸烷酯纳米粒(PACA-nanoparticles,PACA-NP)较其他纳米载体有较好的被动肝靶向性、制剂的稳定性等诸多优点,经表面修饰后可成为长效和隐形纳米粒,实现主动肝靶向。而且证实PACA-NP是目前少数可通过血-脑屏障的纳米粒之一。

2.制备方法 制备纳米粒所用的方法主要有乳化聚合法、天然高分子凝聚法、液中干燥法、微乳液法、盐析法、溶剂置换法、界面沉淀法、天然大分子物质去溶剂技术和界面聚合法等。PACA-纳米囊主要通过乳化聚合法、界面聚合法和界面沉积法等法制备。

(1)乳化聚合法 乳化聚合法是将单体分散于含乳化剂的水相中,单体遇到引发剂分子或高能辐射发生聚合，使聚合物的链进一步增长包裹囊心物成囊的方法。胶团或乳滴是提供单体的储库，乳化剂对相分离以后的聚合物微粒有防止聚集的作用。乳液聚合的成核机制主要是乳胶粒成核与齐聚物成核，是一种非连续成核过程，即在乳胶粒生长阶段，胶粒数目不变，粒径不断长大。

（2）界面聚合法　界面聚合方法是将囊芯物及单体一以微小液滴形式分散在与之不相溶的单体二溶液中，单体在界面产生聚合形成微胶囊。脂溶性的药物 PBCA-NP 的制备适合用界面聚合法。

（3）界面沉积法　该法是制备 PACA 纳米囊的新方法。将 PACA、药物、油溶于乙醇中，搅拌下注入含有表面活性剂的水中。由于乙醇能迅速穿透界面，大大降低界面张力，使油自发形成纳米级的油滴，在水中不溶解的 PACA 逐渐向界面迁移、沉积，包裹油核后形成纳米囊。与界面聚合法相比，本法具有重复性好、药物包裹量大、粒径均匀等优点。

二、示例

例 1：胰岛素壳聚糖纳米粒

【处方】海藻酸钠 40ml，司盘 85 400ml，胰岛素适量，乙醇适量，氯化钙适量

【制法】取 0.25% 海藻酸钠溶液 40ml，按胰岛素（27.8 IU/mg）与海藻酸钠质量比 1:20 将药物溶于海藻酸钠溶液中，40℃水浴中磁力搅拌（400r/min），缓慢滴加至 400ml 司盘 85 与乙醇（9:1）的混合溶媒中，继续搅拌 5min 后，减压抽真空至溶液澄清。加入适量的 0.1% 氯化钙乙醇溶液，继续搅拌 30min 以固化纳米粒。25000 r/min 离心 30min，弃去上层油相，得到纳米粒沉淀。沉淀用 30ml 石油醚洗涤，0.22μm 微孔滤膜过滤除去石油醚，重复洗涤 2 次，挥干备用。

【注解】本品具有降血糖作用维持时间长、生物利用度高的特点，适合于水溶性蛋白质多肽类药物缓释制剂以及肺部给药新剂型的研究。

例 2：紫杉醇聚乳酸纳米微粒

【处方】聚乙烯醇溶液 10ml，紫杉醇 0.0056g，聚乳酸 0.1g，二氯甲烷 2ml，蒸馏水适量。

【制法】超声乳化法：取 0.5% 聚乙烯醇溶液 10ml，用作水相；另取紫杉醇 0.0056g，聚乳酸 0.1g 溶于 2ml 的二氯甲烷中，混合均匀后在搅拌的条件下

加入到水相中，然后在 100W 超声强度下超声乳化 1min，乳液在常温条件下搅拌过夜至有机溶剂挥发干净，10000r/min 离心 10min，然后重新分散于分散介质中保存。

【注解】紫杉醇对大部分癌症（乳腺癌、卵巢癌、肠道癌、膀胱癌、肺癌、头部和颈部的癌症以及急性白血病）呈现出显著的疗效。制备的紫杉醇纳米粒溶液是均一稳定，且略带浅蓝色乳光的胶体分散体系。

第七章 新型给药系统在经典名方开发中的应用

第一节 缓释、控释和迟释制剂

一、基本概念和实验原理

（一）概述

1. 缓释、控释与迟释制剂的含义

1）缓释制剂 指在规定释放介质中，按要求缓慢地非恒速释放药物，其与相应的普通制剂比较，给药频率比普通制剂减少一半或给药频率比普通制剂有所减少，且能显著增加患者顺应性的制剂。

2）控释制剂 指在规定释放介质中，按要求缓慢地恒速释放药物，其与相应的普通制剂比较，给药频率比普通制剂减少一半或给药频率比普通制剂有所减少，血药浓度比缓释制剂更加平稳，且能显著增加患者依从性的制剂。

3）迟释制剂 指在给药后不立即释放药物的制剂，包括肠溶制剂、结肠定位制剂和脉冲制剂等。

（1）肠溶制剂 指在规定的酸性介质中不释放或几乎不释放药物，而在要求的时间内，于 pH 6.8 磷酸盐缓冲液中大部分或全部释放药物的制剂。

（2）结肠定位制剂 指在胃肠道上部基本不释放、在结肠内大部分释放或全部释放的制剂，即在规定的酸性介质与 pH 6.8 磷酸盐缓冲液中不释放或几乎不释放，而在要求的时间内，于 pH 7.5~8.0 磷酸盐缓冲液中大部分或全部释放药物的制剂。

（3）脉冲制剂 指不立即释放药物，而在某种条件下（如在体液中经过一定时间或一定 pH 或某些酶作用下）一次或多次突然释放药物的制剂。

2. 缓释、控释制剂和迟释制剂的特点

1）缓释、控释制剂的特点

（1）释药缓慢而使血药浓度平稳，减少甚至避免"峰谷"现象，有利于降低药物的毒副作用。

（2）使用方便，对半衰期短或需频繁给药的药物，可以减少服药次数，提高病人服药的顺应性。

（3）可减少用药的总剂量，因此可用最小剂量达到最大药效。

2）迟释制剂的特点

（1）肠溶制剂　①防止药物对胃黏膜的刺激作用；②防止药物在胃释放引起的恶心反应；③增加药物的稳定性；④可使药物在靶部位的浓度达到最高；⑤延缓药物吸收。

（2）结肠定位制剂　①提高结肠局部药物浓度，提高药效，有利于治疗结肠局部病变；②可避免首过效应；③有利于多肽、蛋白质类大分子药物的吸收；④固体制剂在结肠中的转运时间很长；⑤药物吸收增加，延迟药物吸收时间。

（3）脉冲制剂　①避免肝脏首过效应，提高生物利用度；②减少给药次数，提高病人依从性；③可避免机体因长时间处于高浓度药物中而产生耐药性。

3. 缓释、控释制剂的类型

（1）按给药途径分　①口服制剂；②注射用制剂；③经皮吸收制剂；④植入制剂。

（2）按释药机制分　①骨架型：亲水凝胶骨架片、蜡质骨架片、不溶性骨架片等；②膜控型：微孔膜包衣片、肠溶膜控释片等；③渗透泵型；④溶蚀型；⑤离子交换型。

（3）按释放方式分　①定时释放；②定位释放；③定速释放。

（二）缓释、控释制剂常用辅料

1. 天然辅料及其衍生物　常用的有巴西棕榈蜡（CarnaubaWax）、氢化蓖麻油（Hydrogenated Castor Oil）、明胶、海藻酸钠、甲壳胺（Chitosan）等。

2. 纤维素衍生物　常用的有甲基纤维素（MC）、乙基纤维素（EC）、羟乙基纤维素（HEC）、羧甲基纤维素（CMC）、醋酸纤维素（CA）、羟丙甲纤维素（HPMC）、邻苯二甲酸羟丙甲基纤维素（HPMCP）等。

3. 丙烯酸树脂类　常用的有 Eudragit L30D、Eudragit L100、Eudragit RL、Eudragit RS 100 等。

（三）缓释、控释制剂的释药原理

缓释、控释制剂主要有骨架型和贮库型两种。药物以分子或微晶、微粒的形式均匀分散在各种载体材料中，形成骨架型缓释、控释制剂；药物被包裹在高分子聚合物膜内，则形成贮库型缓释、控释制剂。

1. 溶出原理　因药物的释放受溶出速度的限制，故溶出速率低的药物本身就显示出缓释的性质。根据 Noyes-Whitney 溶出速率方程，可通过减小药物的溶解度、增大药物粒径（减小表面积）来降低药物的溶出速率，从而使药物缓慢释放，达到长效作用，具体方法有：①制成溶解度小的盐或酯；②与高分子化合物生成难溶性盐；③控制药物粒子大小。

2. 扩散原理　缓释、控释制剂释药受扩散速率的限制，药物首先需溶解成溶液后，再从制剂中缓慢扩散出来进入体液，药物释放以扩散作用为主的有：

1）通过包衣膜扩散

（1）水不溶性膜材、包衣制剂的膜材特点是不溶于水和胃肠液，但水能通过，其渗透性不随胃肠道 pH 变化而改变，药物通过扩散作用释放，释放速度由膜材的渗透性决定。

（2）含水性孔道的包衣膜，由水不溶性或胃肠液不溶性的成膜材料与水溶性致孔剂混合包衣而成。制剂进入胃肠道后，包衣膜中水溶性致孔剂被胃肠液溶解在包衣膜上形成无数肉眼不可见的微孔或弯曲小道，使衣膜具有通透性。胃肠液通过这些微孔渗入膜内，溶解制剂的药芯使药物溶解，被溶解的药物（溶液）经这些微孔向膜外扩散释放。

2）通过聚合物骨架的扩散　释放机制是通过骨架中许多弯曲的孔道扩散进行的。影响释放的主要因素是药物的溶解度、骨架的孔隙率、孔径和孔的弯曲程度。这类制剂在胃肠道中不崩解，药物释放后整体从粪便排出，一般适于水溶性或较易溶于水的药物。

（1）骨架型结构中药物的释放特点　①不呈零级释放，药物首先接触介质，溶解后从骨架中扩散出来，因此，骨架中药物的溶出速度必须大于药物的扩散速度；②制备容易，可用于释放大分子量的药物。

（2）利用扩散原理达到缓释、控释作用的方法　①包衣：将药物小丸或片剂用阻滞材料包衣；②制成微囊：使用微囊技术制备缓释、控释制剂；③制成不溶性骨架片剂：以水不溶性材料，为骨架（连续相）制备片剂；④增加黏度以降低扩散速度：主要用于注射液或其他液体制剂；⑤制成植入剂：将水不溶性药物熔融后倾入模型中制成，一般不加赋形剂，用外科手术埋藏于皮下，药效可长达数月甚至数年；⑥制成乳剂：对于水溶性的药物，以精制羊毛醇和植物油为油相，临用时加入注射液，猛力振摇，即形成 W/O 乳剂型注射剂。

3. 溶蚀与溶出、扩散结合　①生物溶蚀型缓释、控释制剂，不仅药物可从骨架中扩散出来，而且骨架本身也处于溶蚀的过程；②溶胀型缓释、控释骨架制剂（药物溶于聚合物中，聚合物为溶胀型）的释药机制也为扩散和溶蚀结合，在液体介质中不被溶蚀，但能吸收大量（30%~90%）的液体介质，自身体积膨大，形状也可能改变，水进入骨架后药物溶解，从膨胀的骨架中扩散出来，其释药速度很大程度上取决于聚合物溶胀速率、药物溶解度和骨架中可溶部分的大小。

4. 渗透压原理　利用渗透压原理制成的控释制剂，利用渗透压作为驱动力，均匀恒速地释放药物，较骨架型缓释制剂更为优越，故称为"渗透泵"制剂。

"渗透泵"制剂一般有两种不同类型，第一种（A 类）片心含有固体药物与电解质，遇水即溶解，电解质可形成高渗透压差；第二种（B 类）系统中，药物以溶液形式存在于不含药的渗透芯的弹性囊内，此囊膜外周围为电解质。两种类型的释药孔都可为单孔或多孔。

5. 离子交换作用　由水不溶性交联聚合物组成的树脂，其聚合物链的重复单元上含有成盐基团，带电荷的药物可结合于树脂上，当带有适当电荷的离子与离子交换基团接触时，通过交换将药物游离释放出来。式中，X^- 和 Y^+ 为消化道中的离子，交换后，游离的药物从树脂中扩散。

$$树脂^+- 药物^- + X^- \rightarrow 树脂^+ - X^- + 药物^-$$

$$树脂^- - 药物^+ + Y^+ \rightarrow 树脂^- - Y^+ + 药物^+$$

离子交换型缓释、控释制剂的特点：①药物的释放速率不受胃肠 pH、酶、温度等生理因素的影响；②以多单元颗粒剂型给药，减少了胃排空对制剂体内行为的影响；③易制成较为稳定的具缓释或控释特征的混悬剂型。

（四）缓释、控释制剂的制备

1. 骨架型缓释、控释制剂

1）骨架片

（1）亲水性凝胶骨架片　可采用直接压片或湿法制粒压片。除 HPMC 外，MC、HEC、羧甲基纤维素钠（CMC-Na）、海藻酸钠等也可作为骨架材料，在制备亲水凝胶骨架片时，对于一些水溶性大的药物，除应用亲水性骨架材料外，为了降低释药速率，有时可加入少量不溶性骨架材料，如 EC 和聚丙烯酸树脂等。

（2）生物溶蚀性骨架片　由水不溶但可溶蚀的蜡质材料制成，如巴西棕榈蜡、氢化蓖麻油等，骨架片中药物通过孔道扩散与蚀解控制释放，制备方法有：①溶剂蒸发技术；②熔融技术；③高温制粒法。

（3）不溶性骨架片　主要选用的材料有聚乙烯、聚氯乙烯、甲基丙烯酸－丙烯酸甲酯共聚物、EC 等，制备方法有：①直接压片法；②湿法制粒压片法。不溶性骨架片不被吸收，药物释放后整体从粪便排出。

2）缓释、控释颗粒（或小丸、微囊）压制片　将药物与辅料通过包衣或其他技术制成缓释或控制颗粒、小丸或微囊，然后压制成片剂，这种压制片在胃中崩解后类似于胶囊剂，具有缓释胶囊的优点，同时也保留片剂的优点，制备方法有：①不同释放速率颗粒混合压制片技术；②微囊压制片技术；③缓释、控释小丸压制片技术。

3）骨架型小丸　采用骨架型材料与药物混合，或再加入一些其他辅料，如乳糖、调节释药速率的辅料 PEG 类、表面活性剂等，经用适当方法制成光滑圆整、硬度适当、大小均一的小丸，制备方法有：①旋转滚动制丸法（泛丸法）；②挤压－滚圆制丸法；③离心－流化制丸法。

4）胃内滞留片　为一类能滞留于胃液中，延长药物在消化道内的释放时间，改善药物吸收，有利于提高药物生物利用度的片剂，一般可在胃内滞留达 5~6h，若药物和一种或多种亲水胶体及其他辅料制成，又称胃内漂浮片，是一种不崩解的亲水性凝胶骨架片。为增强胃内滞留能力，常加入疏水性相对密度小的酯类、脂肪醇类、脂肪酸类或蜡类，如单硬脂酸甘油酯、鲸蜡酯、硬脂醇、硬脂酸、蜂蜡等。乳糖、甘露糖等的加入可加快释药速率，聚丙烯酸酯Ⅱ、Ⅲ等加入可减缓释药，有时还加入十二烷基硫酸钠等表面活性剂增加制剂的亲水性。

5）生物黏附片　能黏附于生物黏膜，缓慢释放药物并由黏膜吸收以达到治疗的目的。一般采用生物黏附性聚合物，如卡波普、羟丙基纤维素、羧甲基纤维素钠等作为辅料，制备成片剂，通常生物黏附性聚合物与药物混合组成片心，然后由此聚合物围成外周，再加覆盖层而成。生物黏附片可应用于口腔、鼻腔、眼眶、阴道及胃肠道的特定区段，通过该处上皮细胞黏膜输送药物，其特点是可加强药物与黏膜接触的紧密性及持续性，因而有利于药物的吸收。生物黏附片既可安全有效地用于局部治疗，也可用于全身，其中口腔、鼻腔等局部给药可使药物直接进入大循环而避免肝脏首过效应。

2. 膜控型缓释、控释制剂　主要适用于水溶性药物，用适宜的包衣液，采用一定的工艺制成均一的包衣膜，达到缓释、控释目的。包衣液由包衣材料、增塑剂和溶剂（或分散介质）组成，根据膜的性质和需要可加入致孔剂、着色剂、抗黏剂和遮光剂等。由于有机溶剂不安全，有毒，易产生污染，目前大多将水不溶性的包衣材料用水制成混悬液、乳状液或胶液，统称为水分散体，进行包衣。水分散体具有固体含量高、黏度低、成膜快、包衣时间短、易操作等特点。

（1）微孔膜包衣片　通常用胃肠道中不溶解的聚合物，如醋酸纤维素、EC、乙烯－醋酸乙烯共聚物、聚丙烯酸树脂等作为衣膜材料，在包衣液中加入少量致孔剂，如 PEG 类、PVP、PVA、十二烷基硫酸钠、糖和盐等水溶性的物质，亦有加入一些水不溶性的粉末如滑石粉、二氧化硅等，甚至将药物加在包衣膜内既作致孔剂又作为速释部分，将包衣液包在普通片剂上即成微孔膜包衣片。水溶性药物的片心应具有一定硬度和较快的溶出速率，以使药物的释放速率完全由微孔包衣膜所控制。当微孔膜包衣片与胃肠液接触时，膜上存在的致孔剂遇水部分溶解或脱落，在包衣膜上形成无数微孔或弯曲小道，使衣膜具有通透性。胃肠道中的液体通过这些微孔渗入膜内，溶解片心内的药物到一定程度，片心内的药物溶液便产生一定渗透压，由于膜内外存在渗透压差，药物分子便通过这些微孔向膜外扩散释放，扩散的结果使片内的渗透压下降，水分又得以进入膜内溶解药物。如此反复，只要膜内药物维持饱和浓度且膜内外存在漏槽状态，则可获得零级或接近零级速率的药物释放。包衣膜在胃肠道内不被破坏，最后排出体外。

（2）膜控释小片　膜控释小片系指将药物与辅料按常规方法制粒，压制成小片，其直径为 2~3mm，用缓释膜包衣后装入硬胶囊使用。每粒胶囊可装入几片至 20 片不等，同一胶囊内的小片可进行不同缓释作用的包衣或不同厚度的包衣。其制备工艺为：①制小片；②流化床包衣。

（3）肠溶膜控释片　肠溶膜控释片系指药物片心外包肠溶衣，再包上含药的糖衣层而得。含药糖衣层在胃液中释药，当肠溶衣片心进入肠道后，衣膜溶解，片心中的药物释出，因而延长了释药时间，如乙基纤维素混合包衣制成在肠道中释药的微孔膜包衣片，在肠道中肠溶衣溶解，在包衣膜上形成微孔，纤维素微孔膜控制片心内药物的释放。

（4）膜控释小丸　由丸芯与控释薄膜衣两部分组成。丸芯含药物和稀释剂、黏合剂等辅料，所用辅料与片剂的辅料大致相同，包衣膜亦有亲水薄膜衣、不溶性薄膜衣、微孔膜衣和肠溶衣。

3. 渗透泵片　渗透泵片是由药物、半透膜材料、渗透剂或渗透压活性物质和推动剂等组成。常用的半透膜材料有醋酸纤维素、乙基纤维素等。渗透剂是产生渗透压的主要物质，其用量关系到零级释药时间的长短，常用乳糖、果糖、葡萄糖、甘露糖的不同混合物；推动剂亦称为促渗透聚合物或助渗剂，能吸水膨胀，产生推动力，将药物层的药物推出释药小孔，最常用的推动剂有分子量为 20 万 ~500 万聚环氧乙烷和分子量为 1 万 ~36 万的 PVP 等，此外，渗透泵片中还可加入助悬剂、黏合剂、润滑剂、润湿剂等。

4. 植入剂　植入剂指将药物与辅料制成的小块状或条状供植入体内的无菌固体制剂，一般采用特制的注射器植入，也可用手术切开植入。主要特点为生物活性强，药物作用时间延长。植入剂按其释药机制可分为膜控型、骨架型、渗透压驱动释放型。

目前以生物降解聚合物作为材料制得的植入剂，多制成微粒或纳米粒，由于粒子很小，植入时可用普通注射器注入。随着药物的释放，植入材料也逐渐降解、溶蚀，当体内药物已释放完全时材料也基本降解完全，无需手术取出，故病人对此类植入剂的顺应性较好，且整个释药过程更接近零级释放。

二、示例

例 1：葛根素缓释（骨架）片

【处方】葛根素甲壳胺，海藻酸钠。

【制法】将葛根素与甲壳胺、海藻酸钠等各种辅料过 100 目筛，充分混合后，用一定浓度的乙醇溶液制粒，60℃干燥，整粒，加润滑剂，压片（压力为 5kg/cm^2），即得。

【注解】葛根素为野葛或甘葛的主要有效成分，主要用于治疗高血压、心绞痛、冠心病、急性心肌梗死等。

例2：苦参素渗透泵型控释片

【处方】

（1）片芯　苦参素300g，氯化钠200g，乳糖77g，硬脂酸镁3g。

（2）包衣液　乙酸纤维素100g，PEG 6000 12g，邻苯二甲酸二丁酯13ml，丙酮5L。

【制法】

（1）片芯制备　将处方量的药物与氯化钠、乳糖分别粉碎后过筛，混匀，用乙醇为润湿剂制软材，20目筛制粒，（50±5）℃干燥，18目筛整粒，干颗粒加润滑剂混匀后压片即得。

（2）包衣工艺　将片芯置于包衣锅内，包衣液流速为5~10ml/min，压力为0.8kg/cm²，包衣锅内温度为40℃，衣膜厚度达到增重4.0%~4.5%后，继续吹入热空气30min，再于40℃干燥48h，机械打孔（孔径为0.4mm），即得。

【注解】苦参素是从中药苦豆子或苦参中提取的成分，临床研究表明具有抗肿瘤、抗菌、抗病毒、改善肝功能、防止肝纤维化、降低转氨酶及提高机体免疫力等作用。

例3：盐酸普萘洛尔骨架型缓释微丸

【处方】盐酸普萘洛尔（PNH，过150μm筛）20%，乙基纤维素（EC）9.06%，十八醇（octadecanol）48.03%，微晶纤维素（MCC）22.91%，无水乙醇适量。

【制法】

（1）微丸的制备　将药物和辅料按处方比例混合，加入适量的无水乙醇作为黏合剂制备软材。将软材置入挤出机挤出，挤出转速为30r/min。条状物置于滚圆机内滚圆，滚圆速度为1500r/min，滚圆时间40min。取出微丸在烘箱中烘干后，筛分出700~830μm间微丸进行粉体学和释放度考察。

（2）含量测定方法　取PNH微丸，研碎成粉末，精密称取粉末适量（约相当于PNH 40mg）置于100ml量瓶中，加入适量蒸馏水超声，稀释至刻度、摇匀，过滤。取续滤液1ml置于10ml量瓶中，用滴管定容。

【注解】盐酸普萘洛尔是非选择性β₂肾上腺素能受体阻滞剂，临床上主要用于心律失常、心绞痛、高血压、心肌梗死等疾病的防治。

例4：灯盏花素缓释包衣微丸

【处方】灯盏花素60g，微晶纤维素75g，乳糖160g，纯化水60ml，乙基纤维素适量，聚乙二醇4000适量，乙醇适量，邻苯二甲酸二乙酯适量。

【制法】

（1）载药丸芯的制备　称取灯盏花素及微晶纤维素联合乳糖分别过80目筛后，混合均匀，用适量的纯化水加入混匀的原辅料中，制成适宜软材，以40Hz挤出频率过筛（0.8mm孔径），制得长度及大小合适的圆柱状颗粒，将圆柱状颗粒及时投入抛圆机中，调节鼓风频率为15Hz，调节滚圆转速频率600r/min，滚圆时间2min。待丸粒圆整后，取出，干燥，即得载药丸心。

（2）载药微丸的缓释包衣　采用乙基纤维素（EC）为阻滞剂，以聚乙二醇4000为致孔剂，并加入一定量的增塑剂邻苯二甲酸二乙酯，组成缓释包衣材料，用75%浓度的乙醇溶解后制得包衣液。缓释包衣具体操作是将灯盏花素载药微丸置流化床中，开机，调节进风流量，保持微丸正常沸腾，采用底喷式包衣，在正式喷液前，于45℃预热微丸3min，床温控制在50℃左右，喷气压力控制在0.4MPa，由慢至快调节恒流泵转速为0.5~2.0 r/min。微丸包衣合格后，干燥20min取出，即得灯盏花素缓释微丸。

【注解】灯盏花素为灯盏花中提取的黄酮类成分，以灯盏乙素为主。灯盏花素具有扩张血管、增加脑血流量和心脏冠状动脉流量、降低血液黏度、改善微循环等作用，用于治疗脑血栓、脑梗死、中风后瘫痪等疾病。

第二节　靶向制剂

一、基本概念和实验原理

（一）概述

靶向制剂又称靶向给药系统，指载体将药物有选择性地浓集于特定的组织、器官、或细胞的给药系统。药物选择性地到达靶点，不仅大大提升了药物的治疗效果，同时有效避免或减小了药物运输到其他部位，显著减小了药物的毒副作用。靶向制剂的引入对于一些治疗窗窄，需要到达身体特定部位（或组织、器官），需要药物高浓度浓集于某特定部位（或组织、器官）的药物提供了一种更为有效、安全、方便且经济的给药途径。同时，靶向制剂还具有非免疫性、无毒、体内外物理化学性质稳定；载体可生物降解或易消除；重现性好、制备简单等特点。

靶向制剂的分类

1）按照靶点位置分类

（1）一级靶向　指药物到达特定的器官或组织。

（2）二级靶向　指药物到达组织或器官内特定的细胞。

（3）三级靶向　指药物到达靶细胞的特定细胞器。

2）按照行为方式分类

（1）被动靶向（Passive targeting）　系指药物微粒被单核－巨噬细胞系统的巨噬细胞（尤其是肝的 Kupffer 细胞）摄取，通过正常生理过程运送至肝、脾等器官，其中微粒的粒径对药物在靶部位的吸收和分布起着重要的作用，其次是微粒的表面性质，被动靶向制剂主要包括脂质体、微球、乳剂等。

（2）主动靶向（Active targeting）　系指经过载体修饰的药物作为"导弹"，定向地浓集于靶区发挥药效。如为了防止药物肝内浓集，可以将药物微粒经表面修饰后，不被巨噬细胞识别，或连接单克隆抗体成为免疫微粒，而避免巨噬细胞的摄取以达到改变微粒在体内的自然分布而到达特定的靶部位的目的；也可将药物制成前体药物，在特定靶区被激活而发挥作用，主动靶向制剂主要包括经修饰的纳米囊、纳米球、脂质体、微球等。

（3）物理化学靶向（Physical and chemical targeting）　系指药物应用某些物理化学方法在特定部位发挥药效。如磁性靶向制剂（磁性微球、磁性微囊、磁性乳剂、磁性片剂等）磁性就是应用磁性材料与药物制成磁导向制剂，在足够强的体外磁场引导下，通过血管到达并定位于特定靶区；此外还有热敏靶向制剂，pH 敏感靶向制剂，栓塞靶向制剂（栓塞微球、栓塞复乳等）。

（二）不同类型的靶向制剂制备

1. 微球的制备　其原理与微囊基本相同。根据载体材料和药物的性质不同可采用不同的制备方法。

（1）明胶微球　通常以乳化交联法制备，即将药物溶解或分散在囊材的水溶液中，与含乳化剂的油混合，搅拌乳化，形成稳定的 W/O 型或 O/W 型乳状液，加入化学交联剂甲醛或戊二醛，可得粉末状微球。现已成功制备盐酸川芎嗪、莪术油等明胶微球。

亦可用两步法制备微球，即先采用本法（或其他方法）制备空白微球，再选择既能溶解药物、又能浸入空白明胶微球的适当溶剂系统，用药物溶液浸泡空白微球后干燥即得。两步法适用于对水相和油相都有一定溶解度的药物。

（2）白蛋白微球　可用液中干燥法或喷雾干燥法制备。采用液中干燥法制备时，以加热交联代替化学交联，使用的加热交联温度不同（100~180℃），微球平均粒径不同，在中间温度（125~145℃）时粒径较小。

喷雾干燥法将药物与白蛋白的溶液经喷嘴喷入干燥室内，同时送入干燥室的热空气流使雾滴中的水分快速蒸发、干燥，即得微球。由于热变性后白蛋白的溶解度降低，所以微球的释放速度亦相应降低，如将喷雾干燥得到的微球再进行热变性处理，可得到缓释微球。

（3）淀粉微球　淀粉微球商品系由淀粉水解再经乳化聚合制得。淀粉微球制备中，可用甲苯、三氯甲烷、液体石蜡为油相，以脂肪酸山梨坦 60 为乳化剂，将 20% 的碱性淀粉分散在油相中，形成 W/O 型乳状液，升温至 50~55℃，加入交联剂环氧丙烷适量，反应数 h 后，去除油相，分别用乙醇、丙酮多次洗涤干燥，即得白色粉末状微球。

（4）聚酯类微球　常用液中干燥法制备，即以药物与聚酯材料组成挥发性有机相，加至含乳化剂的水相中搅拌乳化，形成稳定的 O/W 型乳状液，加水萃取（亦可同时加热）挥发除去有机相，即得微球。

（5）磁性微球　需同时包裹药物与磁流体，成型方法可依据囊材与药物性质不同加以选择，其制法的特殊之处在于磁流体的制备，一般通过共沉淀反应制得。

（6）纳米粒（nanoparticles）　系固体胶体颗粒，大小在 10 ~1000nm 之间，作为靶向药物传递的载体，其靶向能力主要取决于纳米粒的大小、表面性质等。有文献报道，纳米粒静脉注射后，一般被单核－巨噬细胞系统摄取，主要分布于肝（60%~90%）、脾（2%~10%）、肺（3%~10%），少量进入骨髓。有些纳米粒具有在某些肿瘤中聚集的倾向，有利于抗肿瘤药物的应用。

由于材料及制备工艺的不同，可形成纳米微球（nanospheres）和纳米微囊（nanoeap-sules）。药物可以吸附在其表面，也可以包封在内部或溶解于其中。纳米粒主要有：普通载药纳米粒、控释载药纳米粒、靶向定位载药纳米粒和载药磁性纳米粒。

目前制备纳米粒靶向药物载体的高分子材料以合成的可生物降解的聚合

物体系和天然高分子体系为主。前者如聚 a- 氰基丙烯酸烷基酯、聚乙烯醇、聚乳酸和聚乳酸 – 乙醇酸共聚物等；后者如白蛋白、明胶及多糖等。纳米粒的制备方法较多，主要有界面聚合法和聚合材料分散法等。

2. 复合型乳剂（W/O/W 或 O/W/O）的制备　复合型乳剂由初乳（一级乳）进一步乳化成的乳剂，其乳滴粒径一般在 50mm 以下，具有两层或多层液体膜结构，能够有效地控制药物的扩散速率，因此具有缓控释的功能。此外，复乳在淋巴系统具有定向性，可选择性地分布于肝、肺、肾、脾等网状内皮系统较丰富的器官中。

复乳类型不同选用的乳化剂不一样。W/O/W 二级乳剂其分散相为 W/O 一级乳，连续相为水，一级乳选用亲油性乳化剂，二级乳应选用亲水性乳化剂；而 O/W/O 二级乳剂，其分散相为 O/W 一级乳，连续相为油，一级乳选用亲水性乳化剂，二级乳应选用亲油性乳化剂。复乳比一般乳更复杂、更不稳定。如 W/O/W 型复乳，其主要的不稳定因素是油膜破裂及内水相外溢。

复乳的制备方法通常有一步乳化法和二步乳化法。

（1）一步乳化法　系指将处方中油溶性成分配成油溶液，水溶性成分配成水溶液，一次加入适当的亲水性和亲油性乳化剂，通过组织捣碎，匀化和超声处理，即成复乳。此法虽工艺简单，但成品的稳定性不易掌握，且分散相与连续相的药物分布不易控制。

（2）二步乳化法　若配置 W/O/W 型复乳，先将水溶性药物配成水溶液，分成 W1 和 W2 两份；脂溶性药物配成油溶液，第一步将 W1 与油溶液用亲脂性乳化剂（如司盘）配成 W1/O 型乳剂;第二步以亲水性乳化剂（如聚山梨酯）乳化成 W1/O/W2 型复乳。二步乳化法制得的复乳不仅稳定性能好，同时 W1 和 W2 中药物含量可根据释药要求予以控制。此工艺的重现性好。

3. 脂质体的制备　见第六章第四节。

二、示例

例 1：紫杉醇微球

【处方】PLGA 500mg，明胶（4%）50ml，紫杉醇和异丙基肉豆蔻酯适量。

【制法】将 500mg PLGA、适量紫杉醇和异丙基肉豆蔻酯溶于 1ml CH_2Cl_2 中，将溶液冷却至 4℃后，逐滴加入 50ml 4%（w/v）明胶溶液中，以 3000 r/min，离心 10min，除去上清液，得到沉淀的微球，用蒸馏水洗涤几次，滤过，收集，室温下减压干燥，过夜，得到粒径约为 33mm 左右的微球。

【注解】紫杉醇微球具有特定器官、组织的靶向特性，可在靶区域缓慢释放药物，并延长药物的作用时间。紫杉醇是从紫杉中提取的抗癌药，临床上用于治疗卵巢癌、肺癌等。

例 2：喜树碱 PCEC 微球

【处方】喜树碱 30mg，PCEC 200mg，二氯甲烷/甲醇（10：1，v/v）5.5ml　2%PVA（w/v）水溶液适量

【制法】将 PCEC 200mg，喜树碱（5mg，10mg，15mg）溶解在 5.5ml 的二氯甲烷/甲醇（10：1，v/v）溶剂系统中，在室温环境下，将其滴入 3400 r/min 磁力搅拌下的 2% PVA（w/v）水溶液中，6min 后，O/W 型乳剂形成，立即转入旋转蒸发仪中，待二氯甲烷与甲醇都完全挥发，形成喜树碱 PCEC 微球。

【注解】PCEC 为聚己内酯 – 聚乙二醇 – 聚己内酯三嵌段共聚物，利用 O/W 乳化联合溶剂挥发法制备喜树碱 PCEC 微球。

例 3：石菖蒲挥发油复乳

【处方】司盘 80 32g，液体石蜡 64ml，石菖蒲挥发油 4.2ml，5% 明胶溶液 4.2ml，蒸馏水适量。

【制法】取 28g 司盘 80 与 64ml 液体石蜡混匀，加入石菖蒲挥发油 4.2ml（相当于石菖蒲 180g）溶解后置组织捣碎机中作油相，另取 5% 明胶溶液 4.2ml 与蒸馏水 67.2ml 混匀后，缓缓倒入组织捣碎机中，乳化即得石菖蒲挥发油初乳。

在温度 25℃，转速为 1000 r/min 条件下，取 4g 吐温 80 加入 36ml 蒸馏水中溶解形成外水相，称取初乳 40g，于搅拌下缓缓加入外水相中，用磁力搅拌机低速搅拌 1min 后，即得石菖蒲挥发油复乳。

例 4：丹皮酚复乳

【处方】液体石蜡 64ml，丹皮酚 0.48g，司盘 80 16g，聚山梨酯 40 4g，0.1% 氯化钠溶液 76ml，0.5% 明胶溶液 4ml，蒸馏水适量。

【制法】将 64ml 液体石蜡和 16g 司盘 80 混匀，加入 0.48g 丹皮酚溶解作为油相，将明胶溶液和氯化钠溶液于组织捣碎机中混匀作水相，将油相加入水相中，开启组织捣碎机 35s，即得丹皮酚初乳。取 40ml 初乳，在搅拌下缓慢加入到聚山梨酯 40 与水形成的外水相中，振摇 1min，即得 0.3% 丹皮酚复乳。

【注解】复乳为 W/O/W 型。

第三节　经皮给药系统

一、基本概念和实验原理

（一）概述

透皮传递系统（transdermal drug delivery systems，TDDS）又称透皮治疗系统（Transdermel therapeatic systems，TTS）系指透皮给药的新制剂。该制剂经皮肤敷贴方式给药，药物透过皮肤由毛细血管吸收进入全身血液循环达到有效血药浓度，并在各组织或病变部位起治疗或预防疾病的作用。经皮吸收制剂既可以起局部治疗作用也可以起全身治疗作用，为一些慢性疾病和局部镇痛的治疗及预防提供一种简单、方便和有效的给药方式。

1. 透皮给药系统的特点　①透皮给药系统可避免肝脏的首过效应和药物在胃肠道的灭活，药物的吸收不受胃肠道因素的影响，减少用药的个体差异；②维持恒定有效血药浓度或生理效应，避免口服给药引起的血药浓度峰谷现象，降低毒副反应；③减少给药次数，提高治疗效能，延长作用时间，避免多剂量给药，使大多数病人易于接受；④使用方便，患者可以自主用药，也可以随时撤销用药。

2. 透皮给药系统的吸收过程

$$药物+基质 \xrightarrow[扩散]{释放} 皮肤表面 \xrightarrow[类脂表皮]{穿透} \underset{（局部作用）}{皮肤内} \xrightarrow[淋巴管]{血管} \underset{（全身作用）}{体循环}$$

3. 透皮给药系统的吸收途径

（1）透过角质层和表皮　进入真皮，经毛细血管进入体循环为主要途径。

（2）通过毛囊与皮脂腺　皮脂腺分泌物为油性，利于脂溶性药物的穿透，加入表面活性剂可促进吸收。

（3）汗腺　仅占皮肤面积的 0.1%~1%。

4. 透皮给药系统的分类

（1）膜控型　药物贮库包在由一层药物不能透过的金属塑料复合膜和一层控速多聚物膜内。此系统包括背衬层、药库层、控释膜层和黏胶层。

（2）黏胶型　药库层和控释层均由压敏胶组成，将药物直接分散或溶解在压敏胶中，然后涂布于一张药物不能透过的复合膜上。此系统包括背衬层、黏胶层、药库层和控释黏胶层。

（3）骨架型　将药物均匀分散或溶解于亲水凝胶或亲油性聚合物骨架中，然后分割药膜，与压敏胶，背衬进行复合制备。此系统包括背衬层、吸收垫、闭合底盘、黏胶层和药库层。

（3）微贮库型　是骨架型和膜控型的结合体，兼有两者的特点。此系统包括闭合底盘、黏性泡沫层、黏胶层、微型药库和聚合物基质。

（二）透皮给药系统的制备

1. 涂膜复合工艺　将药物分散或溶解在压敏胶中并涂布于背衬膜上，待溶剂蒸发后继续进行多层涂布，最后覆盖上保护膜或再与具有控释能力的黏胶材料进行复合。

药物
压敏胶 ⟶ 背衬膜 ⟶ 涂布 ⟶ 干燥 ⟶ 药物贮库
⟶ 复合 ⟶ 切割 ⟶ 包装
药物
压敏胶 ⟶ 保护膜 ⟶ 涂布 ⟶ 干燥 ⟶ 黏胶层
致孔剂

2. 充填热合工艺　定型机械中，在背衬膜与控释膜之间定量充填药物储库材料，热合封闭后覆盖涂有黏胶层的保护膜。

药物
⟶ 混合 ⟶ 药物贮库 ⟶ 定量注入 ⟶ 背衬膜/控释膜 ⟶ 成型机械 ⟶ 压敏胶/保护膜 ⟶ 热合封闭
混悬介质
⟶ 包装 ⟵ 切割

3. 骨架黏合工艺　在骨架材料溶液中加入药物，浇注冷却，切割成型，黏贴于背衬黏膜上，加保护膜而成。

亲水胶
水 ⟶ 加热 ⟶ 胶液 ──加药──⟶ 含药胶 ⟶ 浇铸 ⟶ 冷却 ⟶ 切割
丙二醇
⟶ 包装 ⟵ 背衬膜/控释膜 圆片

例 1：三白膏药

【处方】白花蛇 10 条，白芷 100g，白附子 40g，冰片 5g。

【制法】共研极细末，瓶装密封备用。用白纸黏贴在 7.5cm² 的红布块上，以熔化的黑膏药油在红布面摊成小圆形膏药，每张膏药上撒入上述药粉 1g，混和膏药油中摊匀，上覆盖以玻璃纸，装入小塑料袋中，封口备用。

【注解】该品属于硬膏剂，于下关穴贴敷能有效治疗周围性面瘫。

例2：雷公藤复方涂膜剂

【处方】雷公藤乙酸乙酯提取物15g，冰片10g，聚乙烯醇（PVA-124）40g，羧甲基纤维素钠20g，甘油20g，月桂氮酮10g，乙醇10g，蒸馏水适量。

【制法】取40g聚乙烯醇和20g羧甲基纤维素钠分别用少量蒸馏水浸泡至膨胀，置水浴上加热至全溶，混合后作为基质。另取雷公藤乙酸乙酯提取物（预先粉碎成中粉），用乙醇溶解，在不断搅拌下，缓缓加入基质中，并在水浴上加热搅拌至无醇味，冷却后，再依次加入冰片（预先与甘油混合并碾匀）及月桂氮酮，充分搅拌均匀，分装即得。

【注解】本品为黄棕色均匀透明液体，有较好的流动性。复方雷公藤涂膜剂对类风湿关节炎有疗效，且可避免长期口服雷公藤带来的毒副作用。

例3：跌打膏

【处方】乳香50g，没药50g，冰片50g，红花75g，川芎75g，白及75g，龟甲75g，三七75g，马钱子75g，樟脑150g，松香2.5kg，麻油500g，狗骨1kg。

【制法】将75g马钱子粉碎过80目筛单独存放，冰片、樟脑各研成细粉过80目筛单独存放，其他药物一同粉碎过80目筛备用。取麻油5kg熬至滴水成珠，出现白色油烟时，加入每块重15g左右的狗骨1kg，将狗骨炸枯。将松香和油在火炉上加热溶化，用柳枝或槐木棒进行搅拌，在不断搅拌下加入马钱子粉75g，待泡沫消失后，加入其他药物，最后加入冰片、樟脑。将制成的膏药徐徐倾入冷水中，并不断搅拌，每天换水1次，连换7d，以除去水溶性刺激物丙烯醛等。将膏药阴干，除去水分，水浴加热熔化，摊涂于布裱被上。大贴每帖净重14g，小贴每帖净重7g。

【注解】此方采用松香麻油黏合剂成膏，具有去腐、生肌、止痛的作用，使黏合剂发挥了药理功效。

例4：氨茶碱涂膜剂

【处方】氨茶碱2g，聚乙烯醇15g，丙酮12ml，无水乙醇20ml，氮酮适量，蒸馏水适量。

【制法】称取聚乙烯醇15g（分子量2.2万~2.64万，聚合度500）于定量蒸馏水中充分溶胀后于水浴上加热溶解，加入氨茶碱 2g，搅拌至全溶，缓慢加入丙酮 12ml、无水乙醇 20ml 及氮酮适量，搅拌均匀，密闭保存即可。

【注解】本品以高分子聚合物为成膜材料，涂于皮肤即形成亲水性骨架膜，药物以零级动力学透过皮肤进入血循环，提供稳定的血药浓度，同时，本品涂于特定穴位后，可以产生调整机体免疫功能的作用，从而达到扶正固本、综合治喘的目的。

第四节　吸入制剂

吸入给药是治疗哮喘、慢性阻塞性肺疾病、肺纤维化、肺动脉高压等呼吸道疾病的首选，弥补了静脉、口服、灌肠等给药途径到达病灶时已是低浓度的不足。肺部的生理特点决定了肺部给药系统的优势，也是不断推动吸入制剂研究和开发的动力。肺部吸收表面积大、毛细血管网丰富、肺泡上皮细胞层薄、物质交换距离短，因此经肺给药后药物吸收迅速；肺部的生物代谢酶分布集中，肺内的化学降解和酶降解活性低，适合蛋白、核酸类等生物活性大分子药物给药；避免肝脏首过效应，提高药物等生物利用度；对于需局部长期治疗的疾病，肺部给药起效快，降低给药剂量和毒副作用；对于需长期治疗的疾病，肺部给药刺激性小，使用方便，患者顺应性好。不同类型吸入制剂和吸入制剂给药装置的研究与开发，是近年来肺部给药制剂研发的热点和难点。

吸入制剂系指原料药物溶解或分散于合适介质中，以蒸气或气溶胶形式递送至肺部发挥局部或全身作用的液体或固体制剂。根据制剂类型，处方中可能含有抛射剂、共溶剂、稀释剂、抑菌剂、助溶剂和稳定剂等，所用辅料应不影响呼吸道黏膜或纤毛的功能。吸入制剂包括吸入气雾剂、吸入粉雾剂、供雾化器用的液体制剂和可转变成蒸气的制剂。下面主要介绍前 3 种。

一、吸入气雾剂

（一）概念

吸入气雾剂（aerosols for inhalation）是指含药溶液、混悬液或乳液，与合适抛射剂或液化混合抛射剂共同装封于具有定量阀门系统和一定压力的耐压容器中，使用时借助抛射剂的压力，将内容物呈雾状物喷出，用于肺部吸入的制剂。

（二）特点

1. 吸入气雾剂的优点　①具有速效和定位作用。给药后，药物呈细小雾滴能够直达作用部位，局部浓度高，药物分布均匀，奏效迅速；②提高制剂的稳定性。药物装在密闭的容器中，避免与空气、水分和光线接触，且不易被微生物污染；③避免药物对胃肠道的刺激及肝脏的首过效应；④给药剂量准确。使用时，气雾剂的定量阀可以准确控制剂量；⑤使用方便，避免局部用药的刺激性与污染，如外伤及烧伤疾病。

2. 吸入气雾剂的不足之处　①气雾剂制备时需要耐压容器、阀门系统和特殊的生产设备，故生产成本高；②具一定的内压，遇热或受撞击易发生爆炸；③借助抛射剂的蒸气压，可因分装不严密、抛射剂渗漏而影响使用；④抛射剂有较强的挥发性、致冷作用，使用可引起不适。

（三）分类

1. 按分散系统分　吸入气雾剂可分为溶液型、乳状液型和混悬液型三种类型。

溶液型气雾剂系指药物溶解于液态抛射剂中形成均相分散体系，使用时，药物以极细雾滴喷出。乳状液型气雾剂系指药物、乳化剂、抛射剂形成乳剂型非均相分散体系，分为 O/W 型、W/O 型气雾剂，因抛射剂为内相，使用时随着抛射剂的气化呈泡沫状喷出，又称为泡沫气雾剂。混悬型气雾剂系指固体药物以微粒形式分散于液态抛射剂中形成混悬型非均相分散体系。

2. 按相的组成分　吸入气雾剂可分为二相气雾剂（溶液型气雾剂）和三相气雾剂（乳剂型气雾剂、混悬型气雾剂）。二相气雾剂由气态抛射剂（气相）、液态抛射剂与药物形成的溶液（液相）组成，即气 – 液二相。乳剂型气雾剂由气态抛射剂（气相）、两种不相混溶的液体组成，即气 – 液 – 液三相。混悬型气雾剂由气态抛射剂（气相），液态抛射剂（液相），不溶性固体药物微粒（固相）组成，即气 – 固 – 液三相。

3. 按给药定量与否分　吸入气雾剂可分为定量吸入气雾剂与非定量吸入气雾剂。

（四）肺部吸收

使用吸入型气雾剂时，药物以雾状吸入，其主要吸收部位是肺泡，起效迅速。人的呼吸系统由口、鼻、咽喉、气管、支气管、终末细支气管、呼吸道细支气管、肺泡管、肺泡囊等组成。成人有 3 亿 ~4 亿个肺泡囊，使肺部总表面积近 $100m^2$，远远超过人体皮肤的表面积。氧气从肺泡向血液弥散，要依次经过肺泡内表面的液膜、肺泡上皮细胞膜、肺泡上皮与肺毛细血管内皮之间的间质、毛细血管的内皮细胞膜等四层膜即呼吸膜。呼吸膜平均厚度不到 $1\mu m$，有很高的通透性。

肺泡是肺部气体交换的主要部位，也是肺的功能单位。药物到达肺泡就可迅速吸收。

影响吸入型气雾剂中药物吸收的主要因素有：①药物的性质，即药物的脂溶性及分子量，药物的吸收速度与药物的脂溶性成正比，与药物的分子量成反比，即脂溶性的小分子药物易于吸收；②雾滴的粒径大小，粒径过大，药物易沉着在口腔、咽部及呼吸道黏膜上，吸收缓慢；粒径过小，雾滴随呼气排除，在肺泡部位的沉积率较低。一般若起局部作用，雾滴粒径以 $3\sim10\mu m$ 为宜，而发挥全身作用，粒径应在 $0.5\sim1\mu m$ 之间；③呼吸频率、呼吸量。呼吸频率、呼吸量影响药物在肺泡的沉积，一般来说，药物的吸收与呼吸频率成反比，与呼吸量成正比。

（五）组成

气雾剂由药物、附加剂、抛射剂、耐压容器和阀门系统组成。

1. 药物与附加剂

（1）药物　制备中药气雾剂时，应采用适宜方法进行提取、分离、精制、浓缩，制成总提取物、有效部位、有效成分等。

（2）附加剂　根据气雾剂的类型、药物的理化性质，选择适宜的附加剂。常用的附加剂有：①潜溶剂，如乙醇、丙二醇等；②乳化剂，如硬脂酸三乙醇胺皂、吐温、司盘等；③助悬剂，如司盘、月桂醇硫酸钠等；④增溶剂、抗氧剂、防腐剂等。

2. 抛射剂　抛射剂（propellants）系指喷射药物的动力，有时兼作药物的溶剂和稀释剂。理想的抛射剂为适宜的低沸点液态气体，常压下沸点低于室温，常温下蒸气压大于大气压，当阀门打开时，抛射剂急剧气化产生压力，将药物以雾状微粒喷出。抛射剂应对机体无毒、无致敏性及刺激性；无色、无嗅、不易燃易爆，且价格低廉。

目前常用抛射剂有以下几种。

（1）氢氟烷烃（hydrofluoroalkane，HFA）类　不含氯，不破坏大气臭氧层，对全球气候变暖的影响明显低于氯氟烷烃类，在人体内残留少，毒性低。如四氟乙烷（HFA-134a）、七氟丙烷（HFA-227）。

（2）二甲醚（dimethylether，DME）　又称甲醚，有很好的水溶性，较好的安全性能，但由于其蒸气压较高，一般不单独应用。

（3）压缩气体　常用的有二氧化碳、氮气等，此类抛射剂化学性质稳定，不燃烧。但其液化气体常温下蒸气压过高，对耐压容器耐压性要求高，目前基本不用于气雾剂，多用于喷雾剂。

（4）碳氢化合物　常用丙烷、正丁烷等，此类抛射剂易燃烧、爆炸，不宜单独使用，常与其他抛射剂混合使用。

实际应用中单一的抛射剂往往很难达到用药要求，故一般多采用混合抛射剂，并通过调整用量、比例来达到调整喷射能力的目的。

不同抛射剂混合后的总蒸气压由各自的蒸气压和摩尔数所决定。按照拉乌尔（Raoult）定律，在一定温度下，溶质的加入导致溶剂蒸气压下降，蒸气压的下降与溶液中溶质的摩尔分数成正比；按照道尔顿（Dalton）气体分压定律，系统的总蒸气压等于系统中不同组分分压之和。用式 7-1、式 7-2 和式 7-3 表示。

$$P_a = N_a \cdot P_a^0 = \frac{n_a}{n_a + n_b} \cdot P_a^0 \qquad\qquad (7-1)$$

$$P_b = N_b \cdot P_b^0 = \frac{n_b}{n_a + n_b} \cdot P_b^0 \qquad\qquad (7-2)$$

$$P = P_a + P_b \qquad\qquad (7-3)$$

式中，P 为混合抛射剂的总蒸气压，P_a 和 P_b 分别为抛射剂 A 和 B 的分压，P_b^0 和 P_b^0 分别为纯抛射剂 A 和 B 的蒸气压，N 和 n 分别为摩尔分数和摩尔数。

3. 耐压容器　耐压容器用于盛装药物、抛射剂和附加剂，要求容器具有稳定、耐压、耐腐蚀、价廉等特点。目前耐压容器主要有金属容器、塑料容器、玻璃容器等。

（1）金属容器　耐压力强，质地轻，易于携带、运输，但其化学稳定性较差，通常在容器内壁涂聚乙烯、环氧树脂等保护层。

（2）玻璃容器　化学稳定性较好，但耐压性较差，常在玻璃容器外壁搪以塑料防护层，一般用于压力和容积不大的气雾剂等。

（3）塑料容器　质轻，耐压，有良好耐腐蚀性及抗撞击性，但有较高的渗透性和特殊气味，一般由聚丁烯对苯二甲酸酯树脂等制成。

4. 阀门系统　阀门系统是调节药物和抛射剂从容器中喷出的重要部分，尤其是定量阀直接影响气雾剂给药剂量的准确性。阀门系统由封帽、推动钮、阀门杆、橡胶封圈、弹簧、浸入管、定量室组成。

（1）封帽　通常为铝制品，将阀门固定在容器上。

（2）推动钮　用塑料制成，位于阀门杆的顶端，用以开启或关闭阀门系统，上边有喷嘴与阀门杆相连，控制气雾剂喷出方向。

（3）阀门杆　阀门的轴芯，由尼龙或不锈钢制成。顶端与推动钮相连，上端有内孔和膨胀室，下端有一细槽将药液引入定量室。①内孔：阀门沟通容器内外的小孔，孔径大小决定气雾剂喷射雾滴粒径。通常内孔被弹性橡胶圈封住，使容器内外隔绝，当揿下推动钮时，药液通过内孔进入膨胀室，从喷嘴喷出；②膨胀室：在阀门杆内，位于内孔之上。药液由内孔进入膨胀室，抛射剂骤然膨胀，使药物雾化、喷出。

（4）橡胶封圈　通常由丁晴橡胶或氯丁二烯橡胶制成，有进液封圈、出液封圈之分。

（5）弹簧　由不锈钢制成，位于阀门杆的下部，提供推动钮上升的动力。

（6）浸入管　通常用聚氯乙烯或聚丙烯制成，连接在阀门杆下部，将容器内药物输送到阀门系统。若不用浸入管，使用时需将容器倒置。

（7）定量室　通常由塑料或不锈钢制成，其容量为气雾剂每揿一次的剂量（一般为 0.05~0.2ml）。

（六）制备

气雾剂的制备应根据药物性质及不同类型气雾剂的要求，选择适宜的附加剂、抛射剂，在避菌环境下制备。

1. 气雾剂制备的一般工艺流程

容器、阀门系统的处理与装配→中药的提取、配制与分装→填充抛射剂→质量检查→包装

2. 耐压容器和阀门系统的处理与装配

（1）耐压容器的处理　将洗净烘干并预热至 120~130℃的玻璃瓶浸入搪

塑液中，使瓶颈以下黏附一层浆液，倒置，于150~170℃烘干，备用。

（2）阀门各部件的处理　阀门各部件的处理方法有：①橡胶部件：主要指垫圈，以水洗净后用75%乙醇浸泡24h，干燥，无菌保存备用；②塑料零件：先用温水洗净，然后浸泡在乙醇中，取出干燥，备用；③不锈钢弹簧：用1%~3%碱液煮沸10~30min，后用热水洗至无油腻，再用蒸馏水冲洗，烘干，乙醇中浸泡，取出干燥，无菌保存备用。

（3）装配　将橡胶圈套在定量杯上，另将阀杆装上弹簧，再与进、出液橡胶垫圈及封帽等组件装配，备用。

3. 药物的制备与分装

（1）溶液型气雾剂　将药物直接溶解于抛射剂中，必要时加入适量潜溶剂制成澄明溶液，然后定量分装于容器内。

（2）混悬液型气雾剂　将药物粉碎成5~10μm以下的微粉，一般不使用药材细粉。将药物微粉与抛射剂等充分混合，然后定量分装在容器中。制备混悬型气雾剂时应注意：①药物的水分应在0.03%以下，通常控制在0.005%以下，以免药物微粒遇水聚结；②药物粒径应小于5μm，不得超过10μm；③调节抛射剂或混合固体的密度，使二者大小相近；④添加适当助悬剂，提高制剂的稳定性。

（3）乳状液型气雾剂　药物、抛射剂、乳化剂定量分装在容器中，在振摇时能形成稳定的乳液，并由阀门喷出。在制备时应选择合适的抛射剂与乳化剂，以保证乳化完全并能顺利喷出。

4. 抛射剂的填充　主要有压灌法与冷灌法。

（1）压灌法　系指将配好的药液在室温下灌入容器内，装上阀门系统并轧紧，然后将容器内空气抽掉，再用压装机压入定量的抛射剂。压灌法的设备简单，不需低温操作，抛射剂耗损较少，但生产效率稍低，且使用过程中压力的变化幅度较大。

（2）冷灌法　药液借助冷却装置冷却至−20℃，抛射剂冷却至沸点以下至少5℃。先将冷却的药液灌入容器中，随后加入已冷却的抛射剂（也可两者同时进入）。立即装上阀门并轧紧，操作必须迅速完成，以减少抛射剂的损失。冷灌法速度快，对阀门无影响，成品压力较稳定。但需制冷设备和低温操作，抛射剂损失较多。含水产品不宜用此法。

（七）质量要求与评价

1. 质量要求

（1）溶液型气雾剂的药液应澄清。

（2）乳状液型气雾剂的液滴在液体介质中应分散均匀。

（3）混悬型气雾剂应将药物细粉和附加剂充分混匀、研细，制成稳定的混悬液。

（4）吸入用气雾剂的药粉粒径应控制在 $10\mu m$ 以下，其中大多数应在 $5\mu m$ 以下，一般不使用饮片细粉。

（5）除另有规定外，气雾剂应能喷出均匀的雾滴（粒）。

（6）定量阀门气雾剂每揿压一次应喷出准确的剂量；非定量阀门气雾剂喷射时应能持续喷出均匀的剂量。

2. 质量评价 气雾剂的质量评价包括喷射速率、喷出总量、每瓶总揿次、每揿主药含量、每揿喷量、粒度检查、无菌、微生物限度等。检查方法参见 2020 年版《中国药典》四部通则 0113。

（1）**喷射速率** 取供试品 4 瓶，除去帽盖，分别揿压阀门喷射数 s 钟后，擦净，精密称定，将其浸入恒温水浴 25℃ ±1℃ 中 30min，取出，擦干。除另有规定外，揿压阀门持续准确喷射 5s 钟，擦净，分别精密称重，然后再放入恒温水浴 25℃ ±1℃ 中，按上法重复操作 3 次，计算每瓶的平均喷射速率（g/s），均应符合规定。

（2）**喷出总量** 取供试品 4 瓶，除去帽盖，精密称定，在通风橱内，分别揿压阀门连续喷射于已加适量吸收液的容器中，直至喷尽为止，擦净，分别精密称定。每瓶喷出总量均不得少于标示量的 85%。

（3）**每瓶总揿次** 取供试品 4 瓶，除去帽盖，充分振摇，在通风橱内，分别揿压阀门连续喷射于已加适量吸收液的容器（注意每次喷射间隔 5s 并缓慢振摇），直至喷尽为止，分别计算喷射次数。每瓶总揿次均不得少于其标示总揿次。

（4）**每揿主药含量** 取供试品 1 瓶，充分振摇，除去帽盖，试喷 5 次，用溶剂洗净套口，充分干燥后，倒置药瓶于加入一定量吸收溶剂的适宜烧杯中，将套口浸入吸收液面下（至少 2.5 cm）。除另有规定外，揿压喷射 10 次或 20 次（注意每次喷射间隔 5s 并缓缓振摇），取出药瓶，用吸收溶剂洗净套口内外，合并吸收液，按各品种含量测定相关方法测定，所得结果除以取样喷射次数，即为平均每揿主药含量。

（5）每揿喷量　取供试品 4 瓶，除去帽盖，分别揿压阀门试喷数次后，擦净，精密称定，揿压阀门喷射 1 次，擦净，再精密称定，前后两次重量之差为 1 个喷量。按上法连续测出 3 个喷量；不计重量揿压阀门连续喷射 10 次；再按上法连续测出 3 个喷量；再不计重量揿压阀门连续喷射 10 次；最后再按上法测出 4 个喷量。计算每瓶 10 个喷量的平均值，除另有规定外，应为标示喷量的 80%~120%。

凡进行每揿主药含量检查的气雾剂，不再进行每揿喷量检查。

（6）粒度检查　取供试品 1 瓶，充分振摇，除去帽盖，试喷数次，擦干，取清洁干燥的载玻片一块，置距喷嘴垂直方向 5cm 处喷射 1 次，用约 2ml 四氯化碳小心冲洗载玻片上的喷射物，吸干多余的四氯化碳，待干燥，盖上盖玻片，移置具有测微尺的 400 倍显微镜下检视，上下左右移动，检查 25 个视野，计数，药物粒径应在 5μm 以下，粒径大于 10μm 的粒子不得过 10 粒。

（7）装量　按照 2020 年版《中国药典》四部最低装量检查法检查（通则 0942）。

（8）无菌　用于烧伤或严重损伤的气雾剂，按照 2020 年版《中国药典》四部无菌检查法检查（通则 1101）。

（9）微生物限度　按照 2020 年版《中国药典》四部微生物限度检查法检查，微生物计数法（通则 1105）和控制菌检查法（通则 1106）及非无菌药品微生物限度标准（通则 1107）检查，应符合规定。

（八）举例

例 1：麝香祛痛气雾剂

【处方】人工麝香 0.33g，红花 1g，樟脑 30g，独活 1g，冰片 20g，龙血竭 0.33g，薄荷脑 10g，地黄 20g，三七 0.33g。

【制法】以上 9 味，取人工麝香、三七、红花，分别用 50% 乙醇 10ml 分 3 次浸渍，每次 7 天，合并浸渍液，滤过，滤液备用；地黄用 50% 乙醇 100ml 分 3 次浸渍，每次 7 天，合并浸渍液，滤过，滤液备用；龙血竭、独活分别用乙醇 10ml 分 3 次浸渍，每次 7 天，合并浸渍液，滤过，滤液备用；冰片、樟脑加乙醇 100ml，搅拌溶解，再加 50% 乙醇 700ml，混匀；加入上述各浸渍液，混匀；薄荷脑用适量 50% 乙醇溶解，加入上述药液中，加 50% 乙醇至 1000ml，混匀，静置，滤过，灌装，封口，充入抛射剂适量，即得。

【注解】本品为非定量气雾剂。用于各种跌打损伤，瘀血肿痛，风湿瘀阻，关节疼痛。外用，喷于患处。孕妇及乙醇过敏者慎用。

例 2：宽胸气雾剂

【处方】细辛油 23ml，檀香油 70ml，高良姜油 32ml，荜茇油 15ml，冰片 22.5g。

【制法】以上 5 味，将冰片研细，其余细辛油等 4 味，混匀，置 40℃水浴上，加入冰片，微热使溶解，以无水乙醇调整总量至 625ml，混匀，灌封特制的瓶中，压入抛射剂（二氟二氯甲烷）12g，即得。

【功能与主治】理气止痛。用于缓解心绞痛。

【性状】本品为浅黄色的澄清液体；喷出时，具特异香气，味苦、微辛辣。

【用法与用量】心绞痛发作时，将瓶倒置，喷口对准口腔，喷 2~3 次。

二、吸入粉雾剂

（一）含义与特点

1. 含义　吸入粉雾剂（powder aerosols for inhalation）又叫干粉吸入剂，系指固体微粉化原料药物单独或与合适载体混合后，以胶囊、泡囊或多剂量贮库形式，采用特制的干粉吸入装置，由患者主动吸入雾化药物至肺部的制剂。

2. 特点　吸入粉雾剂与吸入气雾剂相比，有以下特点：①患者主动吸入，顺应性好；②剂量准确；③不含抛射剂等刺激性物质，对病变黏膜刺激性小；④不受定量阀门限制，剂量范围广。

吸入粉雾剂的成功开发受制剂处方工艺、吸入装置等的影响，该类制剂在国外已有 30 多年的开发历史，而在国内目前尚处于起步阶段，在制剂处方工艺、吸入装置及质量控制方面与国际主流水平存在较大差距。尤其是吸入给药装置会直接影响到药物的利用率，比如，临床研究发现，传统的吸入给药装置（压力定量吸入器、干粉吸入器等）的肺部沉积率大约只有 9%~14.5%，大部分药物都被浪费并沉积在口咽部或导致药物流失。虽然，目前国外已上市了少数的新型吸入给药装置，一定程度上提高了肺部沉积率，但是由于该类产品技术壁垒较高、临床上短时间内无法积累经肺吸入给药长期用药的安全数据、不同的经肺吸入给药装置的肺部沉积率相差悬殊、终端产品价格较高等因素，使得相关产品的研究和开发缓慢。

（二）装置

粉雾剂的装置可分为胶囊型吸入装置、泡囊型吸入装置、贮库型吸入装置、粉末雾化吸入装置等。

1. 胶囊型吸入装置 是第一代吸入装置，一般将胶囊安装在装置中，由装置中的刀片或针刺破胶囊，吸气使得胶囊在装置中快速转动，药粉释出，进入呼吸道。该装置结构简单，携带、清洗方便。不足之处在于：为单剂量给药，患者需自行装药；装置无防潮设施，依赖于胶囊壳的质量；药物剂量较 h 需加入附加剂。

2. 泡囊型吸入装置 将药物按剂量安装于铝箔的水泡眼中，装入吸入装置，刺破铝箔，吸气药粉释出。该装置防潮性能较好，且患者无需自行安装药物，使用方便。

3. 贮库型吸入装置 将多剂量药物贮存于装置中，用时旋转装置，单剂量药物释出、吸入。该装置患者无需自行装药，使用方便。

4. 粉末雾化装置 将药物贮存于装置中，用药时按动装置开关，定量药物雾化成气溶胶，由患者吸入。药物粉末经雾化处理，药物粒子分散均匀，有利于药物在肺部沉积。

（三）制备

粉雾剂制备的一般工艺流程：原料药、微粉化→与辅料混合→装入胶囊、泡囊等装置→质检→包装

微粉化是制备吸入粉雾剂的关键，流能磨是常用的粉碎设备，可获得 $2\sim3\,\mu m$ 的微粉。由于微粉的粒径较小，比表面积大，易发生聚集、吸潮等不稳定性变化，在配制粉雾剂时常加入适宜的载体和润滑剂，如乳糖、甘露醇等。

（四）质量要求与评价

1. 一般质量要求 吸入型粉雾剂所用附加剂均应为生理可接受物质，且对呼吸道黏膜和纤毛无刺激性、无毒。吸入粉雾剂给药装置使用的各组部件均应采用无毒、无刺激性、性质稳定，与药物不起作用的材料制备。吸入粉雾剂中药物粒度大小应控制在 $10\,\mu m$ 以下，其中大多数应在 $5\,\mu m$ 以下。胶囊型、泡囊型吸入粉雾剂应标明每粒胶囊或泡囊的含药量、用法、有效期、贮藏条件等。多剂量贮库型吸入粉雾剂应标明每瓶的装量、主药含量、总吸数

及每吸主药含量等。

2. 质量评价 包括含量均匀度、装量差异、排空率、每瓶总吸次、每吸主药含量、每吸主药含量、雾滴（粒）分布、微生物限度等。检查方法参见2020年版《中国药典》四部（通则0111）。

（1）含量均匀度 除另有规定外,胶囊型、泡囊型粉雾剂按照2020年版《中国药典》四部含量均匀度检查法检查（通则0941），应符合规定。

（2）装量差异 胶囊型、泡囊型粉雾剂除另有规定外，取供试品20粒，分别精密称定，倾出内容物（不得损失囊壳），用小刷或其他适宜用具拭净残留内容物，分别精密称定囊壳重量，求出每粒内容物的装量及平均装量。每粒的装量与平均装量相比较，超出装量差异限度的不得多于2粒，并不得有1粒超出限度1倍（表7-1）。凡规定检查含量均匀度的粉雾剂，一般不再进行装量差异检查。

表7-1 吸入粉雾剂装量差异限度要求

平均装量	装量差异限度
0.30g 以下	±10%
0.30g 及 0.30g 以上	±7.5%

（3）排空率 胶囊型、泡囊型粉雾剂除另有规定外，取供试品10粒，分别精密称定,逐粒置于吸入装置中,用每分钟（60±5）L的气流速度抽吸4次，每次1.5s，称定重量，用小刷或其他适宜用具拭净残留内容物，再分别称定囊壳重量，求出每粒的排空率，排空率应不低于90%。

（4）每瓶总吸次 多剂量贮库型吸入粉雾剂除另有规定外,取供试品1瓶,旋转装置底部，释出一个剂量药物，用每分钟（60±5）L的气流速度抽吸，重复操作，测定标示吸次最后一吸的药物含量,检查4瓶的最后一吸的药物量，每瓶总吸次均不得低于标示总吸次。

（5）每吸主药含量 多剂量贮库型吸入粉雾剂除另有规定外,取供试品6瓶,分别除去帽盖，弃去最初5吸，采用吸入粉雾剂释药均匀度测定装置测定，装置内置20ml适宜的接受液。吸入器采用合适的橡胶接口与装置相接，以保证连接处的密封。吸入器每旋转一次（相当于1吸），用每分钟（60±5）L的抽气速度抽吸5s，重复操作10次或20次，用空白接受液将整个装置内壁的药物洗脱下来，合并，定量至一定体积后，测定，所得结果除以10或20，即为每吸主药含量。每吸主药含量应为每吸主药含量标示量的 65%~135%。

（6）微细粒子剂量　吸入粉雾剂除另有规定外,按照 2020 年版《中国药典》四部吸入制剂微细粒子空气动力学特性测定法（通则 0951）检查，使用品种项下规定的接收液和测定方法，依法测定。除另有规定外，微细药物粒子百分比应不少于标示剂量的 15%。

（7）微生物限度　除另有规定外，按照 2020 年版《中国药典》四部微生物限度检查法检查，微生物计数法（通则 1105）和控制菌检查法（通则 1106）及非无菌药品微生物限度标准（通则 1107）检查，应符合规定。

（五）举例

例：色甘酸钠吸入粉雾剂

【处方】色甘酸钠 20g，乳糖 20g，制成 1000 粒。

【制法】将色甘酸钠粉碎成极细粉，与乳糖混合均匀，封装于空心胶囊中，使每粒含色甘酸钠 20mg，即得。

【注释】本品为胶囊型吸入粉雾剂，供患者吸入使用。用于预防各种哮喘的发作。

三、供雾化器用的液体制剂及给药装置

供雾化器用的液体制剂系指通过连续或定量雾化器产生供吸入用气溶胶的溶液、混悬液和乳液。

连续型和定量雾化器均是一类通过高压气体、超声震动或其他方法将液体转化为气溶胶的装置。前者为吸入液体制剂，可使吸入的剂量以一定速率和合适的粒径大小沉积在肺部；后者即为定量吸入喷雾剂，可使一定量的雾化液体以气溶胶的形式在一次呼吸状态下被吸入。

用于连续型雾化器的浓缩液使用前采用规定溶液稀释至处方量体积。雾化液体也由粉末制得。用于连续型雾化器的吸入液体，使用前其 pH 值应在 3~8.5 范围内；混悬液和乳液振摇后应具备良好的分散性，可保证递送剂量的准确性；除非制剂本身有足够的抗菌活性，多剂量水性雾化溶液中可加入合适浓度的抑菌剂，除另有规定外，在制剂确定处方时，该处方的抑菌效力应符合抑菌效力检查法（2020 年版《中国药典》四部通则）的规定。

相比于吸入气雾剂、吸入粉雾剂，供雾化液体制剂工艺相对简单，不需

要耐压容器和抛射剂，无需关注粉雾剂的粒径、粉体的聚集等；使用方便，自主呼吸即可，适用儿童、老年人和重症患者；成本低。因此，近年来越来越受到关注。而雾化吸入装置价格都居高不下，且主要由国外研制开发。该装置便携且操作简便，相较于传统的注射给药方式，具有无痛且肺部沉积率大于80%。

四、可转变成蒸气的制剂

可转变成蒸气的制剂系指可转变成蒸气的溶液、混悬液或固体制剂。通常将其加入到热水中，产生供吸入用的蒸气。

五、吸入制剂的其他研究进展

1. 中药雾化吸入液体制剂 近年来中药雾化已广泛用于呼吸、血液循环、神经、运动、内分泌等系统的疾病治疗中，也用于放化疗的增效和并发症治疗、晚期肿瘤治疗、术后及颅脑损伤后护理、呼吸道炎症及气道高反应治疗等领域，疗效显著。吸入所用的药液最初采用自制的中药汤剂，如褚成龙自拟活血化瘀汤，煎煮过滤后雾化吸入用于治疗冠心病。后来多采用上市的中药口服液进行雾化吸入给药，鼻窦炎口服液和鲜竹沥口服液为常用品种。近年来临床主要将中药注射剂通过雾化吸入进行疾病的治疗。然而，目前多数报道仅证明中药雾化的有效性，却忽视了雾化方式、时间、温度、雾化液种类对疗效的影响。中药雾化吸入制剂研究滞后，目前没有批复的产品上市。随着吸入制剂的政策法规、技术以及临床应用层面的逐渐成熟，给中药雾化吸入液体制剂的研究和开发带来了机遇，但是由于基础研究薄弱，关键技术有待突破，在其创新药的研究开发中也存在着极大的挑战。因此，仍需加强中药雾化的规范化和标准化。

另外，超声雾化吸入法是目前临床应用较多的呼吸道给药策略，利用超声波将药液分散为大小均匀、可控的雾滴微粒，并输送到呼吸道，使药物沉积在病灶部位以达到消炎、祛痰、平喘等作用。目前，将中药液体制剂经超声雾化吸入来治疗呼吸系统疾病的临床报道较多，且近年来在治疗非呼吸系统疾病，如眼科疾病、肛肠疾病、心血管疾病、糖尿病等中也有着广泛的应用和良好的疗效。

2. 肺部吸入纳米给药系统 肺部吸入纳米给药系统结合了肺吸入给药途

径和纳米载体系统的优点，在治疗肺癌的应用中取得较大进展。肺部吸入途径是非侵入性的给药方法，可以将抗肿瘤药物局部递送到肺肿瘤组织。纳米制剂提高了难溶性抗肿瘤药的溶解性，并延缓了药物的释放。通过表面修饰开发主动靶向纳米粒，增强了对肺癌细胞的特异性，减少了对正常细胞的毒性。肺部吸入纳米给药系统可用于肺癌的治疗，改善抗肿瘤药的疗效，减轻不良反应，并提高患者的顺应性。

第八章 经典名方制剂工艺实验设计及数理统计方法

第一节 正交设计

正交试验设计（orthogonal experimental design）是研究多因素多水平的又一种设计方法，它是根据正交性从全面试验中挑选出部分有代表性的点进行试验，这些有代表性的点具备"均匀分散，齐整可比"的特点，正交试验设计是分式析因设计的主要方法，弥补了均匀设计不考虑"齐整可比"的缺点，是一种高效率、快速、经济的实验设计方法。日本著名的统计学家田口玄一将正交试验选择的水平组合列成表格，称为正交表。当析因设计要求的实验次数太多时，一个非常自然的想法就是从析因设计的水平组合中，选择一部分有代表性水平组合进行试验。因此就出现了分式析因设计（fractional factorial designs），但是对于试验设计知识较少的实际工作者来说，选择适当的分式析因设计还是比较困难的。例如作一个三因素三水平的实验，按全面实验要求，须进行 3^3=27 种组合的实验，且尚未考虑每一组合的重复数。若按 L_9（3^4）正交表安排实验，只需作 9 次，按 L_{18}（3^7）正交表进行 18 次实验，显然大大减少了工作量。因而正交实验设计在很多领域的研究中已经得到广泛应用。

（一）基本思想

正交试验设计法，就是使用已经造好了的表格 – 正交表 – 来安排试验并进行数据分析的一种方法。它简单易行，计算表格化，使用者能够迅速掌握。下边通过一个例子来说明正交试验设计法的基本思想。

例1：为提高某化工产品的转化率，选择了 3 个有关因素进行条件试验，反应温度（A），反应时间（B），用碱量（C），并确定了它们的试验范围：

A：80~90℃   B：90~150min   C：5%~7%

试验目的是搞清楚因子 A、B、C 对转化率有什么影响，哪些是主要的，哪些是次要的，从而确定最适生产条件，即温度、时间及用碱量各为多少才能使转化率高。试制定试验方案。这里，对因子 A，在试验范围内选了 3 个水平；因子 B 和 C 也都取 3 个水平：

A：$A_1=80℃$，$A_2=85℃$，$A_3=90℃$

B：$B_1=90$ 分，$B_2=120$ 分，$B_3=150$ 分

C：$C_1=5\%$，$C_2=6\%$，$C_3=7\%$

当然，在正交试验设计中，因子可以是定量的，也可以是定性的。而定量因子各水平间的距离可以相等，也可以不相等。这个三因子三水平的条件试验，通常有两种试验方法。

1. 取三因子所有水平之间的组合 即 $A_1B_1C_1$，$A_1B_1C_2$，$A_1B_2C_1$……$A_3B_3C_3$，共有 $3^3=27$ 次试验。用图表示就是图 8-1 立方体的 27 个节点。这种试验法叫作全面试验法。全面试验对各因子与指标间的关系剖析得比较清楚。但试验次数太多。特别是当因子数目多，每个因子的水平数目也多时。试验量大得惊人。如选六个因子，每个因子取五个水平时，如欲做全面试验，则需 $5^6=15625$ 次试验，这实际上是不可能实现的。如果应用正交实验法，只做 25 次试验就行了。而且在某种意义上讲，这 25 次试验代表了 15625 次试验。

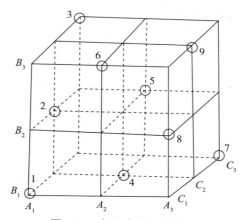

图 8-1 全面试验法取点图

2. 简单对比法 即变化一个因素而固定其他因素，如首先固定 B、C 于 B_1、C_1，使 A 变化之：↗$A_1B_1C_1$ → A_2 ↘A_3（好结果），如得出结果 A_3 最好，则固定 A 于 A_3，C 还是 C_1，使 B 变化之：↗$B_1A_3C_1$ → B_2（好结果）↘B_3 得出结果以 B_2 为最好，则固定 B 于 B_2，A 于 A_3，使 C 变化之：↗$C_1A_3B_2$ → C_2（好

结果）↘ C_3 试验结果以 C_2 最好。于是就认为最好的工艺条件是 $A_3B_2C_2$。

这种方法一般也有一定的效果，但缺点很多。首先这种方法的选点代表性很差，如按上述方法进行试验，试验点完全分布在一个角上，而在一个很大的范围内没有选点。因此这种试验方法不全面，所选的工艺条件 $A_3B_2C_2$ 不一定是 27 个组合中最好的。其次，用这种方法比较条件好坏时，是把单个的试验数据拿来，进行数值上的简单比较，而试验数据中必然要包含着误差成分，所以单个数据的简单比较不能剔除误差的干扰，必然造成结论的不稳定。简单对比法的最大优点就是试验次数少，例如六因子五水平试验，在不重复时，只用 5+（6-1）×（5-1）=5+5×4=25 次试验就可以了。

考虑兼顾这两种试验方法的优点，从全面试验的点中选择具有典型性、代表性的点，使试验点在试验范围内分布得很均匀，能反映全面情况。但我们又希望试验点尽量地少，为此还要具体考虑一些问题。

如上例，对应于 A 有 A_1、A_2、A_3 三个平面，对应于 B、C 也各有 3 个平面，共 9 个平面。则这 9 个平面上的试验点都应当一样多，即对每个因子的每个水平都要同等看待。具体来说，每个平面上都有 3 行、3 列，要求在每行、每列上的点一样多。这样，作出如图 8-2 所示的设计，试验点用 ⊙ 表示。我们看到，在 9 个平面中每个平面上都恰好有 3 个点而每个平面的每行每列都有 1 个点，而且只有 1 个点，总共 9 个点。这样的试验方案，试验点的分布很均匀，试验次数也不多。

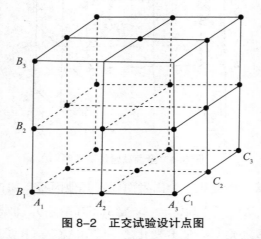

图 8-2　正交试验设计点图

当因子数和水平数都不太大时，尚可通过作图的办法来选择分布很均匀的试验点。但是因子数和水平数多了，作图的方法就不行了。试验工作者在长期的工作中总结出一套办法，创造出所谓的正交表。按照正交表来安排试验，既能使试验点分布得很均匀，又能减少试验次数，图8-2正交试验设计点图计算分析简单，能够清晰地阐明试验条件与指标之间的关系。用正交表来安排试验及分析试验结果，这种方法叫正交试验设计法。

（二）正交表

（1）每列中不同数字出现的次数是相等的，如 $L_9(3^4)$，每列中不同的数字是 1，2，3，它们各出现 3 次。

（2）在任意两列中，将同一行的两个数字看成有序数对时，每种数对出现的次数是相等的，如 $L_9(3^4)$，有序数对共有 9 个：（1，1），（1，2），（1，3），（2，1），（2，2），（2，3），（3，1），（3，2），（3，3），它们各出现 1 次。

由于正交表有这两条性质，用它来安排试验时，各因素的各种水平的搭配是均衡的。

（3）正交表为了叙述方便，用 L 代表正交表，常用的有 $L_8(2^7)$，$L_9(3^4)$，$L_{16}(4^5)$，$L_8(4 \times 2^4)$，$L_{12}(2^{11})$，等等。此符号各数字的意义如下：$L_8(2^7)$，7 为此表列的数目（最多可安排的因子数），2 为因子的水平数，8 为此表行的数目（试验次数）。

$L_{16}(2 \times 3^7)$，有 7 列是 3 水平的，有 1 列是 2 水平的 $L_{16}(2 \times 3^7)$ 的数字告诉我们，用它来安排试验，做 16 个试验最多可以考察一个 2 水平因子和七个 3 水平因子。

在行数为 mn 型的正交表中（m，n 是正整数），试验次数（行数）= Σ（每列水平数 –1）+1。如 $L8(2^7)$，8=7 × （2–1）+1 利用上述关系式可以从所要考察的因子水平数来决定最低的试验次数，进而选择合适的正交表。比如要考察五个 3 水平因子及一个 2 水平因子，则起码的试验次数为 5 × （3–1）+1 × （2–1）+1=12（次）这就是说，要在行数不小于 13，既有 2 水平列又有 3 水平列的正交表中选择，$L_{18}(2 \times 3^7)$ 适合。

（4）正交表具有两条性质　①每一列中各数字出现的次数都一样多。②任何两列所构成的各有序数对出现的次数都一样多。所以称之谓正交表。例如在 $L_9(3^4)$ 中（表8-1），各列中的 1、2、3 都各自出现 3 次；任何两列，例如第 3、4 列，所构成的有序数对从上向下共有 9 种，既没有重复也没有遗漏。

其他任何两列所构成的有序数对也是这 9 种各出现 1 次。这反映了试验点分布的均匀性。

表 8-1　L₉（3⁴）正交表

表 8-1　$L_9(3^4)$ 正交表

行　号	列　号			
	1	2	3	4
	水　　平			
1	1	1	1	1
2	1	2	2	2
3	1	3	3	3
4	2	1	2	3
5	2	2	3	1
6	2	3	1	2
7	3	1	3	2
8	3	2	1	3
9	3	3	2	1

（三）方案设计

安排试验时，只要把所考察的每一个因子任意地对应于正交表的一列（一个因子对应一列，不能让两个因子对应同一列），然后把每列的数字"翻译"成所对应因子的水平。这样，每一行的各水平组合就构成了一个试验条件（不考虑没安排因子的列），见表 8-2。

表 8-2　因子安排试验方案

列号　行号	A 1	B 2	C 3	4	试验号	水平组合	试验条件		
							温度（℃）	时间（分）	加碱量（%）
1	1	1	1	1	1	$A_1B_1C_1$	80	90	5
2	1	2	2	2	2	$A_1B_2C_2$	80	120	6
3	1	3	3	3	3	$A_1B_3C_3$	80	150	7
4	2	1	2	3	4	$A_2B_1C_2$	85	90	6
5	2	2	3	1	5	$A_2B_2C_3$	85	120	7
6	2	3	1	2	6	$A_2B_3C_1$	85	150	5
7	3	1	3	2	7	$A_3B_1C_3$	90	90	7
8	3	2	1	3	8	$A_3B_2C_1$	90	120	5
9	3	3	2	1	9	$A_3B_3C_2$	90	150	6

对于例1，因子A、B、C都是3水平的，试验次数要不少于 $3 \times (3-1) + 1 = 7$ （次），可考虑选用 $L_9(3^4)$。因子A、B、C可任意地对应于 $L_9(3^4)$ 的某三列，例如A、B、C分别放在1、2、3列，然后试验按行进行，顺序不限，每一行中各因素的水平组合就是每一次的试验条件，从上到下就是这个正交试验的方案，见表2。这个试验方案的几何解释正好是图2。

3个3水平的因子，做全面试验需要 $3*3*3=27$ 次试验，现用 $L_9(3^4)$ 来设计试验方案，只要做9次，工作量减少了 2/3，而在一定意义上代表了27次试验。

再看一个用 $L_9(3^4)$ 安排4个3水平因子的例子。

例2：某矿物气体还原试验中，要考虑还原时间（A）、还原温度（B）、气体流速（C）、还原气体比例（D）这4个因子对全铁含量 X〔越高越好〕、金属化率 Y（越高越好）、二氧化钛含量 Z（越低越好）这3项指标的影响。希望通过试验找出主要影响因素，确定最适工艺条件。首先根据专业知识以确定各因子的水平，试验方案见表8-3。

表8-3 试验方案

试验号	水平组合	试验条件			
		时间（h）	温度（℃）	流量（毫升/分）	CO：H₂
1	$A_1B_1C_1D_1$	3	1000	600	1：2
2	$A_1B_2C_2D_2$	3	1100	400	2：1
3	$A_1B_3C_3D_3$	3	1200	800	1：1
4	$A_2B_1C_2D_3$	4	1000	400	1：1
5	$A_2B_2C_3D_1$	4	1100	800	1：2
6	$A_2B_3C_1D_2$	4	1200	600	2：1
7	$A_3B_1C_3D_2$	5	1000	800	2：1
8	$A_3B_2C_1D_3$	5	1100	600	1：1
9	$A_3B_3C_2D_1$	5	1200	400	1：2

时间：$A_1=3$（h），$A_2=4$（h），$A_3=5$（h）

温度：$B_1=1000$（℃），$B_2=1100$（℃），$B_3=1200$（℃）

流速：$C_1=600$（ml/min），$C_2=400$（ml/min），$C_3=800$（ml/min）

CO：H_2：D1=1：2，D2=2：1，D3=1：1

这是 4 因子 3 水平的多指标（X、Y、Z）问题，如果做全面试验需 $3^4=81$ 次试验，而用 $L_9(3^4)$ 来做只要 9 次。同全面试验比较，工作量少了 8/9。由于缩短了试验周期，可以提高试验精度，时间越长误差干扰越大。并且对于多指标问题，采用简单对比法，往往顾此失彼，最适工艺条件很难找；而应用正交表来设计试验时可对各指标通盘考虑，结论明确可靠。

（四）数据分析

正交表的另一个好处是简化了试验数据的计算分析。还是以例 1 为例来说明。按照表 8-2 的试验方案进行试验，测得 9 个转化率数据，见表 8-4。通过 9 次试验，我们可以得两类收获。

（1）第一类　收获是拿到手的结果。第 9 号试验的转化率为 64，在所做过的试验中最好，可取用之。因为通过 $L_9(3^4)$ 已经把试验条件均衡地打散到不同的部位，代表性是好的。假如没有漏掉另外的重要因素，选用的水平变化范围也合适的话，那么，这 9 次试验中最好的结果在全体可能的结果中也应该是相当好的了，所以不要轻易放过。

（2）第二类　收获是认识和展望。9 次试验在全体可能的条件中（远不止 $3^3=27$ 个组合，在试验范围内还可以取更多的水平组合）只是一小部分，所以还可能扩大。精益求精。寻求更好的条件。利用正交表的计算分折，分辨出主次因素，预测更好的水平组合，为进一步的试验提供有份量的依据。其中 I、II、III 分别为各对应列（因子）上 1、2、3 水平效应的估计值，其计算式是：

Ii（IIi，IIIi）= 第 i 列上对应水平 1（2，3）的数据和 K1 为 1 水平数据的综合平均 = I / 水平 1 的重复次数，Si 为变动平方和 = 例 1 的转化率试验数据与计算分析见表 8-4。

表 8-4　转化率试验数据与计算分析

试验号	因子				实验结果
	温度	时间	加碱量		
	水平				
	1	2	3	4	转化率
1	1	1	1	1	31
2	1	2	2	2	54

试验号	因　子				实验结果
	温度	时间	加碱量		
	水　平				转化率
	1	2	3	4	
3	1	3	3	3	38
4	2	1	2	3	53
5	2	2	3	1	49
6	2	3	1	2	42
7	3	1	3	2	57
8	3	2	1	3	62
9	3	3	2	1	64
Ⅰ	123	141	135	144	
Ⅱ	144	165	171	153	
Ⅲ	183	144	144	153	
K1	41	47	45		T=450
K2	48	55	57		
K3	63	48	48		
R	20	8	12		
F	618	114	234	18	

先考虑温度对转比率的影响。但单个拿出不同温度的数据是不能比较的，因为造成数据差异的原因除温度外还有其他因素。但从整体上看，80℃时 3 种反应时间和 3 种用碱量全遇到了，85℃时、90℃时也是如此。这样，对于每种温度下的 3 个数据的综合数来说，反应时间与加碱量处于完全平等状态，这时温度就具有可比性。所以算得 3 个温度下 3 次试验的转化率之和：

80℃：Ⅰ A=x1+x2+x3=31+54+38=123；

85℃：Ⅱ A=x4+x5+x6=53+49+42=144；

90℃：Ⅲ A=x7+x8+x9=57+62+64=183。

分别填在 A 列下的Ⅰ、Ⅱ、Ⅲ三行。再分别除以 3，表示 80℃、85℃、90℃时综合平均意义下的转化率，填入下三行 K1、K2、K3。R 行称为极差，表明因子对结果的影响幅度。同样地，为了比较反应时间；用碱量对转化率的影响，也先算出同一水平下的数据和ⅠB、ⅡB、ⅢB，ⅠC、ⅡC、ⅢC，再计算其平均值和极差。都填入表8-4中；由此分别得出结论：温度越高转化率越好，以90℃为最好，但可以进一步探索温度更好的情况。反应时间以120分转化率最高。用碱量以6%转化率最高。所以最适水平是$A_3B_2C_2$。

（五）正交试验的方差分析

1. 假设检验　在数理统计中假设检验的思想方法是：提出一个假设，把它与数据进行对照，判断是否舍弃它。其判断步骤如下。

（1）设假设H_0正确，得到一个理论结论，设此结论为R_0。

（2）再根据试验得出一个试验结论，与理论结论相对应，设为R_1。

（3）比较R_0与R_1：若R_0与R_1没有大的差异，则没有理由怀疑H_0，从而判定为："不舍弃H（采用H）"。

若R_0与R_1有较大差异，则可以怀疑H_0，此时判定为："舍弃H_0"。

但是，R_1/R_0比值为多少才能舍弃H_0呢？为确定这个量的界限，需要利用数理统计中F分布的理论。

若y1服从自由度为ϕ1的χ2分布，y2服从自由度为ϕ2的χ2分布，并且y1、y2相互独立，则（y1/ϕ1）/（y2/ϕ2）服从自由度为（ϕ1，ϕ2）的F分布。F分布是连续分布，分布模数是两个自由度（ϕ1，ϕ2）。称ϕ1为分子自由度，称ϕ2为分母自由度。在自由度为（ϕ1，ϕ2）的F分布中，某点右侧面积为p，也就是F比此值大的概率为p，把这个值写为（p）。若检验的显著性水平（或危险率）给定为α时，则可以把（α）作为临界值来检验假设。

这里，Se/σ2服从自由度为ϕe的χ2分布；当H_0成立，σ2=0时，SA/σ2也服从自由度为ϕA的χ2分布；又SA与Se相互成立，所以（SA/（ϕAσ2）/Se/（ϕeσ2））=VA/Ve服从自由度为（ϕA，ϕe）的F分布。这就是假定H_0正确时的理论结论R_0。而试验结论Rl要与理论结论R_0相比较。由给定的显著性水平，通常是α=0.05；分子自由度ϕ1=ϕA=a-1，分母自由度ϕ2=ϕe=a（n-1）；查F分布表得出（α）。所以H_0：α1=α2=……=αa=0（σA2=0）的检验是：（显著性水平α）

FA=VA/Ve＞（α）→舍弃H_0

FA=VA/Ve≤（α）→不舍弃H_0

通常，（α）一般性地表示成 Fα（φA，φB）。

假设因子 A 对试验结果的影响不显著，那么 A 的两个水平的效应该表现为相等或相近，即假设 H_0：α1＝α2＝0。如果因子 A 显著，则舍弃假设。

表 8-5　化工产品试验方差分析表

方差来源	平方和	自由度	F 值	显著性
温度	618	2	34.3	*
时间	114	2	6.3	
加碱量	234	2	13	
误差	18	2		

为了判断因子 A 是否显著，首先要计算比值显然，这个比值越大，因子 A 对指标的影响越显著；反之，因子 A 就不显著。在给定置信度 α 后，如 α＝0.05，查 F 分布表，自由度 φA 是因子 A 的，自由度 φe 是误差的，其临界值 Fα（φA，φe），如果 FA＞Fα（φA，φe）就舍弃假设，可以认为因子 A 是显著的；如果 FA ≤ Fα（φA，φe）就没有理由否定假设，而只能认为因子 A 是不显著的。因为按照 F 分布表的物理念义，F 值小于 Fα（φA，φe）的概率是 95%，即有 95% 的机会出现小于 Fα（φA，φe）的 F 值，既然出现了这种情况，就有了 95% 的把握，所以就没有理由否定假设，只能接受假设，认为因子 A 不显著。另一方面，F 值大于 Fα（φA，φe）的概率是 5%，也就是只有 5% 的机会出现大于 Fα（φA，φe）的 F 值，这是小概率事件，如果小概率事件居然发生了，则可认为情况异常，假设不可信，必须否定假设，因子 A 是显著的。对其他因子的显著性检验完全类似。

2. 方差分析表　由总平方和与各因素平方和即可求得误差平方和，亦称剩余平方和。是总平方和减各因素平方和所得。如正交表有一空列，则该列的平方和就是误差平方和。但在正交表饱和试验的情况下，即所有各列全部排满时，误差平方和一般用各因素平方和中几个最小的平方和之和来代替，同时，这几个因素不再作进一步的分析。

自由度：

φT＝ 试验次数 −1

φA，B…＝ 水平数 −1

φA×B＝φA×φB

$$\phi e = \phi T - \phi A - \phi B - \cdots\cdots - \phi D$$

（六）应用

1. 最优工艺选择 采用 $L_9(3^4)$ 正交试验优选水提和醇沉麻黄附子细辛汤工艺参数。用 $L_9(3^4)$ 正交试验考察水提工艺的溶剂用量、提取时间、提取次数对指标性成分提取的影响，以 7 种指标成分的综合评分值进行直观分析和方差分析。由直观分析可知，各因素对提取工艺的影响顺序为 C>A>B，即提取次数对各指标影响最大，其次再是加水量和提取时间，方差分析结果表明因素 A、C 具有显著性影响，而因素 B 无显著性差异，最佳工艺为 $A_3B_1C_3$。采用醇沉法纯化，采用 $L_9(3^4)$ 正交试验考察醇沉工艺的醇沉浓度、药液浓缩倍数、沉淀洗涤倍数对指标性成分的影响，以 7 种指标成分的综合评分值进行直观分析和方差分析。由直观分析可知，各因素对纯化工艺的影响顺序为 A>C>B；方差表明因素 A 有显著性影响，因素 B、C 无显著性差异，为了节约成本，确定最佳工艺为 $A_1B_2C_1$，即提取液浓缩至 1g/ml，醇沉浓度 60%，0.2 倍药材量的 60% 乙醇洗涤沉淀。

2. 最优治疗方案选择 研究针灸治疗中风恢复期患者肢体运动功能障碍中四个因素（针刺留针时间、针刺频次、针体粗细、针刺深度），每个因素取 3 个水平（留针时间选择 20min、30min、40min，针刺频次选择隔日 1 次、一日 1 次、一日 2 次 3 水平；针体粗细选择 0.25mm、0.3mm、0.35mm 3 水平；针刺深度选择浅、中、深 3 水平），通过正交设计方法安排临床试验，筛选出针灸治疗中风恢复期患者肢体运动功能障碍的优化方案。方法：根据此次试验考察的因素及水平数，综合考虑试验的可操作性，选用 $L_9(3^4)$ 正交表优化治疗方案。将 90 例符合要求的中风恢复期肢体运动功能障碍的患者随机分为 9 组，各组选穴相同：主穴是水沟、内关、三阴交、极泉、尺泽、委中，上肢不遂配肩髃、手三里、合谷，下肢不遂配环跳、阳陵泉、阴陵泉、风市、足三里、解溪。对患侧上肢和（或）下肢腧穴进行正交设计试验：分别采用针刺留针时间（A），针刺频次（B），针体粗细（C），针刺深度（D）4 个因素及相应的 3 个水平进行治疗，每个治疗组接受相应的治疗总时间为 2 周（1 个疗程），观察治疗前后的中医症状分级量化表（中医证候积分）、神经功能缺损评分、Fugl-Meyer（FMA）评分、Barthel 指数（日常生活活动能力评定，Barthel Index，BI）的指标变化，将所得数据进行统计学极差分析和方差分析处理，确定本试验所考察的各影响因素的主次和各水平的优劣以及相对较优方案。得出结果：针灸治疗中风恢复期患者肢体运动功能障碍最主要影响因素是留针时间，且留针时间选择 30~40min 效果较佳。其次是针刺频次，每日治疗 1 次或每日治疗 2 次相对合理。影响较小的因素是针体粗细、针刺深度，粗针对运动功能改善明显，细针对日常生活能力改善明显，且针刺深度不推荐深刺。

（七）评价与展望

正交试验设计对试验因素作出合理的、有效的安排，最大限度地减少误差，使之达到高效、快速、经济的目的。此方法利用一套规格的表格，对多因素、多指标、多因素间存在交互作用而具有随机误差的试验，并利用普通的分析方法来分析实验结果。因为正交表具有正交性、均衡分散和整齐可比的特点，所以每一号试验都有很强的代表性，只要做完正交表规定的试验就能够比较全面的反映出试验的情况，然后对正交试验设计法的配方进行结果分析，一种是直观分析，另一种是方差分析。通过对试验结果（数据）的分析，能够确定以下内容：①对指标影响显著的因子和对指标无关紧要的因子；②对指标最为有利的水平搭配；③在最优水平组合下指标大致的变化范围。④进一步试验的方向。正交试验法具有试验次数少、试验点代表性好的特点，既能用直观分析法又能用方差分析法对结果进行分析，得出因子的显著性和最佳水平组合。但是，正交试验设计因试验次数至少是试验水平数的平方，比较适合水平数不高的实验安排。同时，其设计实验次数并非最精简，较之平行实验仍显得试验次数较多。若将单因素试验等方法与正交试验相结合，将水平数高的试验的试验次数降低，那么正交试验的应用将会更广泛。

第二节 响应面设计

响应面法（Response Surface Methodology，记为 RSM）最早是由数学家 Box 和 Wilson 于 1951 年提出来的。就是通过一系列确定性的"试验"拟合一个响应面来模拟真实极限状态曲面。其基本思想是假设一个包括一些未知参量的极限状态函数与基本变量之间的解析表达式代替实际的不能明确表达的结构极限状态函数。响应面方法是一项统计学的综合试验技术，用于处理几个变量对一个体系或结构的作用问题，也就是体系或结构的输入（变量值）与输出（响应）的转换关系问题。现用两个变量来说明：结构响应 Z 与变量 X1，X2 具有未知的、不能明确表达的函数关系 Z=g（X1，X2）。要得到"真实"的函数通常需要大量的模拟，而响应面法则是用有限的试验来回归拟合一个关系 Z=g'（X1，X2），并以此来代替真实曲面 Z=g（X1，X2），将功能函数表示成基本随机变量的显示函数，应用于可靠度分析中。在中医药领域，可以将响应面法简单理解为：它是利用合理的试验设计方法并通过实验得到一定数据，采用多元二次回归方程来拟合因素与响应值之间的函数关系，通过对回归方程的分析来寻求最优工艺参数，解决多变量问题的一种统计方法。

（一）响应面定义

响应面是指响应变量 η 与一组输入变量（$\zeta 1$，$\zeta 2$，$\zeta 3...\zeta k$）之间的函数关系式：$\eta = f（\zeta 1，\zeta 2，\zeta 3...\zeta k）$。依据响应面法建立的双螺杆挤压机的统计模型可用于挤压过程的控制和挤压结果的预测。

（二）试验设计与优化方法

试验设计与优化方法，都未能给出直观的图形，因而也不能凭直觉观察其最优化点，虽然能找出最优值，但难以直观地判别优化区域。为此响应面分析法（也称响应曲面法）应运而生。响应面分析也是一种最优化方法，它是将体系的响应（如萃取化学中的萃取率）作为一个或多个因素（如萃取剂浓度、酸度等）的函数，运用图形技术将这种函数关系显示出来，以供我们凭借直觉的观察来选择试验设计中的最优化条件。显然，要构造这样的响应面并进行分析以确定最优条件或寻找最优区域，首先必须通过大量的量测试验数据建立一个合适的数学模型（建模），然后再用此数学模型作图。

建模最常用和最有效的方法之一就是多元线性回归方法。对于非线性体系可作适当处理化为线性形式。设有 m 个因素影响指标取值，通过次量测试验，得到 n 组试验数据。假设指标与因素之间的关系可用线性模型表示，则有应用均匀设计一节中的方法将上式写成矩阵式或简记为式中表示第 n 次试验中第 m 个因素的水平值；为建立模型时待估计的第 m 个参数；为第 n 次试验的量测响应（指标）值；为第 n 次量测时的误差。应用最小二乘法即可求出模型参数矩阵 B 如下将 B 阵代入原假设的回归方程，就可得到响应关于各因素水平的数学模型，进而可以图形方式绘出响应与因素的关系图。模型中如果只有一个因素（或自变量），响应（曲）面是二维空间中的一条曲线；当有二个因素时，响应面是三维空间中的曲面。下面简要讨论二因素响应面分析的大致过程。

在化学量测实践中，一般不考虑三因素及三因素以上间的交互作用，有理由设二因素响应（曲）面的数学模型为二次多项式模型，可表示如下：通过 n 次量测试验（试验次数应大于参数个数，一般认为至少应是它的 3 倍），以最小二乘法估计模型各参数，从而建立模型；求出模型后，以两因素水平为 X 坐标和 Y 坐标，以相应的由上式计算的响应为 Z 坐标作出三维空间的曲面（这就是 2 因素响应曲面）。

应当指出，上述求出的模型只是最小二乘解，不一定与实际体系相符，也即，计算值与试验值之间的差异不一定符合要求。因此，求出系数的最小二乘估计后，应进行检验。一个简单实用的方法就是以响应的计算值与试验值之间的相关系数是否接近于 1 或观察其相关图是否所有的点都基本接近直线进行判别。如果以表示响应试验值，为计算值，则两者的相关系数 R 定义为其中对于二因素以上的试验，要在三维以上的抽象空间才能表示，一般先进行主成分分析进行降维后，再在三维或二维空间中加以描述。

（三）响应面分析

在多因素数量处理试验的分析中，可以分析试验指标（因变量）与多个试验因素（自变量）间的回归关系，这种回归可能是曲线或曲面的关系，因而称为响应面分析。例如农作物产量与氮肥、磷肥、钾肥的施肥量有关，可以通过回归分析建立产量与施肥要素间的回归关系，从而求得最佳施肥配方。在回归分析中，观察值可以表述为：其中是自变量的函数，是误差项。在响应面分析中，首先要得到回归方程，然后通过对自变量 的合理取值，求得最优值，这就是响应面分析的目的。

（四）响应面法在中医药研究中的应用

采用 Box-Behnken 响应面法优选红景天苷乳剂凝胶的处方工艺，制备出乳胶凝剂后对卡波姆的用量、乳剂用量、甘油用量及 pH 等因素进行考察。预实验结果发现，对乳剂凝胶的理化性质影响较大的 3 个因素分别是卡波姆用量、甘油用量及 pH。因此，本研究将卡波姆用量（A）、甘油用量（B）、pH（C）3 个因素设为自变量，以乳剂凝胶成形综合评分 Y 为评价指标，考察各因素对乳剂凝胶的影响，每个因素选取低、中、高 3 个水平。采用 Design-Expert 对得到的数据进行分析，以 Y 对自变量进行模型拟合，并通过 r 等对拟合模型进行评价，通过比较各拟合方程的拟合度，得到二次多项式回归方程。再根据拟合方程，通过 Design-Expert 8.0.6 软件绘制评价指标综合评分随因素变化的等高线图和响应面图，分析等高线图和响应面图进行预测和验证：利用 Design-Expert 8.0.6 版软件优化处方，得到红景天苷乳剂凝胶的最优处方为卡波姆用量为 0.5%，甘油用量为 15g，pH 为 6.5，此时综合评分为 97.37 分。按照优化的处方剂量制备 3 批红景天苷乳剂凝胶样品进行综合评分，与预测值的 RSD<5%，说明所得实验结果重现性好，制备工艺稳定。

（五）评价与展望

正交试验设计注重如何科学合理地安排试验，可同时考虑几种因素，寻找最佳因素水平组合；但它不能在给出的整个区域上找到因素和响应值之间的一个明确的函数表达式即回归方程，从而无法找到整个区域上因素的最佳组合和响应值的最优值。因此，人们期望找到一种试验次数少、周期短，求得的回归方程精度高、能研究几种因素间交互作用的回归分析方法，响应面分析方法在很大程度上满足了这些要求。但响应面试验设计法步骤繁多，若能结合其它方法进行简化，在中医药领域的作用将会更大。

第三节　均匀设计

20 世纪 70 年代，我国数学家方开泰和王元将数论方法用于多因素多水平试验的设计，创造出一种新的试验设计方法——均匀设计（uniform design），让试验点在其试验范围内充分地"均匀分散"，每一个试验点都有更好的代表性，从而试验点的数目大幅度减少，且因素的水平可以适当调整，避免高档次水平或低档次水平相遇，故它在寻找最佳实验条件、最佳配比等方面是选择优化条件的有力工具，它首先在我国飞航式导弹的设计中得到有效的应用。近年来，它在中药制剂的提取工艺、成型工艺等方面的应用迅速增多，并开始运用于方剂、药物配伍的研究。用其对经方进行研究，有助于深入认识"方证"（如桂枝汤证、小柴胡汤证等），进一步加深对中医理、法、方、药的理解。

（一）单味中药提取工艺研究

均匀设计法在单味中药的提取工艺研究中应用最为广泛。

采用均匀设计安排实验，以三七总皂苷的含量作为考察指标，考察了提取时间、提取次数、乙醇浓度、乙醇用量、三七粒度等 5 个因素对三七总皂苷提取率的影响，优选出合理提取工艺：用 6 倍量的 75% 乙醇回流 4 次，每次 0.5h，三七粒度 4.0mm 的条件为最佳提取工艺。

以丹参酮 ⅡA 为指标，探讨了丹参提取最佳工艺条件，结果表明：乙醇浓度为 950ml/L，溶剂用量为药材量的 3.5 倍，回流时间为 50min，回流温度以 60℃为佳。

在优选大黄蒽醌类成分的提取工艺研究中，以具有泻热通便、促进肠蠕动作用的大黄结合蒽醌类成分含量为指标，考察提取时间、提取次数、乙醇浓度、乙醇用量、大黄粒度 5 个因素，按 U_{10}（10^{10}）表安排试验，结果表明最佳提取条件为 5 倍量 95% 乙醇回流 4 次，0.5h/ 次，大黄粒度 0.9mm。范国荣等在研制大黄清胃冲剂时，为达到提高活性成分浸出，降低致泻成分含量的目的，以大黄游离蒽醌为指标，选取浸渍溶剂、浸渍时间、回流溶剂及回流时间进行考察，结果最佳工艺条件为 70% 乙醇浸渍 14h，回流提取 80min。

按 U_5（5^4）表安排试验，优选侧柏叶中槲皮苷的提取纯化工艺。王振华等以盐酸小檗碱含量为指标，考察提取时间、提取次数、溶媒量、药材粉碎度 4 个因素，选用 U_{10}（10^{10}）表优化了黄柏提取工艺。黄虹等优化鱼腥草口服液的制备工艺。黄保民等优化怀菊花总黄酮的提取工艺等等，不胜枚举。

（二）复方制剂提取工艺研究

运用复方辨证施治是中医临床实践的特色之一，复方也是中成药的主要形式。

采用均匀设计法优化四君子汤的提取工艺条件，考察乙醇浓度及用量、浸泡时间和回流时间 5 个因素，以人参总皂苷和总多糖含量为指标，按 U_7（7^6）表安排试验，结果以乙醇浓度 10%、溶剂用量为药材量的 13 倍，浸泡时间 14h，回流时间 2h 为佳。

建立用超临界流体萃取（supercritical fluid extraction，SFE）技术和毛细管气相色谱（capillary gas chromatography，CGC）非在线联用技术测定中成药补脾益肠丸中的有效成分补骨脂素和异补骨脂素含量的方法，用均匀设计法考察了 SFE 最佳条件，并用 CGC 法进行测定。最佳萃取条件：萃取压力 38.5MPa，萃取温度 70℃，改性剂量 90μL，静态萃取时间 2min，动态萃取体积 7ml。

对抗痴呆胶囊醇提工艺进行研究,以丹参酮 A 的含量为考察指标,按 $U_7(7^6)$ 表安排试验,选取浸泡时间、乙醇用量、乙醇浓度、提取时间、提取次数 5 个因素,得出其最佳提取工艺。王林等对鼻炎康软膏的浸膏提取工艺进行了优选。安丰堂等优化了复方人参制剂的提取工艺。

(三)剂型及炮制工艺研究

剂型的改进是中药现代化的一个重要方面,以羟丙基甲基纤维素(hydroxy propyl methyl cellulose,HPMC)、可压性淀粉、微晶纤维素(micro crystalline cellulose,MCC)为辅料,采用粉末直接压片法制备缓释骨架片,以均匀设计法进行处方的筛选,并考察体外溶出特性。结果:hpmc 用量越大,芦丁释放速率越慢,优化后最佳处方:芦丁 100g、羟丙基甲基纤维素 60g、可压性淀粉 90g、MCC10g、硬酯酸镁适量。

考察药粉、崩解剂的用量及滚动时间 3 个因素,按 $U_5(5^3)$ 表安排试验,对颗粒硬度、外观、粒度分布、崩解时间进行多指标综合评分,优选大黄乙醇提取物制备颗粒剂的工艺。苏维辉等优选出无糖颗粒剂的最佳工艺。黄虹等优化出快速搅拌制备丹参冲剂的工艺。

利用 $U_6(6^5)$ 均匀设计表,以丸重差异、圆整度为测评指标,优选出咽立爽滴丸及米楮心乐滴丸的最佳滴制工艺条件。张洪娟等用 β-环糊精对参苏颗粒剂中紫苏挥发油进行包合,用均匀设计法探索包合工艺。

以黏着强度为指标,筛选中药巴布剂基质,确定了基质最佳配比。程莉等以热敷袋温度持续时间为考察指标,对影响热敷袋发热效果的主要因素进行考察,优选出最佳配料比。

筛选出 o/w 型"止痒乳"的优化处方和制备工艺。对肉豆蔻炮制工艺进行研究,以止泻作用和急性毒性为指标,考察炮制温度、炮制时间两个因素,用 $U_5(5^3)$ 表安排试验,发现炮制并不能有效地增强止泻作用。

(四)方剂及药物配伍研究

对于含药物功效相似或功效不同的中药复方,用拆方研究的方法可能探明整体药效及作用机制,其中药物及有效组分的剂量配比问题是所有研究的出发点和基础。将药物分成多个剂量水平,即可运用均匀设计进行研究。

采用均匀设计进行拆方研究,探讨当归芍药散治疗老年性痴呆的最佳配伍比例，结果表明在改善小鼠学习记忆障碍方面，当归和白芍为方中主要药物，归芍比约为 1：1.35 时药效最佳。

对冰茶栓进行拆方研究，得出最佳配伍关系及最佳应用剂量。林桂涛等以纤维蛋白溶解活性、纤溶酶活性为指标，对补阳还五汤处方进行优选和分析，结果表明：补阳还五汤原方作用最好，处方中当归、赤芍、地龙的作用影响较大。

以旷野法实验的小鼠自发活动次数为指标，根据回归公式所得酸枣仁汤优化配比，经实验验证，其配比可行，最佳配比为酸枣仁：甘草：知母：茯苓：川芎（1：2：1：2：1：2），与《金匮要略》原方的配比接近。

采用均匀设计，以脑蛋白质含量为指标，进行组方分析，发现五味子和红参按 9：1 或 8：1 配伍可使脑蛋白质含量增加，两药间有协同作用。按 9：1 比例配伍使脑 DNA 和 RNA 含量增加；对于 RNA 的增加作用，呈现量效关系。

用均匀设计分析大承气汤的配伍规律，发现大黄、芒硝和厚朴是其泻下作用的主要成分，枳实在诸多方面作用不强；大黄和厚朴可明显增加小鼠排便次数并明显提高大鼠大肠的推进速率；厚朴、芒硝可明显提高小鼠肠套叠的解除率；大黄、芒硝可明显减少小鼠有形粪便排出量，但却明显提高大鼠大肠推进速率，增加小鼠腹泻的数量，并明显扩张小鼠小肠容积。

观察厚朴丸中 4 味药不同剂量配比对番泻叶致小鼠腹泻的影响，厚朴丸中的 4 味药分别提取出有效部位，以原处方的用量结合各味中药的实际提取率，将上述 4 因素各等分为 7 个水平，按均匀设计 $U_7(7^4)$ 表安排有关止泻实验，筛选出厚朴丸中各味药的理论最佳配比，认为选择合适的药效模型是筛选处方的前提，同时必须结合传统中医的用药理论，再有合适的数学方法处理分析结果，就能收到较为理想的结果。

以药物不同配比对小鼠腹腔毛细血管通透性的影响作为抗炎的指标，采用均匀设计寻找出丹皮提取物、薄荷油两者之间的最佳配伍剂量。应用均匀设计与药效学相结合的方法（大鼠急性心肌缺血模型）对丹心痛中各味药（川芎、香附、冰片、丹皮酚）所占比例进行筛选，将 4 因素各等分为 7 个水平，按 $U_7(7^4)$ 试验表安排实验，结果丹心痛中川芎、香附、冰片、丹皮酚的最佳配比为 5：1.7：1.4：4.4。

（五）评价与展望

正交设计为了实现"整齐可比性"，每个因素的各水平必须重复，试验点就必须足够多。在均匀设计中，舍弃"整齐可比性"，将有关因素的各水平数均匀分散在实验范围内，减少实验次数，且实验结果可用计算机处理，通过回归方程得出理论的最佳实验条件。初步的研究证明：中医药理论的分析结果与均匀设计的分析结果十分一致。均匀设计方法可作为一种筛选研究手段，用于中药的现代化研究，用均匀设计方法结合有关的药效学模型筛选药物之间的理论最佳配比，进行相应的研究，是中药新药开发的一个有利工具。均匀设计单纯从"均匀分散"性出发，由于没有考虑"整齐可比性"和试验点少，可能使试验结果的分析误差大、不稳定。因此，在选择使用表时，首先应考虑稳定性准则，让所选各列对应的设计矩阵的条件数量小；其次考虑优良性准则；第三考虑均匀性准则。若能很好地借鉴正交实验法的研究进展，特别是其内在因素、水平设定，指标选择，评分方法等方面的经验，可充分发挥均匀设计的优势。当我们将"方"与"证"的研究用均匀设计联系起来的时候，将会发现其无穷的魅力。运用均匀设计方法对经方进行研究，把其所对应的"证"作为考察指标，有助于深入认识"方证"的科学内涵，它必将在中医药的研究中发挥更大的作用。

第四节　归一化法

在机器领域中的数据分析之前，通常需要将数据标准化，利用标准化后得到数据进行数据分析。不同评价指标往往具有不同的量纲和量纲单位，这样的情况会影响到数据分析的结果，为了消除指标之间的量纲影响，需要进行数据标准化处理，以解决数据指标之间的不可比性。原始数据经过数据标准化处理后，各指标处于同一数量级，适合进行综合性评价。而归一化就是要把需要处理的数据经过处理后（通过某种算法）限制在你需要的一定范围内，为了后面数据处理的方便，保证程序运行时收敛加快。归一化的具体作用是归纳统一样本的统计分布性。归一化在 0~1 之间是统计的概率分布，归一化在某个区间上是统计的坐标分布。归一化有同一、统一和合一的意思。以归一化的方法将有量纲的数据转换成无量纲的数据表达，称为归一化法。

归一化方法有两种形式，一种是把数变为（0，1）之间的小数，一种是把有量纲表达式变为无量纲表达式。主要是为了数据处理方便提出来的，把数据映射到0~1范围之内处理，更加便捷快速，应该归到数字信号处理范畴之内。

（1）把数变为（0，1）之间的小数

例：{2.5 3.5 0.5 1.5} 归一化后变成了 {0.3125 0.4375 0.0625 0.1875}

解：2.5+3.5+0.5+1.5=8

2.5/8=0.3125

3.5/8=0.4375

0.5/8=0.0625

1.5/8=0.1875

这个归一化就是将括号里面的总和变成1然后写出每个数的比例。

（2）无量纲表达式　归一化就是要把需要处理的数据经过处理后（通过某种算法）限制在需要的一定范围内，有量纲的表达式，经过变换，化为无量纲的表达式，成为纯量，这种简化计算的方式称归一。首先归一化是为了后面数据处理的方便，其次是保证程序运行时收敛加快。归一化的具体作用是归纳统一样本的统计分布性。归一化在0~1之间是统计的概率分布，归一化在某个区间上是统计的坐标分布。归一化有同一、统一和合一的意思。

在统计学中，归一化的具体作用是归纳统一样本的统计分布性。归一化在0~1之间是统计的概率分布，归一化在 -1 ~$+1$ 之间是统计的坐标分布。如果是区间上的值，则可以用区间上的相对位置来归一化，即选中一个相位参考点，用相对位置和整个区间的比值或是整个区间的给定值作比值，得到一个归一化的数据，比如类似于一个概率值 $0 \leq P \leq 1$；如果是物理量，则一般可以统一度量衡之后归一，实在没有统一的方法，则给出一个自定义的概念来描述亦可；如果是数值，则可以用很多常见的数学函数进行归一化，使它们之间的可比性更显然，更强，比如对数归一，指数归一，三角或反三角函数归一等，归一的目的可能是使得没有可比性的数据变得具有可比性，但又还会保持相比较的两个数据之间的相对关系，如大小关系，大的仍然大，小的仍然小，或是为了作图，原来很难在一张图上作出来，归一化后就可以很方便的给出图上的相对位置等；从集合的角度来看，可以做维度的维一，即抽象化归一，把不重要的，不具可比性的集合中的元素的属性去掉，保留人们关心的那些属性，这样，本来不具有可比性的对象或是事物，就可以归一，即归为一类，然后就可以比较了，并且，人们往往喜欢用相对量来比较，比如人和牛，身高体重都没有可比性，但身高/体重的值，就可能有了可比性，人吃多少，牛吃多少，可能也没有直接的可比性，但相对于体重，或是相对于一天的各自的能量提供需要的食量，就有了可比性；这些，从数学角度来看，可以认为是把有纲量变成了无纲量了。

数据处理之标准化/归一化，形式上是变化表达，本质上是为了比较认识。数据的标准化是将数据按比例缩放，使之落入一个小的特定区间。由于信用指标体系的各个指标度量单位是不同的，为了能够将指标参与评价计算，需要对指标进行规范化处理，通过函数变换将其数值映射到某个数值区间。

（一）测定挥发油含量

应用于中医药的归一化法，是一种常用的色谱定量方法，广泛应用于挥发油含量测定。它是把样品中各个组分的面积乘以各自的相对校正因子并求和，此和值相当于所有组分的总质量，即所谓"归一"。

采用峰面积归一化法测定不同产地佛手挥发油各化学成分的相对质量分数，得到结论：不同产地佛手挥发油有 12 个共有成分，按相对质量分数由大到小依次为柠檬烯（24.90%）、萜品烯（14.71%）、（−）−4 萜品醇（2.88%）、柠檬醛（2.33%）和 α−没药烯（2.33%）、香叶醇（1.52%）、α−蒎烯（1.37%）、反式佛手柑油烯（1.16%）、异松油烯（1.13%）、棕榈酸甲酯（1.12%）、芳樟醇（1.09%）、乙酸香叶酯（1.04%）。

采用面积归一化法对回流法和超声法提取的金纽扣花挥发油成分进行相对百分含量的计算，得出结论：从回流和超声提取的挥发油中分别检测出 27 个和 52 个化学成分，共有成分 14 种，主要有烷烃、酯、醇、烯烃及 N− 烷基酰胺等多种类型的成分，其含量有明显差异，与回流提取法相比较，超声法提取的样品中总成分数量和 N− 烷基酰胺类成分的数量均较高，而饱和烷烃的含量较低。

（二）评价与展望

归一化将不同量纲和量纲单位的数据指标进行统一化，将不同数据指标转换成同一量级，消除了不同量纲的指标影响，方便后期数据整理及分析，加快了程序的运行。目前应用于中医药的归一化法是面积归一化法，测定挥发油成分含量及部分提取物的成分含量。该方法应用于测定成分含量，操作简便，准确，程序固定，当操作条件如进样量、流速变化时，对定量操作条件结果影响很小。但是要求样品条件较高，要求样品中所有组分均出峰且要求所有组分的标准品才能定量。该法适用于常量物质的定量，由于该方法对样品的要求比较苛刻，从而限制了该法的使用。若能降低该方法对样品的要求或者改善仪器等提高样品的质量，那么该方法将在中医药领域发挥更大的作用。

第九章 经典名方质量标准研究

经典名方制剂的研制分两个阶段，即经典名方物质基准研制与以经典名方物质基准为参照的制剂研制。经典名方物质基准是中药复方制剂生产工艺优化和质量评价的参照物。为保证经典名方复方制剂的质量，在药材选择方面，鼓励利用优质药材，倡导精品传承经典；在质量控制方面，建立药材追溯体系，做到全程质量控制，引入国际质量控制的先进理念——质量属性，从物理、化学、生物等方面实行全面质量评价；在生产工艺方面，坚持以经典名方物质基准为参照，保持与经典名方传统制剂的一致性，鼓励饮片均化投料，允许混批，保证制剂质量稳定均一。这些措施保证了经典名方复方制剂研发的目的绝非多几个一般意义上的中药品种，而是更加注重高品质特征。

纵观中药质量控制的发展历程，每一次进步都离不开分析检测方法与技术的提升，也离不开检测仪器的更新换代。当下随着更高端的检测设备的普及，液相－质谱联用、气相－质谱联用及核磁检测等技术逐步被应用到中药的质量控制中，检测的灵敏度、准确度及专属性不断提高。现行的质量评价的方法大体可分为三种，分别是结合现代分析手段间接的定量定性方法、中药指纹图谱法以及生物效应评价方法，包括液相色谱法、气相色谱法、薄层鉴别、指纹图谱、实时细胞电子分析技术、DNA 条形码技术等。经典名方中需加强专属性鉴别和多成分、整体质量控制等方面的工作，其中薄层鉴别和特征图谱具有专属性和整体性的特征，是鉴别复方药味信息的重要方法。色谱分析中，通过优化色谱条件、采用不同分离原理的固定相、优化样品制备方法可以达到对复方中每个药味的多成分鉴别。

第一节 基于中药药效物质的质量评价方法

近年来，现代分析技术和仪器的发展为中药成分的分析展示了广阔的前景，如高效液相色谱法（HPLC）、气相色谱法（GC）等色谱技术，紫外光谱法（UV）、红外光谱法（IR）、质谱（MS）、核磁共振（NMR）等波谱技术，各种色谱（波谱）联用技术，已经广泛应用于中药的质量研究与评价。

一、高效液相色谱法

高效液相色谱法这一新型的分离技术于 20 世纪 70 年代出现，并且随着该项技术的不断创新以及完善，到如今，该项技术已经得到了广泛的应用，同时也取得了很好的效果。该项技术具有分离效率快、检测灵敏度高以及高度自动化等各个方面的优势，近年来该技术在药品检验中发挥出巨大的价值，是保证药品质量安全的一道"技术防线"。

1. 高效液相色谱法的技术原理和特点 高效液相色谱技术（High Performance Liquid Chromatography，HPLC）的使用主要借助了高压输液系统，并且将高压输液系统中的液体当成主要的流动相，是色谱法中的重要技术之一，能够借助高压输液泵将不同型号的单一溶剂以及不同比例的成分混合溶剂等具有流动性的液体装入到固定的实验色谱柱之中，对柱中的所有成分进行分析以及分离之后，然后再将其送入到相应的检测仪器中进行检测，从而对化学试样进行分析。

它具有"三高、一广、一快"的优点。"三高"即高压、高效、高灵敏度。高压即在其检测过程中选用了液体作为流动相，当其在色谱柱中进行流动时，会受到非常大的流动阻力，因此，为了确保流动相的顺利通过，就需要对流动相施以极高的驱动压力，一般高达（150~350）× 10^5 Pa；高效是指具有较高的分离效能，通过对流动相、固定相的选择，从而达到较好的分离效果；高灵敏度是指样品量可达到 μL 数量级要求，即 0.01 ng。"一广"是指范围广，超过 7 成以上的有机化合物都可采用高效液相色谱技术进行检测。"一快"是指分析迅速、载液快，一般条件下样品分析时间只需 15~30min，少数样品仅需 5min，最长时间为 1h。

2. 高效液相色谱技术在中药质量控制方面的应用 高效液相色谱法自 1985 年版《中国药典》收载以来，在药品检验中应用增加迅速，在药品质量控制中的作用日益明显，已经成为一种主流的色谱分析方法。

（1）药品鉴别 在进行药物鉴别中，保留时间与组分的结构和性质有很大的关联，因此可作为定性参数之一。通过对比供试品和对照品保留时间或相对保留时间的一致性，对药品进行鉴别。中国药典就有大量的药物采用此法进行鉴别。例如对头孢羟氨苄进行成分鉴定时应选用高效液相色谱法，供试品的主峰保留时间必须与头孢羟氨苄对照品的主峰保留时间一致。此外，在鉴别曲安奈德、头孢拉定、地西泮等药物时均采用的是该技术。

又如，南、北五味子等的鉴别中，采用 C18 柱（4.6mm×250mm，10μm）；流动相为甲醇–水（65∶35）；流速 1.0m L/ min；检测波长 250 nm，能分别检测出北五味子和南五味子中相关组分的含量，从而快速鉴别出北五味子和南五味子，确保北五味子的药用价值。这无疑为进一步完善、开发药物鉴别的方法提供一种新的思路。

（2）有效成分定量分析　正因为高效液相色谱法具有分辨率高、分析速度快、重复性好、自动化程度高等优点，所以应用此法测定药品的有效成分含量更准确、可靠，快速。高效液相色谱法可以检测原料药、中间体、成品中各组分、各杂质的含量，目前在测定药品有效成分含量工作中已应用非常广泛。据相关调查显示，运用该技术检测不同产地的白芍药材中有效成分芍药苷的含量，以确定哪个产地的白芍中芍药苷含量最多，结果显示亳州产的两年生十月份采摘的白芍所含的芍药苷含量最多。此法可对不同产地的白芍药材中的有效成分进行检测，具有简便、快速、准确、可重复行等优点。

（3）中药成分轮廓分析　由于中药的组成成分复杂，并且对于中药成分的检测也比较困难，而高效液相色谱的种种优点，正好适应于中药或中成药的多样性、复杂性、分离难度大的特点，采用高效液相色谱法可以快捷的对中药成分进行有效分离，可以有效地对中药进行检查、鉴别等。

它在中药质量检测中的广泛应用，基本结束了中药几千年来传统的"眼观、手摸、鼻闻、口尝"进行性状特征方面的鉴定和质量检测的历史，使中药有效成分确定和质量检测更加合理、科学和可控，确保了中药用药的安全有效。HPLC 在中药方面的应用将进一步推动中药现代化进程，提高中药在国际市场上的竞争力，并为中药进一步发展和创新提供了科技保障。

3. 高效液相色谱新技术的发展　如今，高效液相色谱法获得了较为广泛的使用空间，同时也出现了一些新技术，这些技术与高效液相色谱技术相结合，诞生了许多新的综合技术。这些新的技术，不仅使分离检测更加准确，灵敏度更高，而且大大的缩短了检测时间。如高效液相色谱–质谱联用技术、高效液相色谱–蒸发光检测技术等。

高效液相色谱–质谱联用技术（High performance liquid chromatography–

Mass Spectrometry，HPLC-MS），结合了液相色谱仪具有有效分离热不稳性和高沸点化合物的分离能力和质谱仪强大的组分鉴定能力，这两种技术的完美结合，实现了对复杂有机混合物的高效分离和鉴定。

高效液相色谱－蒸发光检测技术（High performance liquid chromatography-evaporative light scattering detector，HPLC-ELSD），实现了液相色谱仪的分离物质能力与蒸发光检测技术（ELSD）在检测不含发色团的化合物的能力的完美结合，不再限于检测含发色团的化合物范围，拓宽了 HPLC-ELSD 的应用范围。

4. 高效液相技术在经典名方中的应用 经典名方《注册管理规定》第十五条规定，加强专属性鉴别和多成分、整体质量控制。要采用定性鉴别、特征成分定量测定和总成分含量测定的等不同方法，以达到表征每个药味的目的。色谱分析中，通过优化色谱条件、采用不同分离原理的固定相、优化样品制备方法可以达到对复方中每个药味的多成分鉴别。

高效液相色谱与质谱等多种色谱联用的分析手段也逐渐成为现代质量分析评价的常用手段。马仁玲等采用液相色谱－电喷雾电离质谱技术（LC-ESI-MS）对苦参药材的提取方法进行了研究，为中药苦参指纹图谱的建立提供了依据。何常明等采用反相高效液相色谱－电喷雾电离质谱法（HPLC-DAD-ESI-MS），对山豆根中黄酮类成分进行在线分离与定性鉴定，成功检测了 17 个山豆根样品中 5 种黄酮成分的含量，为山豆根药材的质量评价提供切实可靠的依据。

二、气相色谱法

大量近现代研究证实，气相色谱法在检测挥发性成分时具有独特的优势。目前已知的中草药中，大多数药味（如当归、白术等）都含有挥发油及其他挥发性成分，而且该类成分往往具有一定活性和临床疗效而被各代医家广泛应用。因此，对含挥发性成分的复方制剂的检测分析显得尤为重要，而气相色谱法的应用很大程度上为此类复方制剂的质量检测和评价提供了依据。

1. 气相色谱法技术原理和特点 气相色谱法是一种分离技术，根据需要分离未知组分的混合物样品，再对各个相关组分进行分离分析检测，利用不同物质的极性、吸附性、选择性及沸点的不同，来实现分离各组分的目的。气相色谱法，在实际应用过程中，常用的载气是氮气、氢气、氦气等气体，将处理过的样品注入进样器当中，经过气相色谱柱进行分离，从而可以进行后续的检测工作。气相色谱法分离效能高，它可以分离沸点相似的复杂混合物，而且对烃类、异构体类的化合物的分离能力也较强；灵敏度高也是气相色谱法的特点，灵敏度的高低实质就是检测器的灵敏度，目前被广泛使用的 FID 氢火焰离子检测器就可以检测出 10-11~10-13 的混合物；气相色谱法还具有操作简单、分析快速、应用范围广的特点，在食品安全、药品安全、石油、化工等行业被广泛地应用。

2. 气相色谱法的应用 气相色谱法作为一项先进的检验技术，在现代药物分析与食品检测中的作用日益提高，可以很好地应用于各个检测领域。气相色谱技术的发展，为药品成分分离检测、残留物分析与食品安全检测提供了良好的平台，同时它所具有的灵敏度高，专属性强，分析快速等特点也是其他检验技术不能比拟的。随着检验技术的发展，气相色谱法必将在检验领域发挥出更大的作用。

3. 气相色谱新技术的发展 气 – 质联用法综合了气相色谱和质谱的优点，弥补了各自的缺陷，因而具有灵敏度高、分析速度快、鉴别能力强的特点可同时完成待测组分的分离和鉴定，特别适用于多组分混合物中未知组分的定性 – 定量分析、判断化合物的分子结构、准确的测定化合物的分子量等，是目前能够提供结构信息的工具。近年来在中药化学分析、炮制、鉴定、制剂和药动学方面应用日益广泛。

三、近红外光谱技术

红外光谱（IR）用于药物分析已有很长历史。在化合物结构的测定中，由于核磁共振、质谱等的应用，红外光谱只是作为一种次要手段；作为药物的鉴别测定，红外光谱法近年来已逐渐上升为主导地位。国内外药典所收载的许多品种都以红外光谱作为鉴别药品的主要依据；药品生产厂和药检部门在众多的质量检测仪器设备中，将红外光谱作为首选设备，红外光谱法也在多数国家被列为药品检验的法定方法。近红外光谱作为一种分析技术，能够对中药进行无损伤和快速的检测，在客观反映中药内在物质基础上，又能在宏观上有效控制中药整体质量，具有整体性、宏观性、速度快的特点。

1. 红外光谱的定量测定 红外光谱分析不仅用于定性分析，而且还经常用于定量分析。定量分析虽不是红外分析的特长所在，但红外光谱分析对样品的适应性要比其他许多方法广泛的多，因此它在定量分析的应用方面十分广泛。对难于用溶剂溶解的固体试样，特别是许多不溶的高分子材料，高效液相、紫外、核磁共振等方法都无法解决它们的定量问题，但这些难题在红外光谱领域，还是可以找到合适技术途径的。红外光谱分析方法具有对样品广泛适应性的显著优点，它使得几乎所有的物相都能在红外制样中找到适宜的样品处理方法。

2. 红外光谱的联用技术　红外光谱对化合物鉴别的前提是被测化合物必须具有一定纯度，对于一些纯度较差样品，所得光谱是很难辨认的，而进行分离提纯显然十分麻烦复杂。色谱法最大特点即高效的分离本领，但这种方法除了保留时间可用作定性参考依据外，识别化合物能力较低。因此两种方法联用可得到取长补短的效果，如气相－红外联用（GC–IR）、高效液相－红外联用（HPLC–IR）等。

第二节　中药指纹图谱

中药指纹图谱质控技术是中药质量标准现代化的突破口，将现代分析科学的优秀成果与中医药整体综合观有机融合，有效地运用了全面质量管理的理念，能对中药复杂体系特性作出科学的表达。

一、指纹图谱的概念

指纹图谱是法医学上的一个概念。由于指纹具有人各不同，终生不变，触物留痕，可以认定人身的特点，指纹鉴定结论在侦察和审判中起着重要作用，被称为"物证之首""证据之王"。借用这一概念，在系统研究中药成分的基础上，提出了"中药指纹图谱"的概念。中药材或中成药经过适当处理后，利用现代信息采集技术和质量分析手段得到的能够显现中药材或中成药性质的图像、图形、光谱的图谱及其数据，称为中药指纹图谱。

中药指纹图谱是一种综合的，可量化的鉴定手段，它是建立在中药化学成分系统研究的基础上，主要用于评价中药材、中药制剂以及半成品质量的真实性、优良性和稳定性，是对中药整体质量控制的手段。

二、指纹图谱研究与应用现状

化学指纹图谱（光谱、色谱）作为一种思路和手段最早应用于中药的鉴别。早在 20 世纪 70 年代，一些日本和中国的学者尝试用紫外光谱、红外光谱、薄层色谱、气相色谱进行中药的鉴别研究（高效液相色谱当时还没有普及）。由于检测仪器的性能局限和中药化学基础研究不足以及当时传统的质量评价和控制的概念和法定的质量标准的固定模式，仅限于分散的局部的实验研究阶段，没有得到普遍的认同。当时的薄层色谱仪器、器材、技术水平均处于比较粗放的阶段，图谱质量不高，不能适应比较复杂的样品，而高效液相色谱虽然已经比较普及，但主要应用在含量测定方面。而真正将"指纹图谱"的概念和模式引进到中药鉴别则是 20 世纪初，2001 年在广州举行的国际中药（草药）色谱指纹图谱研讨会起了引导作用，原国家药品监督管理局从行政管理的角度，正式要求已注册的中药注射剂须进行指纹图谱研究和纳入质量标准，并于 2002 年上海研讨会就指纹图谱的技术要求进行了技术方面的动员，随之中药企业、监督检验、科研教学等有关单位大面积地在全国范围迅速铺开，"中药指纹图谱"开始引起药学界的极大关注。

当前，中药指纹图谱技术在国内外已成为一种发展趋势。首先是美国食品与药品管理局（FDA）允许草药保健品申报资料可以提供色谱指纹图谱。世界卫生组织（WHO）在 1996 年草药评价指导原则中也规定：如果草药的活性成分不明，可以提供色谱指纹图谱以证明产品质量的一致。欧共体也将色谱指纹图谱监控技术应用于植物药质量控制。我国国家食品药品监督管理局 2000 年 8 月颁发了《中药注射剂指纹图谱检测标准研究指导原则》，中药注射剂已强制实行中药指纹图谱质量标准指标，一批中药注射剂：注射用丹红（粉针剂）、注射用双黄连（冻干）、注射用辛芍（冻干粉针）、清开灵注射剂等相继建立了指纹图谱质量标准。2003 年，国家科技部将指纹图谱研究列入"十五"重点攻关专项。近几年国家攻关计划中"常用中药的品种整理与质量研究"项目的开展，已经对 200 余种常用中药的本草考证、来源、产地、指标性成分含量测定等进行了系统研究。

三、中药指纹图谱研究的内容及特点

中药指纹图谱技术主要体现了信息获取、信息处理、信息挖掘三方面的内容。具体地讲，就是从中药物质基础的角度出发，运用现代分离分析科学的手段，获取中药化学指纹图谱。结合药效研究和相关物质成份的分离鉴定，

经谱效关系研究，获取中药药效组分指纹图谱，并将已取得的指纹图谱用于中药材、中间体和中药复方制剂的质量控制，最终解决制约中药发展走向国际市场的瓶颈问题。

主要内容具体为：①规范化的中药特征总提物获取程序的研究及其指纹图谱的建立；②中药指纹图谱的解析研究；③各指纹图谱的相关性研究；④指纹图谱技术在各中药材和复方制剂质量控制中的推广应用。

指纹图谱应该具备指纹性，即具有特征性和专属性、可量化性、稳定性和重现性、有效性、整体性、模糊性等特点：①特征性和专属性：图谱应能体现出中药的种属、产地或采收季节的差异。通过其主要特征峰的面积或比例的限定，能有效控制样品的质量，确保药品质量的相对稳定；②可量化性：通过选取合适的定量函数解析方法，图谱应能对中药成分进行有效控制，确保产品质量的相对稳定一致；③稳定性和重现性：这是由药材的标准化和图谱采集手段两方面决定的；④有效性：这应与中药组效相联系，并且在统计学上其数据有鉴别意义；⑤整体性：指完整地比较色谱的特征"面貌"，由于部分中药的有效成分未被阐明或未被全部阐明，因此，仅对某个有效成分或指标性成分进行定性、定量分析，不能有效控制中药的质量，所以图谱中应能相对全面、系统地体现中药已知和未知药理作用的物质成分；⑥模糊性：强调的是对照品与待测样品指纹图谱的相似性。因为中药成分间协同、交互作用的复杂机制，故在解决实际问题时应采用模糊数学等分析手段。

四、技术手段

1. 薄层色谱指纹图谱　薄层色谱（TLC）由于操作简单，展开剂组成灵活多样，色谱后衍生方便，可以提供色彩斑斓的彩色图像，直观易辨，在中药鉴别中应用频率最高。其具有分析速度快、经济、分离能力强、应用范围广等优点，广泛应用于中药的鉴别、杂质检查或含量测定。薄层色谱指纹图谱可同时鉴别多个样品，但其层析系统是开放体系，要想得到稳定、重现性好的图谱，必须严格控制实验条件。因分辨率有限，在成分复杂的中药及其复方制剂指纹图谱建立的应用方面受到了一定的限制。

2. 气相色谱指纹图谱　气相色谱法（GC）是以气体为流动相的方法，主要用于分离分析易挥发的物质，它具有高效快速、高选择性、高灵敏度等特点，而且样品用量少，方法稳定性好，检测器种类多，因而特别适用于中药及其制剂的挥发性成分的指纹图谱研究。

在具体使用时，多与质谱检测器联用，分离效能高，分析速度快，在指纹图谱的研究中有很好的应用。质谱（MS）作为色谱的通用性检测器，具有灵敏度高、选择性好、指纹特征性强、可提供色谱峰的分子结构信息等特点。采用气相色谱－质谱联用技术（GC-MS）建立挥发油指纹图谱，GC 不仅具有气相色谱的高分离效能，而且还兼备 MS 测定的灵敏性和准确性，从而拓宽了 GC 的应用范围，为中药质量标准的研究提供了可靠的分析手段。

对于中药的不挥发性成分，可用裂解气相色谱（PyGC）来进行测定。由于裂解气相色谱具有操作简便、样品无须化学前处理、提供信息量大等优点而格外引人注目。该方法将样品放入裂解器内，在一定的条件下将样品加热使其瞬间裂解，生成可挥发性的小分子物质，立即被载气带入气相色谱系统的分析柱上，分离后得到具有指纹性质的裂解气相色谱图。如果将气相色谱与质谱、傅立叶变换红外光谱联用，则不但可以知道不同中药中挥发性成分的差别，而且可以对这些成分进行鉴定。

3. 高效液相色谱指纹图谱 近年来兴起的中药指纹图谱的新方法中，以高效液相色谱法为基础，利用高效液相二极管阵列检测器的特性，建立了针对中药复杂体系中不同化合物类别的最大吸收波长不同的多波长指纹图谱。与 GC 相比，HPLC 不受样品挥发性和热稳定性限制，分离效能高，分析速度快，方法成熟，重现性好，可供选择的检测器种类多。使用二极管阵列检测器（DAD），可以得到不同波长下的色谱图，计算机处理后可获得三维图谱，适用于成分复杂药物的定性和定量分析。

随着高效液相色谱仪器的普及，HPLC-MS，HPLC-NMR 等技术的联用，尤其是近年来二维和三维 HPLC 的发展，HPLC 指纹图谱在中药质量监测和质量控制上的运用愈来愈广泛。据统计，67% 的中药指纹图谱是用 HPLC 方法建立起来的。此外，HPLC 指纹图谱也广泛用于中药的真伪鉴别、药用部位的选择，中药的药理作用、药代动力学的研究以及炮制工艺对药材质量的影响研究等。

4. 红外光谱指纹图谱 红外光谱是由分子的振动－转动能级跃迁产生的光谱，红外光谱具有高度的特征性。近年来，由于近红外光谱仪具有体积小、分析速度快及受温度、压力和振动等外部因素干扰小等优点，被广泛用于结构鉴别。对于纯物质而言，红外光谱一直是药品鉴定的权威方法。然而对中草药而言，每一种药材的成分都非常复杂，中药提取液是混合物体系，这一混合物的红外光谱在本质上与纯化合物的红外光谱不同，它是混合物中各组分红外光谱的叠加。中药各种化学成分只要质和量相对稳定，并且样品的处理方法按统一要求进行，则其红外光谱应是相对稳定的。这样得到的混合物红外光谱应该具有一定的客观性和可重复性。据此原理，不必将混合物红外光谱各主要吸收峰进行归属，只要在 $4000 \sim 400 cm^{-1}$ 范围内比较光谱的差异即可。紫外和红外光谱都具有加和性，对于混合物来说，其鉴别专属性差，分辨率低。需借助计算机模式识别技术或模糊数学方法进行处理。

5. 紫外指纹图谱　现如今，紫外指纹图谱技术的应用，在定性上，不仅可以鉴别基团和化学结构差异较大的化合物，而且可以鉴别结构相似的化合物；在定量上，不仅可以进行单一组分的测定，而且可以对多种混合组分不经分离进行同时测定。紫外可见吸收光谱常用于共轭体系的定量分析，因其具有灵敏度高，检出限低等优点，是中药指纹图谱常用的方法之一。该方法现已被广泛应用于食品质量控制中、药材鉴别等多个领域。

中药紫外光谱特征的差异，在一定程度上反映了中药化学成分的差异。某些情况下，伪品虽可在外观上以假乱真，但其化学成分的组成和含量与正品必有差异，这种差异在紫外光谱上必有所反映。如果中药亲缘相近而紫外光谱不易区别，可采用多阶导数光谱法提高分辨率。

五、评价方法

获得信息化后的指纹图谱后，探索如何利用这些信息，在指纹图谱的研究工作中也是非常重要的。在对中药指纹图谱进行评价时，要好好把握中药指纹图谱整体性和模糊性这两大特征，建立直观而又全面、合理而又简易、精确而又方便的中药色谱指纹图谱计算机处理方法，实现对中药指纹图谱质量的合理评价。

1. 主成分分析法　主成分分析法（principal component analysis，PCA）是一种应用广泛的多元统计方法，用于简化数据，快速实现模式或关系的可视化识别。PCA 依据 K–L 变换（Karhunen–Loeve transformation）原理，对数据进行空间转换，找出能反映原来数据特征（离差最大）的主成分作为压缩后的变量集合。该法具有熵值极小、变差最优性、相关最优性、回归最优性等特点。结合组效知识的自变量筛选分类效果更佳，可作为分类或定量拟合手段，但其属于线性映照，难以描述非线性关系。

在中药材指纹图谱研究中，一般先选定个别已知化学成分的相对峰面积作为特征值，采用主成分分析求出指标的相关矩阵的特征值。

2. 聚类分析法 聚类分析是用相似度来衡量样品之间的亲疏程度，并以此来实现分类。对于不同批次的中药样品，其色谱指纹图经计算机快速辨识处理可依据样品批与批之间的相似度，确定中药样品批间的稳定性。动态聚类方法适合大样本的聚类分析处理，一般动态聚类要经过多次迭代才能形成比较理想的结果；系统聚类要对数据进行转换，然后选取聚类的方法，一般以离差平方和法的应用最广泛；模糊聚类分析法是色谱指纹图谱中常用的方法，是依据样品的特征、亲疏关系程度和相似性，通过建立模糊相似关系对样品进行分类的方法，能反映样品整体的、主要的特性，具有很强的结构性知识的表达能力，模糊模式可在相当程度上抗干扰与畸变，但准确合理的隶属度函数往往难以建立，一般不具备学习能力，常用的有传递闭包法和软划分法。采用不同的聚类方法，对于相同的记录集合可能有不同的划分结果，划分结果也会随选择的相似系数或距离的不同而发生变化。

六、存在的问题与展望

不同于单一成分的含量检测，中药指纹图谱是基于指纹图谱的整体信息进行中药质量评价方法，是一种综合的、全面的并且可量化的分析手段。经典名方中不乏对活性成分不完全清楚而临床疗效确切的中药，对于此类建立中药指纹图谱，并通过图谱的相似性评价结合已知药效指标的定量分析控制其质量的方法已经在研究中得到广泛应用。但是近年来中药指纹图谱在应用过程中发现仍存有弊端：①中药化学指纹图谱只是中药部分成分的"化学条形码"，不能对中药中的所有成分进行全面控制，有相当一部分化学成分因含量太低或缺乏合适的检测手段而难以用常规的色谱、光谱技术检识，如蛋白质、多肽、多糖及一些痕量级成分，等等。②中药化学指纹图谱从化学层面对保证药材和制剂的均一、稳定有强有力的监控作用，但同样难以反映其安全性和有效性，因为指纹图谱中相当一部分成分并不是该药材或该制剂的有效成分，而有些有效成分因没有响应等原因而未能在指纹图谱中呈现，也就是说指纹图谱技术虽然考虑了尽可能多的化学成分，但成分与药效之间的关联性在现阶段还未得到有效表达。③中药化学指纹图谱的重复性、专属性、代表性等对外界影响因素非常敏感，尚需深入研究。④基于不同特征图谱的相似性评价问题。除了无对照图谱难以拟合的中药复方无法进行质量评价外，不仅对于可以进行拟合复方的评价存在个体偏差，人为的评价不同图谱间的相似性，缺乏客观公正的评价标准，而且色谱图中各色谱峰的保留值常会受各种因素的影响而产生变化，中药的复杂成分的不同色谱行为比如不同物质出现相同色谱峰，甚至是实验过程中色谱柱本身行为变化，这些因素的存在都使得准确可靠的相似性评价难以进行。

第三节　生物效应评价方法

为了实现中药质量控制与评价的科学性、安全性和有效性，需要一种操作相对简便、成本低廉、精密度高、重现性好、适用范围广泛、能反映中药临床功效的质量评价方法。面对这种现状，大量的学者开始将目光投入到了生物效应评价法。

一、实时细胞电子分析技术

实时细胞电子分析技术（Real Time Cellular Analysis，RTCA）是一种能够实时、定量检测细胞形态和分化增殖改变的细胞阻抗测试微电子传感器技术，它可以实现无标记、全过程动态跟踪，在药物的量效关系指标考察中具有独特的优势。

1. RTCA 的特点　RTCA 的核心是把微电子细胞传感芯片整合到表面适于细胞贴附与生长的细胞检测板的底部或细胞浸润迁移板的微孔膜。微电子芯片测定的电阻抗反映了细胞生长、伸展、形态变化、死亡和贴壁程度等一系列生理状态。

电子阻抗传感器具备免标记、对细胞无侵害、克服检测中化合物的干扰等优点。一直以来，大多数基于细胞筛选的分析均是使用标记性追踪物来检测各种细胞的功能，由于标记所花费的金钱、时间和因细胞清洗而致的分析复杂性以及标记分子的生理条件的干扰，使其应用产生了很大的局限。电子阻抗传感器却克服了以上不足。

RTCA 使用了实时细胞电子感应（RT-CES），能够检测到微孔中的几乎全部细胞,使实验结果重复性很高。然而,在传统的电子细胞阻抗感应器（ECIS）系统中,人们通过检测 2 种电极间的电阻抗来实时检测细胞的黏附、扩展和移动,尽管 ECIS 系统可以实现对细胞实时、无侵害、自动检测的能力,但是却只能检测到特定微孔中的少量细胞,又由于每个微孔中细胞分布并不均匀,因此使得实验重复性较差,而基于阻抗的 RT-CES 系统克服了上述不足。

2. RTCA 在中草药研究中的应用 随着 RTCA 的应用备受关注,一些研究者开始将该方法应用于中草药的研究中。众所周知,天然药物一直以来就是治疗疾病的一种主要资源,但是传统草药的发展一直因缺乏适于高通量筛选和评价作用机制的分析方法而受到阻碍。

中药作为多成分化合物的集合体,将此集合体（包括已知结构功能的成分和未知的大量其他化合物）作用于体外细胞群落,将产生一系列的细胞与药物的相互作用过程,包括细胞增殖与分化、凋亡与衰老、黏附等多种细胞生理状态的动态过程。这种动态过程可以经自动高效 RTCA 系统实时监控,构成检测中药的细胞电信号指数,并形成细胞指数 – 时间曲线图,由此构建的模型可以成为目前已知从细胞水平模拟体内的药物作用机制与药物代谢变化过程最接近于体内的离体动力学模型。通过大量的多细胞株、多浓度条件对某一种或某一大类的中药的多种细胞指数动态图谱进行动力学模型构建,可以筛选到符合在一定浓度范围内（浓度依赖型）和多种细胞株（细胞株耐受性）条件下能稳定呈现的细胞动力学模型或其组合,这种模型组合针对某一特定的化合物或化合物集合体（中药或中药复方）具有唯一性、可重复性和可逆性再现等特征。经筛选的中药细胞电指数曲线图可呈现不同特有物质属性在细胞水平的特异性动态表现,因此具备未知混合物潜在的鉴别与定量分析价值。如果再通过动物在体及临床药理效应指标的验证,并建立细胞指数与中药药效的相关性,将使该指标用于评价中药复方质量的意义更大。

二、DNA 条形码技术和 DNA 指纹图谱

中药的多样性是由于其基因多态性产生的结果,而基因多态性可在分子水平上检测,该类技术的发展和应用,为中药的质量评价提供了新的思路和方法。

1. DNA 条形码技术　DNA 条形码技术是 2003 年由加拿大动物学家 Hebert 首次提出，研究证实，DNA 条形码技术不仅可用于单物种的中药材和中药饮片的质量评价，同样可应用于多物种组成的中成药质量评价。沙明等采用随机扩增多态性 DNA（RAPD）技术对地榆属的 4 个品种及其混淆品进行分析，可提供清晰的 RAPD 指纹谱，表明 DNA 技术可以作为地榆品种及其混淆品的质量评价方法。

2. DNA 指纹图谱　1984 年英国莱斯特大学的遗传学家 Jefferys 及其合作者首次将分离的人源小卫星 DNA 用作基因探针，同人体核 DNA 的酶切片段杂交，获得了由多个位点上的等位基因组成的长度不等的杂交带图纹，这种图纹极少有两个人完全相同，故称为"DNA 指纹"。

（1）DNA 指纹图谱的特点　DNA 指纹图谱具有多位点性、高变异性和简单而稳定的遗传性等特点。①多位点性：与传统的 RFLPs 探针相比，一个小卫星探针可以同时与十几个甚至几十个小卫星位点上的等位基因杂交，所产生的图谱一般由 10~30 条肉眼可分辨的图带组成；②高变异性：DNA 指纹图谱反映的是基因组中高变区，图谱由多个位点上的等位基因所组成，DNA 指纹图谱在个体或群体之间表现出高度的变异性，即不同的个体或群体有不同的 DNA 指纹图谱。一般选用任何一种识别 4 个碱基的限制性内切酶，这种变异性就能表现出来；③简单而稳定的遗传性：DNA 指纹图谱中的杂合带遵守孟德尔遗传规律，子代 DNA 指纹图谱中的每一条带都能在其双亲之一的图带中找到，而产生新带的概率（由基因突变产生）仅在 0.001~0.004，双亲的各图带平均传递给 50% 的子代。除此之外，DNA 指纹图谱还具有体细胞稳定性。

（2）DNA 指纹图谱的应用　DNA 指纹图谱的高变异性和体细胞稳定性可用于鉴定个体，这对法医学上鉴别犯罪分子和确定个体间的血缘关系极有价值；其简单的遗传性可用来鉴定亲子关系；其多位点性可用来检测目标基因组的病变及治疗等过程中的改变情况。

1987 年，Burke、Jeffreys 和 Wetton 等报道了用人源核心序列小卫星探针 33.6 和 33.15 检测到哺乳动物到鸟类、爬行动物、两栖动物、鱼、昆虫等的高变异小卫星，产生具有个体特异性或类群特异性的 DNA 指纹图谱。1988 年，Dallas 用人源小卫星探针 33.6 获得了水稻的 DNA 指纹图谱。随后，美国华盛顿大学生物系 Nybom 等人对果树植物的 DNA 指纹图谱进行了大量的研究。1989 年，Braithwaite 和 Manner 首次将人源小卫星探针 33.6 和 33.15 用作真菌的 DNA 指纹分析获得了成功，从而进一步证明 DNA 指纹技术具有广泛的适用性。这些发现使 DNA 指纹图谱成为研究动植物群体遗传结构、生态与进化、分类等很有价值的遗传标记。

第四节 其他中药质量评价方法

一、基于中药质量标志物的中药质量控制研究

质量标志物（Quality marker，Q-markers）的概念是由刘昌孝院士在 2016 年首次提出，中药 Q-marker 是存在于中药材和中药产品（如中药饮片、中药煎剂、中药提取物、中成药制剂）中固有的或加工制备过程中形成的、与中药的功能属性密切相关的化学物质，作为反映中药安全性和有效性的标示性物质。根据中药 Q-marker 的定义，提出以中药饮片标准汤剂为核心样本进行质量研究，确定中药 Q-marker，向药材和饮片（及炮制品）溯源，并向复方制剂和中成药延伸；确定了标准汤剂或标准提取物的制备、指纹图谱的建立、以生物效应为导向的质量标志物的确定和标志物的定性定量研究 4 个步骤的研究过程。质量标志物这一新概念的提出，对中药质量控制研究提出了新要求，有利于建立中药全程质量控制及质量溯源体系，为推动中药产业发展带来新希望。

中药质量是其在临床治疗中的基本保障，是中药产业发展的重要因素。中药具有多样性和复杂性，当前，由多种中药组成的复方制剂药效物质基础大多不明确，这导致其质量标准的制定受到限制。近年来，以质量标志物研究为核心，借助高分辨液质联用技术结合药效学、药理学等研究方法进行中药质量评价，为中药及其复方制剂科学质量控制体系的建立提供了科学依据和有力支撑。

1. 基于药效物质的中药质量标志物的筛选 药效物质研究是中药质量标志物研究的重要手段，先通过对中药或中药复方的化学成分进行表征，确定该中药化学成分，再结合中药血清药物化学研究和药动学研究确定中药或复方的有效成分。

（1）中药血清药物化学研究　　中药血清药物化学由王喜军教授提出，该方法通过观察进入血液的中药活性物质及其代谢规律，研究中药在体内的药效物质基础和作用规律。通过超高效液相色谱－质谱联用技术对复方丹蛭片成分进行分析，研究结果显示，黄芪中的毛蕊异黄酮 7-O-β-D- 葡萄糖苷、丹参中的丹参酮ⅡA、地龙中的 5- 乙基 -2- 己基呋喃 -3- 磺酸以及川芎中的川芎内酯Ⅰ有改善神经功能、保护脑组织的功效。因此，这些成分可作为复方丹蛭片治疗缺血性脑卒中的质量标志物。

（2）药动学研究　　中药化学成分在体内的动力学变化规律可以反映中药的有效成分。药动学研究在中药质量标志物的鉴定中发挥重要作用。郝敏等采用整体动物模型的方法，以生、醋莪术饮片水煎液为实验样本，考察生、醋莪术饮片活血化瘀、抗肝纤维化及抗肝癌作用。研究结果表明，生、醋莪术均可不同程度地改善大鼠肝纤维化程度，其中，醋制莪术疗效明显优于生莪术，且高剂量组效果更佳。

2. 与生物质量标志物相关联的中药质量标志物筛选　　生物标志物（Biomarker）是标记系统、器官、组织、细胞及亚细胞结构或功能的生物学或生物化学指标，生物标志物可反映药物的有效性和安全性，完善质量控制的评价体系。研究者采用高分辨液质联用技术筛选并鉴定大鼠脑组织样本中五味子药材的 6 种木脂素类成分，并用这 6 种成分与生物标志物进行相关性分析，结果显示五味子醇甲、五味子甲素、五味子丙素和戈米辛 N 为五味子的质量标志物。

3. 基于网络药理学的中药质量标志物的发现　　网络药理学是对生物系统进行网络分析，从改善生物网络平衡的整体观角度来认识药物与机体的相互作用。白隆博等采用 UPLC-Q/TOF 解析灯台叶片中的吲哚类成分，通过网络药理学等手段推测其主要作用靶点和通路，并采用蛋白质印迹法（Western blot）对其主要节点蛋白的磷酸化水平进行验证，结果显示，灯台叶片中的吲哚类成分是其治疗慢性支气管炎的质量标志物，对 PI3K/Akt/NF-κB 和 MAPK 通路具有抑制作用。

二、中药谱效关系研究在中药质量控制中的应用

中药指纹图谱技术从化学成分定性、定量的角度实现了中药质量的整体

评价。但该技术仅反映中药的化学信息，难以对中药药效进行评价，基于此，研究者们提出了中药谱效关系的研究策略，即用化学计量学方法将中药指纹图谱中的化学成分变化与中药药效结果联系起来，研究它们的相关性，找出与药效活性相关的活性成分群，从而建立反映中药内在质量的质量评价体系。

中药枸杞具有显著的抗衰老作用，但其有效成分尚不清楚，因此在进行枸杞质量评价时难以有效选取相应的指标性化学成分；有研究指出，采用高效液相色谱 – 质谱联用技术对枸杞果实的抗氧化成分进行谱效关系的研究，结果成功筛选并鉴定出与抗氧化活性（DPPH 或 ABTS 活性测定）密切相关的若干枸杞化学成分，包括绿原酸、槲皮素、山柰酚、异鼠李素，并通过实验验证了这些成分具有较强的抗氧化活性。有研究报道了红芪药材提高免疫功能活性部位的谱效关系研究，测定不同批次红芪药材水提部位的 HPLC 指纹图谱及其提高免疫功能的活性，通过相关性分析发现红芪药材水提部位具有明显的提高免疫功能活性，谱效关系研究表明常用于表征红芪质量的腺苷、芒柄花苷、金雀异黄酮、芒柄花素、美迪紫檀素等指标化合物对红芪提供免疫功能活性未表现出积极作用，这也对采用上述成分控制红芪药材的质量提出了质疑和参考，有待进一步研究。另有研究者对神农香菊挥发油气相色谱 – 质谱联用技术指纹图谱与体外抗氧化能力的关系进行了研究，结果显示，确定的 15 个共有色谱峰与抗氧化活性存在一定的关联度（0.68~0.79），该研究初步探讨了神农香菊挥发油指纹特征峰与抗氧化作用间的关联关系，为神农香菊药用物质基础研究、药效评价及质量标准制定提供了科学依据。

参考文献

［1］Chen T F, Ye J, Li H L, et al. Hybrid multidimensional data acquisition and data processing strategy for comprehensive characterization of known, unknown and isomeric compounds from the compound Dan Zhi Tablet by UPLC-TWIMS-QTOFMS［J］. RSC Adv, 2019, 9：8714-8727.

［2］He J, Feng X C, Wang K, et al. Discovery and identification of quality markers of Chinese medicine based on pharmacokinetic analysis［J］. Phytomedicine, 2018, 44：182-186.

［3］Wang X J. Serum Pharmacochemistry of Traditional Chinese Medicine［M］. San Diego：Academic Press, 2017.

［4］Zhang Y, Lv X, Liu R, et al. An integrated strategy for ascertaining quality marker of Schisandra chinensis (Turcz.) Baill based on correlation analysis between depression-related monoaminergic metabolites and chemical components profiling ［J］. J Chromatogr A, 2019, 1598：122-131.

［5］陈畅, 程锦堂, 刘安. 经典名方研发策略［J］. 中国中药杂志, 2017, 42（09）：1814-1818.

［6］陈士林, 刘昌孝, 张铁军, 等. 基于中药质量标志物和传统用法的中药饮片标准汤剂传承发展研究思路与建议［J］. 中草药, 2019, 50（19）：4519-4528.

［7］代云桃, 靳如娜, 吴治丽, 等. 基于标准汤剂（物质基准）的经典名方制备工艺和质量标准研究［J］. 中国实验方剂学杂志, 2020, 26（02）：164-174.

［8］樊启猛, 贺鹏, 李海英, 等. 经典名方物质基准研制的关键技术分析［J］. 中国实验方剂学杂志, 2019, 25（15）：202-209.

［9］金玉琼, 裘渊, 曹坤, 等. 肺部吸入纳米药物递送系统治疗肺癌的研究进展［J］. 中国医药工业杂志, 2018, 49（12）：1644-1652.

［10］乐颖娜, 皮冬平. 经肺吸入给药装置的研究进展［J］. 中国药师, 2020, 23（01）：134-136.

［11］李兵，侯酉娟，刘思鸿，等.经典名方复方制剂研发的文献考证要点与策略［J］.中国实验方剂学杂志，2019，25（21）：1-5.

［12］李范珠，李永吉.中药药剂学［M］.人民卫生出版社，2018.

［13］李小锦，黄莹莹，杨珍，等.基于效应基准的中药质量生物标志物研究策略［J］.药学学报，2019，54（2）：204-210.

［14］梁超峰，卢克伟，骆慧红，等.干粉吸入剂的研究进展［J］.今日药学，2019，29（04）：283-288.

［15］刘艳，章军，陈士林，等.经典名方复方制剂研发策略［J］.中国实验方剂学杂志，2019，25（24）：166-172.

［16］施铮，陈仁寿，李陆杰，等.经典名方研发的几个关键问题刍议［J］.南京中医药大学学报，2019，35（04）：366-369.

［17］孙晓波.来源于经典名方的中药新药高质量发展战略思考［J］.中国药理学与毒理学杂志，2019，33（09）：662.

［18］王淳，陈士林，宋志前，等.经典名方药味考证及方法研究［J］.中国实验方剂学杂志，2020，26（06）：1-11.

［19］王欢，朱莹.经方在中国传统医学和日本汉方医学的应用现状［J］.中草药，2019，50（15）：3714-3719.

［20］王进.中医学与汉方医学的合方源流诠解及其临证思维比较［J］.北京中医药大学学报，2017，40（10）：813-816.

［21］王奕博，黄平情，杜媛媛，等.基于第一批经典名方的分析与思考［J］.中国中药杂志，2019，44（11）：2191-2196.

［22］杨立伟，王海南，耿莲，等.基于标准汤剂的中药整体质量控制模式探讨［J］.中国实验方剂学杂志，2018，24（08）：1-6.

［23］杨明.中药药剂学［M］.中国中医药出版社，2016.

［24］张广平，高云航，苏萍，等.经肺吸入用中药液体制剂的研发及其应用前景展望［J］.中国现代中药，2019，21（12）：1732-1738.

［25］张倩，韩星星，毛春芹，等.中药复方制剂开发的机遇与挑战：古代经典名方研究开发的问题分析［J］.中国中药杂志，2019，44（19）：4300-4308.

［26］张卫,王嘉伦,杨洪军,等.经典名方的中药基原考证方法与示例［J］.中国中药杂志，2018，43（24）：4916-4922.